新编实用临床护理技术

主 编 张 红 苏文文 颜文文

吉林科学技术出版社

图书在版编目（CIP）数据

新编实用临床护理技术 / 张红，苏文文，颜文文主编
. -- 长春：吉林科学技术出版社，2021.7
ISBN 978-7-5578-8351-5

Ⅰ. ①新… Ⅱ. ①刘… ②苏… ③李… Ⅲ. ①护理学
Ⅳ. ①R47

中国版本图书馆 CIP 数据核字 (2021) 第 125663 号

新编实用临床护理技术

主　　编　张　红　苏文文　颜文文
出 版 人　宛　霞
责任编辑　刘健民
封面设计　长春美印图文设计有限公司
制　　版　长春美印图文设计有限公司
幅面尺寸　185mm×260mm
字　　数　330 千字
印　　张　14.25
印　　数　1—1500 册
版　　次　2021 年 7 月第 1 版
印　　次　2022 年 5 月第 2 次印刷

出　　版　吉林科学技术出版社
发　　行　吉林科学技术出版社
地　　址　长春市净月区福祉大路 5788 号
邮　　编　130118
发行部电话/传真　0431-81629529 81629530 81629531
　　　　　　　　　81629532 81629533 81629534
储运部电话　0431-86059116
编辑部电话　0431-81629518
印　　刷　保定市铭泰达印刷有限公司

书　　号　ISBN 978-7-5578-8351-5
定　　价　60.00 元

编　委　会

主　编　张　红（山东省汶上县人民医院）

　　　　苏文文（青岛市第八人民医院）

　　　　颜文文（茌平区博平镇卫生院）

前　言

　　护理是一门科学，也是一门艺术，其目标为"协助人们增进健康，并解决人们的健康问题"。护理工作在我国医疗卫生事业的发展中发挥着重要作用，广大护理工作者在协助临床诊疗、救治生命、促进健康、减轻病痛及增进医患和谐等方面担负着大量的工作。随着现代医学技术的快速发展，新的诊疗技术不断应用于临床，同时，随着护理模式的转变和整体护理观的确立，对护士的专科知识和技术水平、业务素质、人文素养等提出了更高的要求。

　　本书对内科常见病、多发病的护理与临床实践进行了系统的归纳与概括。全书从临床实用的角度出发，紧扣临床实践，体例新颖，言简意赅，条理清晰，便于记忆，具有广泛的科学性、系统性和实用性，希望该书能够为医务护理人员、患者及广大群众带来益处。综上所述，本书不失为一本覆盖面广、实践性强，可供检验科医师及其他医务人员参考的检验科书籍。本书编者将其自身多年的护理心得经验跃然纸上，编纂、修改、审订，尽求完美，但受编写经验和时间等限制，书中恐存在疏漏或不足之处，敬请广大读者批评指正，以期再版完善。

目　　录

第一章　内科常见疾病的护理

第一节　急性呼吸道感染

一、急性上呼吸道感染

急性上呼吸道感染简称上感,为外鼻孔至环状软骨下缘包括鼻腔、咽或喉部急性炎症的概称。其特点是起病急、病情轻、病程短、可自愈,预后好,但发病率高,并具有一定的传染性。本病是呼吸道最常见的一种感染性疾病,发病不分年龄、性别、职业和地区,免疫功能低下者易感。全年皆可发病,以冬春季节多见,多为散发,但在气候突变时可小规模流行。

主要病原体是病毒,少数是细菌。人体对病毒感染后产生的免疫力较弱、短暂,病毒间也无交叉免疫,故可反复发病。

【病因与发病机制】

1.病因　常见病因为病毒,少数由细菌引起,可单纯发生或继发于病毒感染之后发生。病毒包括鼻病毒、冠状病毒、腺病毒、流感和副流感病毒以及呼吸道合胞病毒、埃可病毒和柯萨奇病毒等。细菌以口腔定植菌溶血性链球菌为多见,其次为流感嗜血杆菌、肺炎链球菌和葡萄球菌等,偶见革兰阴性杆菌。

2.发病机制　正常情况下健康人的鼻咽部有病毒、细菌存在,一般不会发病。接触病原体后是否发病,取决于传播途径和人群易感性。淋雨、受凉、气候突变、过度劳累等可降低呼吸道局部防御功能,致使原存的病毒或细菌迅速繁殖引起发病。老幼体弱,免疫功能低下或有慢性呼吸道疾病如鼻窦炎、扁桃体炎者更易发病。病原体主要通过飞沫传播,也可由于接触患者污染的手和用具而传染。

【临床表现】

1.临床类型

(1)普通感冒:俗称"伤风",又称急性鼻炎或上呼吸道卡他。以冠状病毒和鼻病毒为主要致病病毒。起病较急,主要表现为鼻部症状,如打喷嚏、鼻塞、流清水样鼻涕,早期有咽部干痒或烧灼感。2～3天后鼻涕变稠,可伴咽痛、流泪、味觉迟钝、呼吸不畅、声嘶、咳嗽等,有时由于咽鼓管炎致听力减退。严重者有发热、轻度畏寒和头痛等。体检可见鼻腔黏膜充血、水肿、有分泌物,咽部可轻度充血。若无并发症,一般经5~7天痊愈。

(2)急性病毒性咽炎和喉炎:急性病毒性咽炎常由鼻病毒、腺病毒、流感病毒、副流感病毒以及肠病毒、呼吸道合胞病毒等引起。临床表现为咽痒和灼热感,咽痛不明显,但合并链球菌感染时常有咽痛。体检可见咽部明显充血、水肿。急性喉炎多为流感病毒、副流感病毒及腺病毒等引起,临床表现为明显声嘶、讲话困难、可有发热、咽痛或咳嗽,咳嗽时咽喉疼痛加重。体检可见喉部充血、水肿,颌下淋巴结轻度肿大和触痛,有时可闻及喉部的喘息声。

(3)急性疱疹性咽峡炎:多由柯萨奇病毒A引起,表现为明显咽痛、发热,病程约为一周。查体可见咽部充血,软腭、腭垂、咽及扁桃体表面有灰白色疱疹及浅表溃疡,周围伴红晕。多发于夏季,儿童多见,成人偶见。

(4)急性咽结膜炎:主要由腺病毒、柯萨奇病毒等引起。表现为发热、咽痛、畏光、流泪、咽及结膜明显充血。病程4~6天,多发于夏季,由游泳传播,儿童多见。

(5)急性咽扁桃体炎:病原体多为溶血性链球菌,其次为流感嗜血杆菌、肺炎链球菌、葡萄球菌等。起病急,以咽、扁桃体炎症为主,咽痛明显、伴发热、畏寒,体温可达39℃以上。查体可发现咽部明显充血,扁桃体肿大、充血,表面有黄色脓性分泌物。有时伴有颌下淋巴结肿大、压痛,而肺部查体无异常体征。

2.并发症 一般预后良好,病程常在1周左右。少数患者可并发急性鼻窦炎、中耳炎、气管-支气管炎。以咽炎为表现的上呼吸道感染,部分患者可继发溶血性链球菌引起的风湿热、肾小球肾炎等,少数患者可并发病毒性心肌炎。

【辅助检查】

1.血液检查 病毒感染者,白细胞计数常正常或偏低,伴淋巴细胞比例升高。细菌感染者可有白细胞计数与中性粒细胞增多和核左移现象。

2.病原学检查 因病毒类型繁多,一般无需进行此检查。需要时可用免疫荧光法、酶联免疫吸附法、血清学诊断或病毒分离鉴定等方法确定病毒的类型。细菌培养可判断细菌类型并做药物敏感试验以指导临床用药。

【诊断要点】

根据鼻咽部的症状和体征,结合周围血象和阴性胸部X线检查可作出临床诊断。一般无需病因诊断,特殊情况下可进行细菌培养和病毒分离,或病毒血清学检查等确定病原体。但须与初期表现为感冒样症状的其他疾病鉴别,如过敏性鼻炎、流行性感冒、急性气管-支气管炎、急性传染病前驱症状等。

【治疗要点】

治疗原则以对症处理为主,以减轻症状,缩短病程和预防并发症。

1.对症治疗 病情较重或发热者或年老体弱者应卧床休息,忌烟,多饮水,室内保持空气流通。如有发热、头痛,可选用解热镇痛药如复方阿司匹林、去痛片等口服。咽痛可用消炎喉片含服,局部雾化治疗。鼻塞、流鼻涕可用1%麻黄素滴鼻。

2.抗菌药物治疗 一般不需用抗生素,除非有白细胞升高、咽部脓苔、咯黄痰和流鼻涕等细菌感染证据,可根据当地流行病学史和经验用药,可选口服青霉素、第一代头孢菌素、大环内酯类或喹诺酮类。

3.抗病毒药物治疗　如无发热,免疫功能正常,发病超过2天一般无需应用。对于免疫缺陷患者,可早期常规使用广谱的抗病毒药,如利巴韦林和奥司他韦,可缩短病程。具有清热解毒和抗病毒作用的中药亦可选用,有助于改善症状,缩短病程。如板蓝根冲剂、银翘解毒片等。

【护理要点】

1.生活护理　症状轻者适当休息,避免过度疲劳;高热患者或年老体弱者应卧床休息。保持室内空气流通,温湿度适宜,定时空气消毒,进行呼吸道隔离,患者咳嗽或打喷嚏时应避免对着他人,防止交叉感染。饮食应给予高热量、高维生素的流质或半流质,鼓励患者多饮水及漱口,保持口腔湿润和舒适。患者使用的餐具、毛巾等可进行煮沸消毒。

2.对症护理　高热者遵医嘱物理降温,如头部冷敷,冰袋置于大血管部位,温水或乙醇擦浴,4℃冷盐水灌肠等。注意30分钟后测量体温并记录。必要时遵医嘱药物降温。咽痛者可用淡盐水漱咽部或含服消炎喉片,声嘶者可行雾化疗法。

3.病情观察　注意观察生命体征,尤其是体温变化及咽痛、咳嗽等症状的变化。警惕并发症,如中耳炎患者可有耳痛、耳鸣、听力减退、外耳道流脓;并发鼻窦炎者会出现发热、头痛加重、伴脓涕、鼻窦有压痛。

4.用药护理　遵医嘱用药,注意观察药物不良反应。

5.健康教育　积极体育锻炼,增强机体免疫力。生活饮食规律、改善营养。避免受凉、淋雨、过度疲劳等诱发因素,流行季节避免到公共场所。注意居住、工作环境的通风换气。年老体弱易感者应注意防护,上呼吸道感染流行时应戴口罩。

二、急性气管-支气管炎

急性气管-支气管炎是由生物、物理、化学刺激或过敏等因素引起的气管-支气管黏膜的急性炎症。临床症状主要为咳嗽和咳痰。常发生于寒冷季节或气候突变时,也可继发于上呼吸道感染,或为一些急性呼吸道传染病(麻疹、百日咳等)的一种临床表现。

【病因与发病机制】

1.感染　病毒或细菌是本病最常见的病因。常见的病毒有呼吸道合胞病毒、副流感病毒、腺病毒等。细菌以肺炎球菌、流感嗜血杆菌、链球菌和葡萄球菌较常见。

2.理化因素　冷空气、粉尘、刺激性气体或烟雾对气管-支气管黏膜的急性刺激。

3.过敏反应　花粉、有机粉尘、真菌孢子、动物毛皮及排泄物等的吸入,钩虫、蛔虫的幼虫在肺移行,或对细菌蛋白质的过敏均可引起本病。

感染是最主要的病因,过度劳累、受凉是常见诱因。

【临床表现】

1.症状　起病较急,通常全身症状较轻,可有发热,体温多于3～5天内恢复正常。大多先有上呼吸道感染症状,以咳嗽为主,初为干咳,以后有痰,黏液或黏液脓性痰,偶伴血痰。气管受累时在深呼吸和咳嗽时感胸骨后疼痛;伴支气管痉挛,可有气急和喘鸣。咳嗽、咳痰可延续2～3周才消失,如迁延不愈,可演变成慢性支气管炎。

2.体征　体检肺部呼吸音粗,可闻及不固定的散在干、湿啰音,咳嗽后可减少或消失。

【辅助检查】

病毒感染者白细胞正常或偏低,细菌感染者可有白细胞总数和中性粒细胞增高。胸部 X 线检查多无异常改变或仅有肺纹理增粗。痰涂片或培养可发现致病菌。

【诊断要点】

1.肺部可闻及散在干、湿性啰音,咳嗽后可减轻。

2.胸部 X 线检查无异常改变或仅有肺纹理增粗。

3.排除流行性感冒及某些传染病早期呼吸道症状,即可作出临床诊断。

4.痰涂片或培养有助于病因诊断。

【治疗要点】

1.病因治疗 有细菌感染证据时应及时应用抗生素。可首选青霉素、大环内酯类,亦可选用头孢菌素类或喹诺酮类等药物或根据细菌培养和药敏实验结果选择药物。多数口服抗菌药物即可,症状较重者可肌内注射或静脉滴注给药。

2.对症治疗 咳嗽剧烈而无痰或少痰可用右美沙芬、喷托维林镇咳。咳嗽痰黏而不易咳出,可口服祛痰剂如复方甘草合剂、盐酸氨溴索或溴己新等,也可行超声雾化吸入。支气管痉挛时可用平喘药,如茶碱类等。

【护理要点】

1.保持呼吸道通畅

(1)保持室内空气清新,温湿度适宜,减少对支气管黏膜的刺激,以利于排痰。

(2)注意休息,经常变换体位,叩击背部,指导并鼓励患者有效咳嗽,必要时行超声雾化吸入,以湿化呼吸道,利于排痰,促进炎症消散。

(3)遵医嘱使用抗生素、止咳祛痰剂、平喘剂,密切观察用药后的反应。

(4)哮喘性支气管炎的患者,注意观察有无缺氧症状,必要时给予吸氧。

2.发热的护理

(1)密切观察体温变化,体温超过 39℃时采取物理降温或遵医嘱给予药物降温。

(2)保证充足的水分及营养的供给:多饮水,给营养丰富、易于消化的饮食。保持口腔清洁。

3.健康教育

(1)增强体质,避免劳累,防治感冒。

(2)改善生活卫生环境,防止有害气体污染,避免烟雾刺激。

(3)清除鼻、咽、喉等部位的病灶。

第二节 肺部感染性疾病

一、肺炎概述

肺炎是指终末气道、肺泡和肺间质的炎症,可由病原微生物、理化因素、免疫损伤、过敏及药物所致。细菌性肺炎是最常见的肺炎,也是最常见的感染性疾病之一。

【病因与分类】

以感染为最常见病因,如细菌、病毒、真菌、寄生虫等,还有理化因素、免疫损伤、过敏及药物等。肺炎可按解剖、病因或患病环境加以分类。

(一)按病因分类

病因学分类对肺炎的治疗有决定性意义。

1.细菌性肺炎　如肺炎链球菌、金黄色葡萄球菌、甲型溶血性链球菌、肺炎克雷伯杆菌、流感嗜血杆菌、铜绿假单胞菌肺炎等。

2.非典型病原体所致肺炎　如军团菌、支原体和衣原体等。

3.病毒性肺炎　如冠状病毒、腺病毒、呼吸道合胞病毒、流感病毒等。

4.真菌性肺炎　如白念珠菌、曲霉菌、隐球菌、肺孢子菌等。

5.其他病原体所致肺炎　如立克次体(如 Q 热立克次体)、弓形虫(如鼠弓形虫)、寄生虫(如肺包虫、肺吸虫、肺血吸虫)等。

6.理化因素所致的肺炎　如放射性损伤引起的放射性肺炎、胃酸吸入引起的化学性肺炎,或对吸入或内源性脂类物质产生炎症反应的类脂性肺炎等。

(二)按患病环境分类

由于细菌学检查阳性率低,培养结果滞后,病因分类在临床上应用较为困难,目前多按肺炎的获得环境将肺类分成两类,有利于指导经验治疗。

1.社区获得性肺炎　也称院外感染,是指在医院外罹患的感染性肺实质炎症,包括具有明确潜伏期的病原体感染而在入院后平均潜伏期内发病的肺炎。常见病原体为肺炎链球菌、支原体、衣原体、流感嗜血杆菌和呼吸道病毒(甲、乙型流感病毒,腺病毒、呼吸合胞病毒和副流感病毒)等。传播途径为吸入飞沫、空气或血源传播。

2.医院获得性肺炎　亦称医院内肺炎,是指病人入院时不存在,也不处于潜伏期,而于入院 48 小时后在医院(包括老年护理院、康复院等)内发生的肺炎。也包括出院后 48 小时内发生的肺炎。其中以呼吸机相关性肺炎最为多见,治疗和预防较困难。

(三)按解剖分类

1.大叶性肺炎　病原体先在肺泡引起炎症,经肺泡间孔(Cohn 孔)向其他肺泡扩散,致使部分肺段或整个肺段、肺叶发生炎症改变。典型者表现为肺实质炎症,通常并不累及支气管。致病菌多为肺炎链球菌。X 线胸片显示肺叶或肺段的实变阴影。

2.小叶性肺炎　病原体经支气管入侵,引起细支气管、终末细支气管及肺泡的炎症,又称支气管肺炎。病灶可融合成片状或大片状,密度深浅不一,且不受肺叶和肺段限制,区别于大叶性肺炎。其病原体有肺炎链球菌、葡萄球菌、病毒、肺炎支原体以及军团菌等。

3.间质性肺炎　以肺间质炎症为主,可由细菌、支原体、衣原体、病毒或肺孢子菌等引起。累及支气管壁以及支气管周围,有肺泡壁增生及间质水肿,因病变仅在肺间质,故呼吸道症状较轻,异常体征较少。

【临床表现】

细菌性肺炎的症状变化较大,可轻可重,决定于病原体和宿主的状态。常见症状为咳嗽、咳痰,或原有呼吸道症状加重,并出现脓性痰或血痰,伴或不伴胸痛。肺炎病变范围大者可有呼吸困难,呼吸窘迫。大多数病人有发热。早期肺部体征无明显异常,重症者可有呼吸频率增快,鼻翼扇动,发绀。肺实变时有典型的体征,如叩诊浊音、语颤增强和有支气管呼吸音等,也可闻及湿性啰音。并发胸腔积液者,患侧胸部叩诊浊音,语颤减弱,呼吸音减弱。

二、肺炎链球菌肺炎

肺炎链球菌肺炎或称肺炎球菌肺炎,是由肺炎球菌引起的肺实质炎症,是最常见的肺炎,约占院外感染肺炎中的半数以上。冬季和初春为高发季节,常与呼吸道感染并行,男性多见,原先健康的青壮年、老年或婴幼儿多见。

【临床表现】

1.症状 起病急骤,有寒战、高热、胸痛、呼吸困难、咳嗽、咳痰。一般初为刺激性干咳,咳少量黏液痰,典型者痰液可呈铁锈色。少数患者可出现恶心、呕吐、腹胀等,严重患者可出现神志模糊、烦躁、嗜睡、昏迷等神经精神症状。

2.体征 患者呈急性病容,鼻翼煽动,面颊绯红,口角和鼻周有单纯疱疹,严重者可有发绀、心动过速、心律不齐。早期肺部无明显异常体征,肺实变时,触觉语颤增强,叩诊呈浊音,听诊或管样呼吸音等实变体征,消散期可闻及湿啰音。

3.并发症 目前并发症已很少见。感染严重时可伴发感染性休克,尤其是老年人。表现为心动过速、血压降低、意识模糊烦躁、四肢厥冷、发绀、多汗等,而高热、胸痛、咳嗽等症状并不明显。

【实验室和其他检查】

1.血常规 白细胞总数和中性粒细胞增高,常伴核左移或胞浆内有毒性颗粒。痰涂片或培养可见肺炎球菌。

2.X线检查 受累肺叶或肺段病变部模糊,或炎症浸润,或实变阴影,在实变阴影中可见支气管充气征。

【诊断要点】

根据寒战、高热、胸痛、咳铁锈色痰、鼻唇疱疹等典型症状和肺实变体征,结合胸部检查结果,可作出初步诊断。病原菌检测是本病确诊的主要依据。

【治疗要点】

1.抗菌药物治疗 一经诊断,即应给予抗菌药物治疗,不必等待细菌培养结果。首选青霉素 G 静脉滴注。对青霉素过敏者,或耐青霉素或多重耐药菌株感染者,可用氟喹诺酮类、头孢噻肟或头孢曲松等药物,多重耐药菌株感染者可用万古霉素、替考拉宁等。

2.支持疗法 病人应卧床休息,注意补充足够蛋白质、热量及维生素。密切监测病情变化,注意防止休克。鼓励饮水每日 1~2L,轻症患者不需常规静脉输液,确有失水者可输液。中等或重症患者($PaO_2<60mmHg$ 或有发绀)应给氧。烦躁不安、谵妄、失眠者酌用地西泮5mg 或水合氯醛 1~1.5g,禁用抑制呼吸的镇静药。

3.并发症的处理 经抗菌药物治疗后,高热常在 24 小时内消退,或数日内逐渐下降。若体温降而复升或 3 天后仍不降者,应考虑肺炎链球菌的肺外感染,如脓胸、心包炎或关节炎等。持续发热的其他原因尚有耐青霉素的肺炎链球菌(PRSP)或混合细菌感染、药物热或并存其他疾病。肿瘤或异物阻塞支气管时,经治疗后肺炎虽可消散,但阻塞因素未除,肺炎可再次出现。若治疗不当,约 5% 并发脓胸,应积极排脓引流。

【常用护理诊断/问题】

1.体温过高 与肺炎有关。

2.疼痛 与炎症累及胸膜有关。

3.清理呼吸道无效 与感染、发热及咳嗽无力有关。

【护理措施】

1.一般护理 急性期应卧床休息,注意保暖,给易消化的流质或半流质饮食,并鼓励多饮水。

2.病情观察 观察痰液颜色和量,必要时留痰标本送验;观察生命体征及面色、神志、尿量等变化,如出现烦躁、少尿、发绀、体温骤降、脉速及血压下降等情况,应立即做好抢救准备;注意有无并发症发生,如病程延长,或经治疗后发热不退,或体温退后复升,多表示并发症存在。

3.对症护理 高热者头部放置冰袋或用温水、酒精擦身,尽量不用退热药;鼓励多饮水,做好口腔护理。气急、发绀者给予吸氧。咳嗽、咳痰者按医嘱服用祛痰剂,痰黏稠者可用雾化吸入等。剧咳胸痛者可取患侧卧位或用胶布固定胸壁。烦躁、失眠者可按医嘱给水合氯醛等。腹胀、鼓肠者可用局部热敷、肛管排气。

【健康指导】

向病人宣传肺炎的基本知识,强调预防的重要性。指导患者增加营养,保证充足的休息时间,以增强机体对感染的抵抗能力。纠正吸烟等不良习惯,避免受寒、过劳、酗酒等诱发因素。老年人及原患慢性病的病人应注意气温变化时随时增减衣服,预防上呼吸道感染。

三、其他肺炎

(一)革兰阴性杆菌肺炎

医院内获得性肺炎多由革兰阴性杆菌引起,包括克雷白杆菌(肺炎杆菌)、铜绿假单胞杆菌、流感嗜血杆菌、大肠杆菌等,它们均为需氧菌。克雷白杆菌是院内获得性肺炎的主要致病菌,且耐药性不断增强,病人病情危险,病死率高,成为防治中的难点。多发生于老年人,或有基础疾病,或接受抗生素、激素、细胞毒性药物治疗,或进行气管插管、气管切开、机械通气等治疗者。肺部革兰阴性杆菌感染的共同点在于肺实变或病变融合,组织坏死后容易形成多发性脓肿,一般两肺下叶均受累,若波及胸膜,则引起胸膜积液或脓胸。

【临床表现】

多数病人起病隐匿,发热、精神不振、咳嗽、咳痰。克雷白杆菌肺炎则起病急骤,有寒战、高热;病人均有程度不同的咳嗽、咳痰、胸痛及呼吸困难,以克雷白杆菌性肺炎患者最重,常有发绀,甚至休克。咳绿色脓痰见于绿脓杆菌感染,咳红棕色胶冻样痰见于肺炎杆菌感染。若病变范围大时,体检可有肺部实变体征,两肺下方及背部可闻及湿性啰音。由革兰阴性杆菌感染引起的肺炎症状较重,早期出现休克、肺脓肿、心包炎等并发症。预后差,病死率高(达 30%～50%)。

【实验室及其他检查】

白细胞升高或不升高,中性粒细胞增多,有核左移。胸部 X 线显示两肺下方散在片状浸润阴影,可有小脓肿形成。

【诊断要点】

常存在基础疾病,肺部感染的表现常被掩盖,大部分患者有发热、咳嗽、咳脓性痰,如咳暗红色胶冻样稠痰;胸部体检可有肺部实变体征;痰培养两次以上阳性,结合临床表现可确定诊断。

【治疗原则】

治疗原则:在治疗革兰阴性杆菌肺炎时,宜大剂量、长疗程、联合用药,以静脉注射为主,雾化吸入为辅。

1.在用抗生素之前,宜作细菌的药敏试验,并根据药敏选用有效药物。在不明病菌时,可试用氨基甙类抗生素加半合成青霉素或头孢菌素。如治疗绿脓杆菌肺炎,一般先用半合成青霉素加氨基甙类抗生素;治疗流感嗜血杆菌肺炎,首选氨苄西林;治疗大肠杆菌肺炎,选取氨苄西林、羧苄西林与另一种氨基甙类抗生素合用。对于感染严重者,可选用第三代头孢菌素或喹诺酮类药。

2.注意药物对肝、肾功能的损害。密切观察药物产生的耳毒性及肾功能减退的表现,若出现耳鸣、眩晕、听觉障碍、无尿、蛋白尿、管型尿等,应及时报告医师酌情减药或停药。

3.给予支持疗法及对症治疗,加强营养,水分补充充分,保证痰液引流通畅,减少革兰阴性肺炎的发生。

(二)肺炎支原体肺炎

肺炎支原体肺炎是由肺炎支原体引起的肺部的急性炎症,常伴有咽炎、支气管炎。全年均可发病,多见于秋、冬季节,可散发或地区性流行(如家庭范围内),好发于儿童及青年人。肺炎支原体是介于细菌与病毒之间、兼性厌氧、能独立生活的最小的微生物,经口、鼻分泌物在空气中传播,健康人吸入而感染,发病前 2～3 天至病愈数周,可在呼吸道分泌物中发现肺炎支原体,其致病性可能是病人对支原体或其代谢产物的变态反应所致。

【临床表现】

潜伏期一般 2～3 周,起病缓慢,常有咽痛、乏力、咳嗽、畏寒、发热、头痛、肌痛等。咳嗽多为阵发性刺激性呛咳,咳少量黏液。可持续发热 2～3 周。体征多不明显,可有肺部干、湿性啰音,儿童可并发鼓膜炎、中耳炎。

【实验室及其他检查】

1.X 线　显示肺部多种形态的浸润影,呈节段性分布,以肺下野为多见。

2.血液检查　白细胞正常或稍高

3.血清学检查　这是确诊肺炎支原体感染常用的检测手段。起病 2 周后,约 2/3 的患者冷凝集试验阳性,滴定效价大于 1:32,若滴度逐步升高,更有诊断价值。但该试验的敏感性及特异性均不理想。诊断有赖于血清中支原体 IgM 抗体的测定。

【诊断】

综合临床症状、X线表现及血清学检查结果,可作出诊断。

【治疗原则】

首选药物为大环内酯类抗生素,如红霉素、罗红霉素和阿奇霉素。早期使用可减轻症状和缩短病程,青霉素或头孢菌素类抗生素无效(支原体无细胞壁)。对剧烈呛咳者,适当给予镇咳药。

(三)病毒性肺炎

病毒性肺炎是上呼吸道病毒感染向下蔓延所致的肺部炎症。多见于冬、春季,散发、流行或暴发;婴幼儿、老年人、原有慢性心肺疾病等免疫力差者易发病,且病情严重,在非细菌性肺炎中,病毒感染占 25%～50%。病毒性肺炎为吸入感染,病毒可通过飞沫和直接接触传播,且传播迅速、传播面广。

【病因】

病毒性肺炎以流感病毒最为常见,其他为呼吸道合胞病毒、腺病毒、巨细胞病毒、麻疹病毒、水痘-带状疱疹病毒等。

【临床表现】

好发于病毒流行季节,临床症状通常较轻,但起病急,发热、头痛及全身酸痛突出。之后,出现咳嗽、少痰或白色黏液痰等症状。小儿或老年人易发生重症病毒性肺炎,表现为呼吸困难、发绀、嗜睡、精神萎靡,甚至休克、心力衰竭和呼吸衰竭等。体征一般不明显,偶可在下肺闻及湿啰音。

【实验室及其他检查】

白细胞计数可正常、稍高或稍低;痰涂片少数白细胞,多为单核细胞。胸部 X 线显示多为小片状浸润阴影或呈间质性病变。

【治疗原则】

本病治疗以对症、支持治疗为主,原则上不用抗生素预防继发细菌感染,一旦明确有继发细菌感染应及时选用敏感抗生素。目前已证实较有效的病毒抑制药物有利巴韦林(病毒唑)、阿昔洛韦(无环鸟苷)、阿糖腺苷、金刚烷胺(金刚胺)等,同时可选用中草药和生物制剂治疗。

四、肺炎所致感染性休克的护理

1.一般护理

(1)病室环境安静、舒适,无外界刺激;病人去枕平卧或取仰卧中凹位,即抬高头胸部20°,抬高下肢约30°,有利于呼吸和静脉血回流。按重症监护,专人护理,减少搬动,适当保暖,忌用热水袋,以免烫伤皮肤。

(2)对能进食者,给予丰富维生素和蛋白质、清淡易消化饮食;对意识障碍者,应鼻饲补充营养,以促进身体恢复。

2.病情观察　观察病人有无烦躁、发绀、四肢厥冷、心动过速、少尿或无尿、血压降低等休克征象,准确观察并记录出入液量,估计病人的组织灌注情况;监测评估病人的体温、脉搏、呼吸、血压、尿量和意识的变化,判断病情的转归。如病人的神志逐渐清醒、皮肤转红、脉搏有力、呼吸规则、血压回升、尿量增多、皮肤及肢体变暖,预示病情已好转。

3.对症护理

(1)吸氧:高流量吸氧,维持动脉 PaO_2 在 7.98kPa(60mmHg)以上,改善缺氧状况。

(2)建立静脉通路:尽快建立两条静脉通路,对烦躁不安的病人,应固定输液的肢体,防止静脉输液外渗。使用糖皮质激素、抗生素、碳酸氢钠及血管活性药物,以恢复正常组织灌注,改善循环功能。

(3)控制休克

①补充血容量:遵医嘱给予低分子右旋糖酐或平衡盐液,以维持有效血容量,降低血液黏滞度,防止 DIC;应用 5%碳酸氢钠静滴时,因其配伍禁忌较多,宜单独输入;应随时观察病人全身情况、血压、尿量、尿相对密度、血细胞比积等,监测中心静脉压,作为调整补液速度的指标,以中心静脉压不超过 0.98kPa(10cmH₂O),尿量在 30ml/d 以上为宜。

②血管活性药物:在输入多巴胺、间羟胺(阿拉明)等血管活性药物时,应根据血压随时调整滴速,维持收缩压在 12.0~13.3kPa(90~100mmHg);注意防止药液溢出血管外,引起局部组织坏死和影响疗效。

③纠正水、电解质和酸碱失衡:输液不宜过多过快,以免诱发心力衰竭和肺水肿。如血容量已补足,尿量仍<400ml/d,应及时报告医生,注意有无急性肾衰竭。

④糖皮质激素:大量糖皮质激素能解除血管痉挛,改善微循环,稳定溶酶体膜,防止酶的释放等,从而达到抗休克的作用。常用氢化可的松、地塞米松。

第三节　肺结核

肺结核是结核分枝杆菌引起的肺部慢性传染性疾病。结核分枝杆菌可侵及全身几乎所有器官,但以肺部最为常见,在本世纪仍然是严重危害人类健康的主要传染病。WHO 于 1993 年宣布结核病处于"全球紧急状态",动员和要求各国政府大力加强结核病的控制工作,并把每年 3 月 24 日定为"世界结核病防治日"。

在我国,结核病是成年人十大死亡病因之一,属于重点控制的重大疾病之一。2000 年统计显示,曾受到结核分枝杆菌感染的人数达到 5.5 亿,城市人群的感染率高于农村;现有结核病患者 500 万,占全球患者的 1/4,其中传染性结核病患者达到 200 万;每年约有 13 万人死于结核病;耐药结核病比例高达 46%。目前,我国将 WHO 制定和启动的全程督导短程化学治疗策略(DOTS)作为国家结核病规划的核心内容。

【病原学】

结核分枝杆菌分为人型、牛型、非洲型和鼠型 4 类,其中引起人类结核病的主要为人型结核分枝杆菌,少数为牛型和非洲型分枝杆菌。结核分枝杆菌的生物学特性有:

1.多形性　典型的结核分枝杆菌是细长稍弯曲,两端圆形的杆菌,痰标本中的结核分枝杆菌可呈现为 T、V、Y 字形以及丝状、球状、棒状等多种形态。

2.抗酸性 结核分枝杆菌耐酸染色、呈红色,可抵抗盐酸酒精的脱色作用,故又称抗酸杆菌。一般细菌无抗酸性,因此,抗酸染色是鉴别分枝杆菌和其他细菌的方法之一。

3.菌体成分 结核菌菌体成分复杂,主要是类脂质、蛋白质和多糖类。类脂质与结核病的组织坏死、干酪液化、空洞发生以及结核变态反应有关。菌体蛋白诱发皮肤变态反应,多糖类与血清反应等免疫应答有关。

4.生长缓慢 结核分枝杆菌的增代时间为 14～20h,培养时间一般为 2～8 周。结核分枝杆菌为需氧菌,适宜温度为 37℃左右,合适酸碱度为 pH 6.8～7.2,5%～10% CO_2 的环境能刺激其生长。

5.抵抗力强 结核分枝杆菌对干燥、酸、碱、冷的抵抗力较强。在干燥环境中存活数月或数年,在室内阴暗潮湿处,结核分枝杆菌能数月不死,低温条件下−40℃仍能存活数年。

6.耐药性 这是结核菌极为重要的生物学特性,与治疗成败关系极大。目前认为结核菌耐药是药物作用的靶位点突变所致。

【灭菌方法】

结核分枝杆菌对紫外线比较敏感,阳光下曝晒 2～7h,病房内 10W 紫外线灯距照射物 0.5～1m,照射 30 分钟具有明显杀菌作用。湿热对结核分枝杆菌杀伤力强,80℃ 5min,95℃ 1min 或煮沸 100℃ 5min 即可杀死。常用杀菌剂中,70%酒精最佳,接触 2min 即可杀菌。5% 石碳酸(苯酚)或 1.5%煤酚皂(来苏儿液)可以杀死痰中结核分枝杆菌,但需时间较长,如 5% 石碳酸(苯酚)需 24h。将痰吐在纸上直接焚烧是最简单的灭菌方法。除污剂或合成洗涤剂对结核分枝杆菌完全不起作用。

【流行病学】

1.流行过程

(1)传染源:开放性肺结核患者的排菌是结核传播的主要来源。由于结核菌主要是随着痰液排出体外而播散,因而痰里查出结核分枝杆菌的患者具有传染性,才是传染源。传染性的大小取决于痰内菌量的多少。直接涂片法查出结核分枝杆菌者属于大量排菌,直接涂片法检查阴性而仅培养出结核分枝杆菌者属于微量排菌。积极化学治疗是减少结核病传染性的关键。接受化学治疗后,痰内结核分枝杆菌不但数量减少,活力也减弱或丧失。结核病传染源中危害最严重的是那些未发现和未给予治疗管理或治疗不合理的涂片阳性患者

(2)传播途径:以呼吸道传播为主。飞沫传播是肺结核最重要的传播途径。患者通过咳嗽、喷嚏、大笑、大声谈话等方式把含有结核分枝杆菌的微滴排到空气中,形成飞沫,小于 10μm 的痰滴可以较长时间漂浮于空气中,吸入后可进入肺泡腔;或带菌痰滴飘落于地面或其他物品上,干燥后随尘埃被吸入呼吸道引起感染。次要的传播途径是经消化道感染,如频繁地咽下含菌痰液,或饮用消毒不彻底的牛奶,因牛型结核分枝杆菌污染而发生感染,与病人共餐或食用带菌食物也可引起肠道感染。其他经泌尿生殖系统和皮肤等其他途径传播现已罕见。

(3)易感人群:人群普遍易感。婴幼儿细胞免疫系统不完善,老年人、HIV 感染者、免疫抑制剂使用者、慢性疾病患者等免疫力低下,都是结核病的高危人群。

2.影响传染性的因素 传染性的大小取决于患者排出结核分枝杆菌量的多少、空间含结核分枝杆菌微滴的密度及通风情况、接触的密切程度和时间长短以及个体免疫力的状况。通

风换气减少空间微滴的密度是减少肺结核传播的有效措施。当然,减少空间微滴数量最根本的方法是治愈结核病患者。

【发病机制】

在结核病的发病机制中细菌在细胞内的存在和长期存活引发的宿主免疫反应是影响发病、疾病过程和转归的决定性因素。

1.免疫力 人体对结核菌的免疫力,有非特异性免疫力(先天或自然免疫力)和特异性免疫力(后天获得性免疫力)两种。后者是通过接种卡介苗或感染结核菌后获得的免疫力,其免疫力强于自然免疫。T细胞介导的细胞免疫(CMI)是宿主获得性结核免疫力的最主要免疫反应。它包括巨噬细胞吞噬结核菌以及处理与呈递抗原、T细胞对抗原的特异性识别与结合,然后增殖与分化,释放细胞因子及杀菌等步骤。免疫力对防止结核病的保护作用是相对的。机体免疫力强可防止发病或使病情轻微,而营养不良、婴幼儿、老年人、糖尿病、艾滋病及使用糖皮质激素、免疫抑制剂等使人体免疫功能低下时,容易受结核菌感染而发病,或使原已稳定的病灶重新活动。

2.迟发性变态反应(DTH) 结核菌侵入人体后4~8周,身体组织对结核菌及其代谢产物所发生的敏感反应称为变态反应,为第Ⅳ型(迟发型)变态反应,可通过结核菌素试验来测定。

3.初感染与再感染 在1890年Koch观察到,将结核菌皮下注射到未感染的豚鼠,10~14日后注射局部红肿、溃烂,形成深的溃疡乃至局部淋巴结肿大,最后豚鼠因结核菌播散到全身而死亡。结核菌素试验呈阴性反应。但对3~6周前受少量结核菌感染、结核菌素试验阳性的豚鼠注射同等量的结核菌,2~3日后局部出现红肿,形成表浅溃烂,继之较快愈合,无淋巴结肿大,无全身散播和死亡。此即Koch现象,解释了机体对结核菌初感染和再感染所表现的不同反应。前者为初次感染,机体无DTH和CMI。后者由于事先致敏,出现剧烈的局部反应,是DTH的表现,而病灶趋于局限化无散播,则是获得CMI的证据。

【病理】

结核病的基本病理变化有:①炎性渗出为主的病变,表现为充血、水肿和白细胞浸润;②增生为主的病变,表现为结核结节形成,为结核病的特征性病变;③干酪样坏死,为病变恶化的表现,常发生在渗出或增生性病变的基础上,是一种彻底的组织凝固性坏死,可多年不变,既不吸收也不液化,若局部组织变态反应剧烈,干酪样坏死组织液化,经支气管壁排出即形成空洞,其内壁含有大量代谢活跃、生长旺盛的结核菌,成为支气管播散的来源。上述三种病理变化多同时存在,也可以某一种变化为主,且可相互转化。这主要取决于结核分枝杆菌的感染量、毒力大小以及机体的抵抗力和变态反应状态。

【临床表现】

轻症结核病人可无任何表现而仅在X线检查时发现。各型肺结核临床表现不尽相同,但有共同之处。

(一)症状

1.全身症状 发热最常见,多为长期午后低热,即体温在下午或傍晚开始升高,翌晨降至正常,可伴有乏力、食欲减退、盗汗和体重减轻等,育龄女性可有月经失调或闭经。有的患者表现为体温不稳定,于轻微劳动后体温略见升高,休息半小时以上体温仍难平复。妇女于月经期前体温升高,月经期后体温仍不能迅速恢复正常。若病灶急剧进展播散时,可有高热,呈稽留热或弛张热。患者虽有持续发热但精神状态相对良好,有别于其他感染如败血症发热患者的极度衰弱或委顿。

2.呼吸系统症状

(1)咳嗽、咳痰:是肺结核最常见症状。浸润性病灶咳嗽较轻,干咳或少量白色黏液痰。有空洞形成时,痰量增多,若合并其他细菌感染,痰呈脓性;并发厌氧菌感染时有大量脓臭痰;合并支气管结核,则咳嗽剧烈,表现为刺激性呛咳,伴局限性哮鸣或喘鸣。

(2)咯血:约1/3~1/2患者有不同程度咯血,多为小量咯血,少数为大咯血。咯血易引起结核播散,特别是中大量咯血时,病人往往出现咯血后持续高热。

(3)胸痛:病变累及壁层胸膜时胸壁有固定性针刺样痛,并随呼吸和咳嗽加重而患侧卧位减轻,为胸膜性胸痛。膈胸膜受累时,疼痛可放射至肩部或上腹部。

(4)呼吸困难:多见于干酪样肺炎和大量胸腔积液患者。

(二)体征

体征取决于病变的性质范围,病变范围较小者多无异常体征;渗出性病变范围较大或干酪样坏死时可有肺实变体征,如触觉语颤增强、叩诊浊音、听诊闻及支气管呼吸音和细湿啰音。当有较大范围的纤维条索形成时,气管向患侧移位,患侧胸廓塌陷、叩诊浊音、听诊呼吸音减弱并可闻及湿啰音。结核性胸膜炎有胸腔积液体征。支气管结核可有局限性哮鸣音。

(三)发病过程和临床类型

1.原发性肺结核 指初次感染即发病的肺结核病,含原发综合征和支气管淋巴结结核。多见于儿童,或边远山区、农村初进城市的未受感染的成年人。多有结核病密切接触史,结核菌素试验多呈强阳性。

首次入侵呼吸道的结核菌被肺泡巨噬细胞吞噬并在其内繁殖,达到一定数量后结核菌便从中释放出来并在肺泡内繁殖,这部分肺组织即可出现结核性炎症,称为原发病灶。原发病灶中的结核菌沿着肺内引流淋巴管到达肺门淋巴结,引起淋巴结肿大。原发病灶和肿大的气管支气管淋巴结合称为原发综合征,X线胸片表现为哑铃型阴影。若X线仅显示肺门或纵隔淋巴结肿大,则又称为支气管淋巴结结核。此时机体尚未形成特异性免疫力,病菌沿所属淋巴管到肺门淋巴结,进而入血,可形成早期菌血症。4~6周后免疫力形成,上述病变可迅速被控制,原发灶和肺门淋巴结炎症自行吸收消退或仅遗留钙化灶,播散到身体各脏器的病灶也逐渐愈合。大多数原发性肺结核症状多轻微而短暂,类似感冒,如低热、轻咳、食欲减退等,数周好转。病灶好发于通气良好的肺区如肺上叶下部和下叶上部,很少排菌。但少数原发性肺结核体内仍有少量结核菌未被消灭,可长期处于休眠,成为继发性结核的潜在来源。

若原发感染机体不能建立足够的免疫力或变态反应强烈,则发展为原发性肺结核病。少数严重者肺内原发病灶可发展为干酪样肺炎;淋巴结干酪样坏死破入支气管引起支气管结核和沿支气管的播散;早期菌血症或干酪样病变侵及血管可引起血行播散型肺结核。

2.血行播散型肺结核 该型结核多发生在免疫力极度低下者,特别是营养不良、患传染病和长期应用免疫抑制剂导致抵抗力明显下降时。急性血行播散型肺结核多由原发性肺结核发展而来,以儿童多见,因一次性或短期内大量结核菌侵入血循环,侵犯肺实质,形成典型的粟粒大小的结节(急性粟粒型肺结核)。起病急,全身毒血症状重,如持续高热,盗汗、气急、发绀等。临床表现复杂多变,常并发结核性脑膜炎和其他脏器结核。若人体抵抗力较强,少量结核菌分批经血流进入肺部,则形成亚急性、慢性血行播散型肺结核,病变局限于肺的一部分,临床可无明显中毒症状,病情发展也较缓慢。急性血行播散型肺结核 X 线胸片显示双肺满布粟粒状阴影,大小、密度和分布均匀,结节直径 2mm 左右。X 线胸片显示双上、中肺野对称性分布,大小不均匀、新旧不等病灶,则为亚急性或慢性血行播散型肺结核。

3.继发型肺结核　这是由于原发性结核感染后的潜伏病灶内结核菌重新活动、繁殖和释放而发生的结核病(内源性感染),极少数可以是外源性结核菌的再感染(外源性感染)。可发生于原发感染后的任何年龄,多发生在青春期女性、营养不良、抵抗力弱的群体以及免疫功能受损的患者。此时人体对结核菌有一定的免疫力,病灶多局限于肺内,好发于上叶尖后段和下叶背段。结核菌一般不播散至淋巴结,也很少引起血行播散,但肺内局限病灶处炎症反应剧烈,容易发生干酪样坏死及空洞,排菌较多,有传染性,是防治工作的重点。由于免疫和变态反应的相互关系及治疗措施等因素的影响,继发型肺结核病在病理和 X 线形态上有多形性,分述如下:

(1)浸润性肺结核:在继发型肺结核中最多见。病变多发生在肺尖和锁骨下。X 线胸片显示为小片状或斑点状阴影,可融合形成空洞。渗出性病变易吸收,纤维干酪增殖病变吸收很慢,可长期无变化。

(2)空洞性肺结核:空洞形态不一,多呈虫蚀样空洞。空洞型肺结核多有支气管散播病变,临床表现为发热、咳嗽、咳痰和咯血等,患者痰中经常排菌。应用有效的化学治疗后,出现空洞不闭合,但长期多次查痰阴性,空洞壁由纤维组织或上皮细胞覆盖,诊断为"净化空洞"。但有些患者空洞还残留一些干酪组织,长期多次查痰阴性,临床上诊断为"开放菌阴综合征",仍须随访。

(3)结核球:多由干酪样病变吸收和周边纤维膜包裹或干酪空洞阻塞性愈合而形成。结核球内有钙化灶或液化坏死形成空洞,同时 80% 以上结核球有卫星灶,直径在 2~4cm 之间,多小于 3cm,可作为诊断和鉴别诊断的参考。

(4)干酪样肺炎:发生在机体免疫力低下、体质衰弱,大量结核分枝杆菌感染的患者,或有淋巴结支气管瘘,淋巴结内大量干酪样物质经支气管进入肺内而发生。大叶性干酪样肺炎症状体征明显,可有高热、盗汗、咳嗽、发绀、气急等。X 线呈大叶性密度均匀的磨玻璃状阴影,逐渐出现溶解区,呈虫蚀样空洞,可有播散病灶,痰中能查出结核菌。小叶性干酪样肺炎的症状和体征都比大叶性干酪样肺炎轻,X 线呈小斑片播散病灶,多发生在双肺中下部。

(5)纤维空洞性肺结核:肺结核未及时发现或治疗不当,使空洞长期不愈,出现空洞壁增厚和广泛纤维化,随机体免疫力的高低,病灶吸收、修复与恶化交替发生,形成纤维空洞。特点是病程长、反复进展恶化,肺组织破坏重,肺功能严重受损,由于肺组织广泛纤维增生,造成肺门抬高,肺纹理呈垂柳样,纵隔向患侧移位,健侧呈代偿性肺气肿。X 线胸片可见一侧或两侧有单个或多个纤维厚壁空洞,多伴有支气管散播病灶和明显的胸膜肥厚。结核菌检查长期阳性且常耐药。常并发慢性支气管炎、肺气肿、支气管扩张,继发肺部感染和肺源性心脏病。若肺组织广泛破坏,纤维组织大量增生,可导致肺叶全肺收缩,称"毁损肺"。初治时给予合理化学治疗,可预防纤维空洞的发生。

(四)其他表现

少数患者可以有类似风湿热样表现,称为结核性风湿症。多见于青少年女性,常累及四肢大关节,在受累关节附近可见结节性红斑或环形红斑,间歇出现。重症或血行播散型肺结核可有贫血、白细胞数减少,甚至三系同时降低,属于骨髓抑制,被称为"骨髓痨"。

【辅助检查】

1.痰结核菌检查 这是确诊肺结核、制订化学治疗方案和考核治疗效果的主要依据。每一个有肺结核可疑症状或肺部有异常阴影的患者都必须查痰。有痰涂片和痰培养。痰菌阳性肯定属活动性肺结核且病人具有传染性。肺结核患者的排菌具有间断性和不均匀性的特点,所以要多次查痰。通常初诊患者要送 3 份痰标本,包括清晨痰、夜间痰和即时痰,如夜间无痰,宜在留清晨痰后 2～3 小时再留一份痰标本。复诊患者每次送 2 份痰标本。

2.影像学检查

(1)胸部 X 线检查:是肺结核的必备检查,可以早期发现肺结核,判断病变的部位、范围、性质、有无空洞或空洞大小、洞壁厚薄等。胸片上表现为边缘模糊不清的斑片状阴影,可有中心溶解和空洞(除净化空洞外),或出现散播病灶均为活动性病灶。胸片表现为钙化、硬结或纤维化,痰检查不排菌,无任何症状,为无活动性肺结核。

(2)肺部 CT:可发现微小或隐蔽性病灶,于诊断困难病例有重要参考价值。

3.结核菌素(简称结素)皮肤试验(TST) 该试验用于检查结核菌感染,不能检出结核病。试验方法是:我国推广国际通用的皮内注射法(Mantoux 法),将纯蛋白衍化物(PPD)0.1ml (5IU)PPD 原液注入左前臂屈侧上中三分之一交界处,使局部形成皮丘,48～96h(一般为 72h)观察和记录结果,手指轻摸硬结边缘,测量皮肤硬结的横径和纵径,得出平均直径＝(横径＋纵径)/2,而不是测量红晕的直径。硬结是特异性变态反应,红晕是非特异性变态反应。硬结直径≤4mm 为阴性,5～9mm 为弱阳性,10～19mm 为阳性,≥20mm 或不足 20mm 但局部有水疱和淋巴管炎为强阳性。

结核菌素试验反应愈强,对结核病的诊断,特别是对婴幼儿的结核病诊断愈重要。TST 阳性仅表示曾有结核菌感染,并不一定是现症病人,但在 3 岁以下婴幼儿按活动性结核病论,应进行治疗。成人强阳性反应提示活动性肺结核病可能,应进一步检查。如果 2 年内结核菌素反应从＜10mm 增加至 10mm 以上,可认为有新近感染。

阴性反应结果的儿童,一般来说,表明没有受过结核菌的感染,可以除外结核病。阴性还可见于:①结核感染后 4～8 周以内,处于变态反应前期。②免疫力下降或免疫受抑制,如应用糖皮质激素或免疫抑制剂、淋巴细胞免疫系统缺陷、麻疹、百日咳、严重结核病和危重病人。

4.其他检查 活动性肺结核可有血沉增快,血常规白细胞计数可在正常范围或轻度增高。急性粟粒型肺结核时白细胞计数降低或出现类白血病反应。严重病例常有继发性贫血。纤维支气管镜检查对支气管结核的诊断有重要价值。对疑有肺结核而痰标本不易获取的儿童或痰涂阴的肺结核病患者可进行抗原抗体检测。

【诊断要点】

根据结核病的症状和体征,肺结核接触史,结核结核菌素试验、影像学检查、痰结核菌检查和纤维支气管镜检,多可作出诊断。凡咳嗽持续2周以上、咯血、午后低热、乏力、盗汗、女性月经不调或闭经,有开放性肺结核密切接触史,或看结核病的诱因尤其是糖尿病、免疫抑制性疾病、长期接受激素或免疫抑制剂治疗者,应考虑肺结核的可能性,需进行痰结核菌和胸部 X 线检查。如诊断为肺结核,应进一步明确有无活动性,活动性病变必须给予治疗。明确是否排菌,及时给予隔离治疗。

(一)肺结核病分类标准

按 2004 年我国实施新的结核病分类标准,肺结核病可分为:原发性肺结核病(Ⅰ型)、血行播散型肺结核病(Ⅱ型)、继发型肺结核病(Ⅲ型)、结核性胸膜炎(Ⅳ型)、其他肺外结核病(Ⅴ型)。肺结核对肺功能的损害,与病变的类型有关。原发型肺结核、血行播散型肺结核、浸润性肺结核,经治疗后对肺功能的影响不大;干酪性肺炎、纤维空洞性肺结核则可导致不同程度的肺功能损害。

(二)菌阴肺结核病

菌阴肺结核为 3 次痰涂片及 1 次培养阴性的肺结核,诊断标准为:①典型肺结核临床症状和胸部 X 线表现;②抗结核治疗有效;③临床可排除其他非结核性肺部疾患;④PPD(5IU)强阳性,血清抗结核抗体阳性;⑤痰结核菌 PCR 和探针检查呈阳性;⑥肺外组织病理证实结核病变;⑦支气管肺泡灌洗液中检出抗酸分枝杆菌;⑧支气管或肺部组织病理证实结核病变。具备①~⑥中 3 项或⑦~⑧中任何 1 项可确诊。

(三)肺结核病的记录方式

按结核病分类、病变部位、范围、痰菌情况、化学治疗史程序书写。可在化学治疗史后顺序书写并发症(如支扩)、并存病(如糖尿病)、手术(如肺切除术后)等。

记录举例:纤维空洞性肺结核双上涂(+),复治,肺不张糖尿病肺切除术后。

有下列情况之一者为初治:①未开始抗结核治疗的病人;②正进行标准化疗治疗方案用药而未满疗程的患者;③不规则化学治疗未满 1 个月的患者。

有下列情况之一者为复治:①初治失败的患者;②规则用药满疗程后痰菌又复阳的病人;③不规律化学治疗超过 1 个月的患者;④慢性排菌患者。

【治疗要点】

(一)化学药物治疗

目标是杀菌、防止耐药菌产生,最终灭菌,杜绝复发。

1.原则　早期、联合、适量、规律和全程。整个治疗方案分强化和巩固两个阶段。

(1)早期:一旦发现和确诊结核后均应立即给予化学治疗。早期化学治疗有利于迅速发挥化学药的杀菌作用,使病变吸收和减少传染性。

(2)联合:根据病情及抗结核药的作用特点,联合使用两种以上抗结核药物,以提高疗效,同时通过交叉杀菌作用减少或防止耐药菌的产生。

(3)适量:严格遵照适当的药物剂量用药,药物剂量过低不能达到有效血浓度,剂量过大易发生药物毒副反应。

(4)规律、全程:用药不规则、未完成疗程是化疗失败的最重要原因之一。病人必须严格遵照医嘱要求规律用药,保证完成规定的治疗期。

2.常用抗结核病药物 根据抗结核药物抗菌作用的强弱,可分为杀菌剂和抑菌剂。血液中(包括巨噬细胞内)药物浓度在常规剂量下,达到试管内最低抑菌浓度的10倍以上时才能起杀菌作用,否则仅有抑菌作用。

(1)异烟肼(INH)和利福平(RFP):对巨噬细胞内外代谢活跃、持续繁殖或近乎静止的结核菌均有杀菌作用,称全杀菌剂。INH是肼化的异烟酸,能抑制结核菌叶酸合成,可渗透入全身各组织中,为治疗肺结核的基本药物之一。RFP属于利福霉素的衍生物,通过抑制RNA聚合酶,阻止RNA合成发挥杀菌活性。利福霉素其他衍生物利福喷汀(RFT)、利福布汀(RBT)疗效与RFP相似。

(2)链霉素(SM)和吡嗪酰胺(PZA):SM对巨噬细胞外碱性环境中结核分枝杆菌作用最强,对细胞内结核分枝杆菌作用较小。PZA能杀灭巨噬细胞内酸性环境中的结核分枝杆菌。因此,链霉素和吡嗪酰胺只能作为半杀菌剂。SM属于氨基糖苷类,通过抑制蛋白质合成来杀菌,目前已少用,仅用于怀疑INH初始耐药者。PZA为类似于INH的烟酸衍生物,为结核短程化疗中不可缺少的主要药物。

(3)乙胺丁醇(EMB)和对氨基水杨酸钠(PAS):为抑菌剂。

为使治疗规范化,提高病人的依从性,近年来有固定剂量复合剂出现,主要有卫非特(INH＋RFP＋PZA)和卫非宁(INH＋RFP)。

3.化学治疗的生物机制

(1)作用:结核菌根据其代谢状态分为A、B、C、D四群。A菌群快速繁殖,多位于巨噬细胞外和空洞干酪液化部分,占结核分枝杆菌的绝大部分。由于细菌数量大,易产生耐药变异菌。B菌群处于半静止状态,多位于巨噬细胞内酸性环境中和空洞壁坏死组织中。C菌群处于半静止状态,可有突然间歇性短暂的生长繁殖。D菌群处于休眠状态,不繁殖,数量很少。随着药物治疗作用的发挥和病变变化,各菌群之间也互相变化。通常大多数抗结核药物可以作用于A菌群,异烟肼和利福平具有早期杀菌作用,在治疗48h内迅速杀菌,使菌群数量明显减少,传染性减少或消失,痰菌阴转。B和C菌群由于处于半静止状态,抗结核药物的作用相对较差,有"顽固菌"之称。杀灭B和C菌群可以防止复发。抗结核药物对D菌群无作用,须依赖机体免疫机制加以消除。

(2)耐药性:耐药性分为先天耐药和继发耐药。先天耐药为结核分枝杆菌在自然繁殖中,由于染色体基因突变而出现的极少量天然耐药菌。单用一种药物可杀死大量敏感菌,但天然耐药菌却不受影响,继续生长繁殖,最终菌群中以天然耐药菌为主,使该抗结核药物治疗失败。继发耐药是药物与结核分枝杆菌接触后,有的细菌发生诱导变异,逐渐能适应在含药环境中继续生存,因此,强调在联合用药的条件下,也不能中断治疗,短程疗法最好应用全程督导化疗。

(3)间歇化学治疗:结核分枝杆菌与不同药物接触后产生不同时间的延缓生长期。如接触异烟肼和利福平24h后分别可有6～9天和2～3天的延缓生长期。在结核分枝杆菌重新生长繁殖前再次投以高剂量药物,可使细菌持续受抑制直至最终被消灭。

(4)顿服:抗结核药物血中高峰浓度的杀菌作用要优于经常性维持较低药物浓度水平的情况。每天剂量1次顿服要比每天2次或3次服用所产生的高峰血药浓度高3倍。

4.化学治疗方案 在全面考虑到化疗方案的疗效、不良反应、治疗费用、患者接受性和药源供应等条件下,执行全程督导短程化学治疗(DOTS)管理,有助于提高病人在治疗过程的依从性,达到最高治愈。

(二)对症治疗

1.咯血 咯血是肺结核的常见症状,在活动性和痰涂阳肺结核患者中,咯血症状分别占30％和40％。咯血处置要注意镇静、止血,患侧卧位,预防和抢救因咯血所致的窒息并防止肺结核播散。

2.毒性症状 结核病的毒性症状在合理化疗1～2周内可很快减轻或消失,无需特殊处理。结核毒性症状严重者可考虑在有效抗结核药物治疗的情况下加用糖皮质激素。使用剂量依病情而定,一般用泼尼松口服每日20mg,顿服,1～2周,以后每周递减5mg,用药时间为4～8周。

(三)手术治疗

适应证是经合理化学治疗无效,多重耐药的厚壁空洞、大块干酪灶、结核性脓胸、支气管胸膜瘘和大咯血保守治疗无效者。

肺结核经积极治疗可望临床治愈。愈合的方式因病变性质、范围、类型、治疗是否合理及机体免疫功能等差异而不同,可有吸收(消散)、纤维化、钙化、形成纤维干酪灶、空洞愈合。上述各种形式的愈合使病灶稳定,并停止排菌,结核毒性症状可完全消失,但病灶内仍可能有结核分枝杆菌存活,并有再次活跃、繁殖而播散的可能。若病灶彻底消除,包括完全吸收或手术切除,或在上述愈合方式中确定病灶内已无结核分枝杆菌存活则为痊愈。

【主要护理诊断/问题】

1.体温过高 与结核分枝杆菌感染有关。

2.疲乏 与结核病毒性症状有关。

3.焦虑 与呼吸道隔离或不了解疾病的预后有关。

4.营养失调:低于机体需要量 与机体消耗增加、食欲减退有关。

5.知识缺乏 缺乏配合结核病药物治疗的知识。

6.潜在并发症 大咯血、窒息、胸腔积液、气胸。

【护理措施】

1.休息与活动 结核病毒性症状明显或病灶处于高度活动状态时,或有咯血、大量胸腔积液等,应卧床休息。恢复期可适当增加户外活动,如散步、打太极拳、做保健操等,加强体质锻炼,充分调动人体内在的自身康复能力,增加机体免疫力。轻症病人在坚持化学治疗的同时,可进行正常工作,但应避免劳累和重体力劳动,保证充足的睡眠,做到劳逸结合。

2.饮食护理 肺结核病是慢性消耗性疾病,需指导病人采取高热量、高蛋白(1.5～2.0g/kg)、富含维生素饮食。病人每天应补充鱼、肉、蛋、牛奶、豆制品等含蛋白质食物,以增加机体的抗病能力及修复能力。每天摄入一定量的新鲜蔬菜和水果,以补充维生素。维生素 C 有减轻血管渗透性的作用,可以促进渗出病灶的吸收;维生素 B 对神经系统及胃肠神经有调节作用,可促进食欲。鼓励患者多饮水,以弥补发热、盗汗造成的水分丢失。

3.用药护理　结核病化疗的成功取决于遵循正确的化疗原则和合理的选用药物。护士应帮助病人及家属系统了解有关抗结核药物治疗的知识,督促病人遵医嘱规律全程服药。不漏服、不随意停药或自行更改方案,以免产生耐药性造成化疗失败。遵医嘱在用药前及用药疗程中定期检查肝功能和听力、视力情况,观察抗结核药物不良反应。不良反应常在治疗初2个月内发生,如出现巩膜黄染、肝区疼痛、胃肠不适、眩晕、耳鸣等不良反应要及时与医生联系,不要自行停药,大部分不良反应经相应处理可以完全消失。

4.心理护理　肺结核病患者常有自卑、焦虑、悲观等负性心理。护士应加强对患者及家属的心理咨询和卫生宣教,告之肺结核的病因明确,有成熟的预防和治疗手段,只要切实执行,本病大部分可获临床治愈或痊愈。消除患者的负性情绪,使其保持良好心态,积极配合治疗。一般来说,痰涂阴性和经有效抗结核治疗4周以上的病人,没有传染性或只有极低的传染性,应鼓励病人过正常的家庭和社会生活,有助于减轻肺结核病人的社会隔离感和因患病引起的焦虑情绪。

5.消毒与隔离　①涂阳肺结核病人住院治疗时需进行呼吸道隔离,室内保持良好通风,阳光充足,每天用紫外线消毒。②对病人进行治疗护理时要戴口罩,收集痰液时戴手套,接触痰液后用流水清洗双手。留置于容器中的痰液须经灭菌处理再丢弃。③告诫病人注意个人卫生,严禁随地吐痰,不可面对他人打喷嚏或咳嗽,以防飞沫传播。在咳嗽或打喷嚏时,用双层纸巾遮住口鼻,纸巾焚烧处理。外出时戴口罩。④餐具煮沸消毒或用消毒液浸泡消毒,同桌共餐时使用公筷,以预防传染。⑤被褥、书籍在烈日下暴晒6h以上。

【健康教育】

肺结核病程长、易复发和具有传染性,必须长期随访,掌握病人从发病、治疗到治愈的全过程。早期发现病人并登记管理,及时给予合理化学治疗和良好护理,是预防结核病疫情的关键。

1.疾病知识指导　应对病人和家属进行结核病知识的宣传和教育。一旦有肺结核可疑征象时及早就医,以早期发现结核病、早治疗。教会病人和家属有关消毒和隔离的知识,使病人养成不随地吐痰的卫生习惯,饮食采取分餐制,避免传染他人。居住环境注意保持通风、干燥,有条件尽可能与家人分室、分床就寝,若无条件可分头睡,单独有一套用物。密切接触者应定期到医院进行有关检查,必要时给予预防性治疗。对受结核分枝杆菌感染易发病的高危人群,如HIV感染者、矽肺、糖尿病等,可应用预防性化学治疗。儿童及青少年接种卡介苗(活的无毒力牛型结核分枝杆菌疫苗),使人体产生对结核分枝杆菌的获得性免疫力。卡介苗不能预防感染,但可减轻感染后的发病与病情。

2.日常生活调理　嘱病人戒烟、戒酒。保证营养的补充。合理安排休息,避免劳累;避免情绪波动及呼吸道感染。以促进身体的康复,增加抵抗疾病的能力。

3.用药指导　强调坚持规律、全程、合理用药的重要性,取得病人与家属的主动配合,使DOTS能得到顺利完成。定期复查胸片、痰结核菌和肝、肾功能,了解治疗效果和病情变化。

第四节 支气管哮喘

支气管哮喘(简称哮喘),是一种由多种炎症细胞(如嗜酸性粒细胞、肥大细胞、T淋巴细胞、中性粒细胞和气道上皮细胞等)和细胞组分参与的气道慢性炎症性疾患。慢性炎症导致气道高反应性的产生,通常出现不同程度的广泛可逆性气流受限,并引起反复发作性的喘息、呼气性呼吸困难、胸闷或咳嗽等,常于夜间和(或)清晨发作、加重,部分病人可自行缓解或经治疗后缓解。哮喘是全球性最常见的慢性病之一,全球约有1.6亿病人。各地患病率为1‰～13‰,我国患病率为1‰～40‰。我国五大城市的调查资料显示,13～14岁学生的发病率为3‰～5‰。调查发现儿童发病率高于成人,城市高于农村,发达国家高于发展中国家,成人男女患病率大致相同,约40%病人有家族史。

【病因与发病机制】

1.病因 哮喘的病因未完全清楚,目前认为与多基因遗传有关,受遗传和环境因素的双重影响。

常见的环境因素激发因素有:①吸入物:如尘螨、花粉、真菌、动物毛屑、二氧化硫、氨气、被动吸烟、杀虫喷雾剂等各种特异和非特异性吸入物。尘螨是最常见的室内变应原,其次是真菌;花粉是最常见的室外变应原,木本植物(树花粉)常引起春季哮喘,禾本植物(草类花粉)常引起秋季哮喘;②感染:如细菌、病毒、原虫、寄生虫等;③食物:鱼、虾蟹、蛋类、牛奶及调味类食品等;④药物:普萘洛尔(心得安)、阿司匹林等药物;⑤其他:气候变化、运动、妊娠、精神因素等。

2.发病机制 机制尚未完全阐明。多认为哮喘与变态反应、气道炎症、气道反应性增高和神经因素等有关。

(1)变态反应:哮喘主要由接触变应原触发或引起。进入具有特异性体质机体的变应原,可刺激机体通过T淋巴细胞的传递,调控B淋巴细胞产生大量特异性IgE,并结合于肥大细胞和嗜碱性粒细胞表面的IgE受体。如变应原再次进入体内,可与结合在IgE受体上的IgE交联,使该细胞合成并释放多种活性介质导致平滑肌收缩、黏液分泌增加、血管通透性增高和炎性细胞浸润等。炎性细胞在介质的作用下又可分泌多种介质,使气道病变加重,炎性浸润增加而出现哮喘的临床症状。

(2)气道炎症:目前认为哮喘的本质是气道慢性炎症。哮喘均表现为肥大细胞、嗜酸性粒细胞和T淋巴细胞等多种炎症细胞在气道的浸润和聚集。这些炎症细胞相互作用,可分泌50多种炎症介质和25种以上的细胞因子。炎症细胞、介质和细胞因子相互作用构成复杂的网络,导致气道反应性增高、气道平滑肌收缩、黏液分泌增多和血管渗出增加。各种细胞因子及环境刺激因素可作用于气道上皮细胞,后者分泌内皮素-1及基质金属蛋白酶并活化各种生长因子,以上因子共同作用于上皮下成纤维细胞和平滑肌细胞,使之增殖而引起气道重塑。

(3)气道高反应性(AHR):是指气道对不同刺激的平滑肌收缩反应增高,是哮喘发生发展中的一个重要因素,也可出现在长期吸烟、病毒性上呼吸道感染、接触臭氧、COPD者等。

AHR受遗传因素的影响,常有家族倾向。一般认为气道炎症是引起气道高反应性的重要机制之一,当变应原或其他因素刺激气道后,由于炎症细胞、介质和细胞因子的参与及相互作用,气道上皮和上皮内神经的损害等可引起气道高反应性。

(4)神经机制:支气管受复杂的自主神经支配,有肾上腺素能神经、胆碱能神经和非肾上腺素能非胆碱能(NANC)神经系统。哮喘的自主神经功能障碍主要表现为迷走神经张力亢进,β肾上腺素受体功能低下,或对α肾上腺素能神经的反应性增加。当NANC释放舒张支气管平滑肌的神经介质(如血管活性肠肽、一氧化氮)和收缩平滑肌的介质(P物质、神经激肽、降钙素基因相关肽等)平衡失调时,可引起支气管平滑肌收缩,促进气道炎症。

【临床表现】

1.症状　典型表现为发作性伴有喘鸣音的呼气性呼吸困难,或发作性胸闷、咳嗽。干咳或咳大量白色泡沫痰。严重时出现端坐呼吸,发绀等。哮喘症状可在数分钟内发作,经数小时至数天,可自行缓解或用支气管舒张药缓解。某些患者在缓解数小时后可再次发作。在夜间及凌晨发作和加重常是哮喘的特征之一。不典型者如咳嗽变异型哮喘,可仅表现为咳嗽;运动性哮喘可表现为在剧烈运动开始后6～10分钟或运动停止后2～10分钟出现胸闷、咳嗽和呼吸困难。

2.体征　发作时典型体征为胸部呈过度充气状态,有广泛的哮鸣音,呼气音延长。辅助呼吸肌和胸锁乳突肌收缩加强。心率增快、奇脉、胸腹反常运动、发绀、意识障碍等常出现在严重哮喘患者中,提示病情严重。非常严重哮喘发作时,可出现呼吸音低下,哮鸣音消失,称为寂静胸,预示病情危重,随时会出现呼吸骤停。

哮喘患者如不发作可无任何症状和体征。

3.分期　根据临床表现,哮喘可分为急性发作期、慢性持续期和缓解期。缓解期是指经治疗或未经治疗症状、体征消失,肺功能恢复到急性发作前水平,并维持4周以上。支气管哮喘病情的评价分为两个部分:

(1)哮喘急性发作时严重程度的评价:哮喘急性发作是指气促、咳嗽、胸闷等症状突然发生,常伴呼吸困难,以呼气流量降低为特征,多为接触变应原等刺激物或治疗不当所致。可在数小时或数天内病情加重,偶见于数分钟内出现生命危险,对病情应作及时、正确评估,给予有效的抢救措施。

(2)慢性持续期病情的总评价:许多哮喘病人在相当长的时期,即使没有急性发作,总有不同程度和(或)不同频度的症状出现(喘息、咳嗽、胸闷等),故常根据就诊前的临床表现、控制症状的治疗药物、肺功能等进行病情的总评价。

4.并发症　发作时可出现自发性气胸、纵隔气肿和肺不张等并发症。长期反复发作和感染可并发慢性支气管炎、肺气肿、支气管扩张、肺纤维化、间质性肺炎和肺源性心脏病。

【辅助检查】

1.肺功能检查　这是确诊支气管哮喘和评估哮喘控制程度的重要依据之一。

(1)通气功能测定:在哮喘发作时呈阻塞性通气功能改变,有关呼气流速的指标,如1秒钟用力呼气量(FEV_1)、$FEV_1/FVC\%$、呼气流量峰值(PEF)等全部下降;肺容量指标有用力肺活量(VC)降低,残气量、功能残气量、肺总量增加,残气/肺总量比值增高。缓解期上述指标逐渐恢复。

(2)支气管激发试验(BPT):用以测定气道反应性。吸入激发剂后其通气功能下降、气道阻力增加。一般适用于通气功能在正常预计值的70%以上的患者。在设定的激发剂量范围内,如FEV_1下降≥20%,可诊断为激发试验阳性。

(3)支气管舒张试验(BDT):用以测定气道可逆性。有效的支气管舒张药可使发作时的气道痉挛得到改善,肺功能指标好转。舒张试验阳性诊断标准:①FEV_1较用药前增加12%或以上,且其绝对值增加200ml或以上;②PEF较治疗前增加60L/min或增加>20%。

(4)呼气峰流速(PEF):及其变异率测定:PEF可反映气道通气功能的变化。哮喘发作时PEF下降。此外,由于哮喘有通气功能时间节律变化的特点,常于夜间或凌晨发作或加重,使其通气功能下降。若24小时内PEF或昼夜PEF波动率≥20%,也符合气道可逆性改变的特点。PEF可用呼气峰流速仪反复测定,是一个方法简便的有用指标,适于随时观察病情和预后。

2.动脉血气分析 严重哮喘发作可有不同程度的低氧血症(PaO_2降低),缺氧引起反射性肺泡通气过度导致低碳酸血症($PaCO_2$降低)、呼吸性碱中毒。如病情进一步加剧,气道严重阻塞,可有PaO_2降低而$PaCO_2$增高,表现呼吸性酸中毒。如缺氧明显,可合并代谢性酸中毒。

3.胸部X线检查 哮喘发作时两肺透亮度增加,呈过度充气状态。并发感染时,可见肺纹理增加和炎性浸润阴影。通过该检查还可发现气胸、纵隔气肿和肺不张等并发症。

4.血液检查 发作时可有嗜酸性粒细胞增高,但多不明显。并发感染者白细胞计数和中性粒细胞比例增高。

5.痰液检查 涂片可见较多的嗜酸性粒细胞及其退化形成的夏科雷登结晶、黏液栓(Curschmann螺旋体)和透明的哮喘珠(Laennec珠)。合并细菌感染时,痰涂片、痰培养及药物敏感试验有助于病原菌诊断和治疗。

6.特异性变应原的检测 可通过变应原皮试或血清特异性IgE测定证实哮喘患者的变态反应状态,以帮助了解导致个体哮喘发生和加重的危险因素,也可帮助确定特异性免疫治疗方案。

【诊断要点】

1.反复发作喘息、气急、胸闷或咳嗽,多与接触变应原、冷空气、物理、化学性刺激以及病毒性上呼吸道感染、运动等有关。

2.发作时在双肺可闻及散在或弥漫性、以呼气相为主的哮鸣音,呼气相延长。

3.上述症状和体征可经治疗缓解或自行缓解。

4.除外其他疾病所引起的喘息、气急、胸闷和咳嗽。

5.临床表现不典型者(如无明显喘息或体征),应至少具备以下1项肺功能试验阳性:①支气管激发试验或运动激发试验阳性,②支气管舒张试验阳性,FEV_1增加≥12%,且FEV_1增加绝对值≥200ml;③呼气流量峰值(PEF)日内(或2周)变异率≥20%。

符合1~4条或4、5条者,可以诊断为哮喘。

【治疗要点】

迄今尚无特效的治疗方法,但长期有计划的防治,可保持疗效和预防复发。治疗原则:长期、规范、持续、个体化治疗;发作期快速缓解症状,预防哮喘致命性后果;缓解期长期抗炎治疗,控制发作,降低气道高反应性,避免激发因素。

(一)脱离变应原

脱离变应原是哮喘治疗最有效的方法。如能找出引起哮喘发作的变应原或其他非特异性刺激因素,立即使病人脱离变应原的接触。

(二)药物治疗

1.缓解药物　这些药物通过迅速解除支气管痉挛从而缓解哮喘症状。

(1)支气管舒张药:主要作用为舒张支气管,也具有抗炎等作用。

1)β$_2$肾上腺素受体激动剂(简称β$_2$受体激动剂):主要通过舒张支气管平滑肌,改善气道阻塞,是控制哮喘急性发作的首选药物。此类药物较多,可分为短效(维持4～6h)和长效(维持12h)β$_2$受体激动剂。

用法:①吸入给药:包括气雾剂、干粉剂和溶液等,是缓解轻至中度急性哮喘症状的首选。②口服给药:适用于轻、中度急性发作期病人。③静脉给药:沙丁胺醇0.5mg静注,适用于严重哮喘,对心血管疾病和甲状腺功能亢进者慎用。

2)茶碱类:为黄嘌呤类生物碱。具有舒张支气管平滑肌及强心、利尿、扩张冠状动脉、兴奋呼吸中枢和呼吸肌等作用。低血浓度茶碱(5～10μg/ml)还具有明显抗炎、免疫调节和降低气道高反应性等作用,是目前治疗哮喘的有效药物。联合应用茶碱、激素和抗胆碱药物具有协同作用。但本品与β$_2$受体激动剂联合应用时易出现心率增快和心律失常,应慎用并适当减少剂量。

用法:①口服给药:包括氨茶碱和控(缓)释型茶碱。用于轻至中度哮喘发作和维持治疗。②静脉给药:氨茶碱加入葡萄糖溶液中缓慢静脉注射或静脉滴注,适用于重、危重症哮喘。静注首次剂量为4～6mg/kg,维持量为0.8～1.0mg/kg,日注射量一般<1.0g。

3)抗胆碱药:为M胆碱受体阻滞药。异丙托溴铵雾化吸入约5min起效,维持4～6h。吸入后阻断节后迷走神经通路,降低迷走神经兴奋性,阻断因吸入刺激物引起的反射性支气管收缩而致支气管舒张。与β$_2$受体激动剂联合协同作用,尤其适用于夜间哮喘和痰多者。

(2)控制药物:控制药物指需要长期每天使用的药物。这些药物主要通过抗炎作用使哮喘维持临床控制。

1)糖皮质激素(简称激素):该药主要通过多环节阻止气道炎症的发展及降低气道高反应性,是最有效的控制气道炎症的药物。可采用吸入、口服和静脉用药,吸入为首选途径。口服给药适用于轻中度哮喘发作、慢性持续哮喘大剂量吸入激素联合治疗无效的患者和作为静脉应用激素治疗后的序贯治疗。一般使用半衰期较短的激素(如泼尼松、泼尼松龙或甲泼尼龙等)。重度或严重哮喘发作时,应及早静脉给药,如琥珀酸氢化可的松(100～400mg/d)、地塞米松(10～30mg/d)或用甲泼尼龙(80～160mg/d),症状缓解后渐减量,并改口服和吸入雾化剂维持。常用的吸入激素有4种,见表1-1。

表 1-1　常用吸入型糖皮质激素的每天剂量与互换关系（Lg）

药物	低剂量	中剂量	高剂量
二丙酸倍氯米松	200～500	500～1000	＞1000～2000
布地奈德	200～400	400～800	＞800～1600
丙酸氟替卡松	100～250	250～500	＞500～1000
环索奈德	80～160	160～320	＞320～1280

2）色苷酸钠：是一种非糖皮质激素抗炎药。主要通过抑制炎症细胞（尤其是肥大细胞）释放多种炎性介质，能预防变应原引起速发和迟发反应，以及过度通气、运动引起的气道收缩。因口服本药胃肠道不易吸收，宜采用干粉吸入 20mg 或雾化吸入 3.5～7mg,，每日 3～4 次。孕妇慎用。

2.其他药物　酮替芬和新一代 H_1 受体拮抗剂（阿司咪唑、曲尼斯特等），对季节性和轻症哮喘有效，也适用于 $β_2$ 受体激动剂有副作用者或联合用药。白三烯拮抗剂有 5-脂氧酶抑制剂和半胱氨酰白三烯受体拮抗剂。尤其适用于阿司匹林哮喘、运动性哮喘和伴有变应性鼻炎哮喘患者的治疗。

3.急性发作期的治疗

治疗目的：①尽快缓解气道阻塞；②纠正低氧血症；③恢复肺功能；④预防哮喘进一步加重或再次发作；⑤防止并发症。临床根据哮喘分度进行综合性治疗。

（1）轻度：二通过定量雾化（MDI）吸入或干粉剂吸入短效 $β_2$ 受体激动剂，如沙丁胺醇、特布他林（200～400$μg$）后，5～10min 起效，维持 4～6h，可间断吸入。如症状无改善可加服 $β_2$ 受体激动剂控释片或小量茶碱控释片（200mg/d），长效 $β_2$ 受体激动剂用于夜间哮喘，可吸入沙美特罗或口服班布特罗。每天定时吸入糖皮质激素（200～600$μg$）或加用抗胆碱药（异丙托溴铵）气雾剂吸入。

（2）中度：规则吸入 $β_2$ 受体激动剂或口服其长效药。加用氨茶碱 0.25g（加入 10％葡萄糖液 40ml）缓慢静注。症状不缓解者可加用抗胆碱药气雾剂吸入，或加服白三烯拮抗剂。同时糖皮质激素吸入剂量增大（＞200$μg$/d）或口服糖皮质激素 60mg/d。

（3）重度至危重度：$β_2$ 受体激动剂持续雾化吸入，或沙丁胺醇或氨茶碱静滴。雾化吸入抗胆碱药。口服白三烯拮抗剂。糖皮质激素（琥珀酸氢化可的松）静滴 100～300mg/d。病情好转，逐渐减量，改为口服。氧疗，控制感染，维持水、电解质、酸碱平衡。如氧疗不能纠正缺氧，可行机械通气。

4.哮喘非急性发作期的治疗　哮喘经急性发作期治疗症状好转后，其慢性炎症病理生理改变仍存在，必须制定长期的治疗方案，防止哮喘再次急性发作。注意个体差异，以最小量、最简单的联合应用，副作用最小和最佳控制症状为原则，根据病情评价，按不同程度选择合适的治疗方案。

5.免疫疗法　免疫疗法有特异性和非特异性两种，前者又称脱敏疗法（或称减敏疗法）。由于有 60％的哮喘发病与特异性变应原有关，采用特异性变应原（如螨、花粉、猫毛等）作定期反复皮下注射，剂量由低至高，以产生免疫耐受性，使患者脱（减）敏。脱敏治疗的局部反应发生率约为 5％～30％（皮肤红肿、风团、瘙痒等），全身反应包括荨麻疹、结膜炎/鼻炎，喉头水肿、支气管痉挛以及过敏性休克等,有个别报道死亡者(死亡率 1/10 万以下),因而脱敏治疗需要在有抢救措施的医院进行。

除常规的脱敏疗法外,季节前免疫法,对于一些季节性发作的哮喘患者(多为花粉致敏),可在发病季节前 3～4 个月开始治疗,除皮下注射以外,目前已发展了口服或舌下(变应原)免疫疗法,但尚不成熟。

非特异性疗法,如注射卡介苗、转移因子、疫苗等生物制品抑制变应原反应的过程,有一定辅助的疗效。目前采用基因工程制备的人工重组抗 IgE 单克隆抗体治疗中、重度变异性哮喘,已取得较好效果。

【主要护理诊断/问题】

1.气体交换受损 与支气管痉挛、气道炎症、黏液分泌增加、气道阻塞有关。

2.清理呼吸道无效 与气道平滑肌收缩、痰液黏稠、排痰不畅、无效咳嗽、疲乏有关。

3.有体液失衡的危险 与进食少、出汗多、呼吸快有关。

4.潜在的并发症 呼吸衰竭、心功能不全。

5.知识缺乏 缺乏正确使用气雾剂、识别哮喘发作、避免诱因等有关知识。

【护理措施】

1.急性发作期护理

(1)环境和体位:有明确过敏原者,应尽快脱离变应原。根据病情提供舒适体位,被迫端坐呼吸者提供床旁桌以作支撑,减少体力消耗。提供安静、舒适、冷暖适宜的环境,保持空气流通。病室内避免花草、地毯、皮毛、吸烟及尘埃飞扬等。

(2)心理护理:病人急性发作时常出现紧张、烦躁不安、焦虑、恐惧等心理反应,可加重或诱发呼吸困难,医护人员应多陪伴在病人身边,通过语言和非语言沟通,安慰病人,使病人避免紧张,保持情绪稳定。

(3)解除支气管痉挛,改善呼吸困难:首选吸入用药,以提高疗效、减少不良反应。静脉用药时确保平喘药及糖皮质激素准确输入。氨茶碱宜用注射泵控制其速度,使血浆浓度保持在 $10～20\mu g/ml$ 才发挥疗效,并观察有无严重的并发症出现。

(4)氧疗:遵医嘱立即经鼻导管或面罩给氧。一般氧流量 1～3L/min,氧浓度＜40％。

(5)促进排痰:痰液阻塞气道是急症哮喘病情难以缓解的重要原因之一。因此加强排痰,保持气道通畅甚为重要。痰液黏稠者可定时雾化吸入生理盐水,加入硫酸庆大霉素、α-糜蛋白酶、$β_2$ 受体激动剂、糖皮质激素等药物,密切观察药物疗效和副作用。指导病人进行有效咳嗽,协助翻身、拍背或体位引流,有利于分泌物的排出。痰鸣音重,无力咳嗽,行经口鼻吸痰,动作要轻柔。

(6)观察病情,补充水分:观察病人神志、面容、出汗、发绀、呼吸困难程度等,监测呼吸音、哮鸣音变化,了解病情和治疗效果。加强对急性发作病人的监护,尤其是夜间和凌晨易发作,及时发现危重症状或并发症。同时因患者出汗较多,张口呼吸,从呼吸道丢失大量水分,应注意观察和记录出入量,做好口腔护理,及时补液以防酸中毒及电解质紊乱。轻中度发作者应鼓励病人每天饮水 2500～3000ml,以补充丢失的水分,稀释痰液,防止便秘,改善呼吸功能。重症者应予静脉补液,并调节好滴数,防止肺水肿的发生。

（7）气管插管配合：如患者经处理后症状末改善甚至出现呼吸表浅伴神志不清或昏迷，特别是 $PaCO_2$ 进行性升高伴酸中毒，或因哮喘严重发作曾气管插管者应立即配合医生行气管插管，准备好气管插管所需药物、呼吸机、监护仪，开放有效的静脉通路，及时清理气道，按医嘱及时使用药物。

2.用药护理

（1）β_2 受体激动剂：①指导病人按需用药，不宜长期规律使用，因为长期应用可引起 β_2 受体功能下调和气道反应性增高，出现耐受性。②指导病人正确使用雾化吸入器，以保证有效地吸入药物治疗剂量。③沙丁胺醇静注时应注意滴速（$2\sim4\mu g/min$），并注意观察心悸、骨骼肌震颤等副作用。

（2）茶碱类：静脉注射浓度不宜过高，速度不宜过快，注射时间应在 10min 以上，以防中毒症状发生。慎用于妊娠、发热、小儿或老年，心、肝、肾功能障碍或甲状腺功能亢进者。与西咪替丁、大环内酯类、喹诺酮类药物等合用时可影响茶碱代谢而排泄减慢，应减少用量。观察用药后疗效和副作用，如恶心、呕吐等胃肠道症状，心动过速、心律失常、血压下降等心血管症状，偶有兴奋呼吸中枢作用，甚至引起抽搐直至死亡。用药中最好监测氨茶碱血浓度。

（3）糖皮质激素：注意观察和预防副作用：①部分病人吸入后可出现声音嘶哑、口咽部念珠菌感染或呼吸道不适。指导病人喷药后用清水充分漱口，使口咽部无药物残留，以减轻局部反应和胃肠吸收。②如长期吸入剂量＞1mg/d 可引起骨质疏松等全身副作用，应注意观察；联合使用小剂量糖皮质激素和长效 β_2 受体激动剂或控释茶碱，可以减少吸入糖皮质激素的副作用。③口服用药宜在饭后服用，以减少对消化道的刺激。长期全身用药应注意肥胖、糖尿病、高血压、骨质疏松、消化性溃疡等副作用；④气雾吸入糖皮质激素可减少其口服量。当用吸入剂替代口服剂时，开始时应在口服剂量的基础上加用吸入剂，在 2 周内逐步减少口服量。嘱病人勿自行减量或停药。

（4）色甘酸钠：吸入后在体内无积蓄作用，一般在 4 周内应见效，如 8 周无效者应弃用。少数病人吸入后有咽喉不适、胸部紧迫感、偶见皮疹，甚至诱发哮喘。必要时可同时吸入 β_2 受体激动剂，防止哮喘的发生。本药不采用溶液气雾吸入，因在肺内滞留时间短暂，疗效差。

（5）其他：抗胆碱药吸入时，少数病人可有口苦或口干感。酮替芬有镇静、头晕、口干、嗜睡等副作用，持续服药数天可自行减轻，慎用于高空作业人员、驾驶员、操纵精密仪器者。白三烯调节剂的主要副作用是较轻微的胃肠道症状，少数有皮疹、血管性水肿、转氨酶增高，停药后可恢复。在发作或缓解期禁用 β 肾上腺素受体阻滞剂（普萘洛尔等），以免引起支气管平滑肌收缩而诱发或加重哮喘。

3.饮食护理　提供清淡、易消化、足够热量的饮食，避免进食硬、冷、油煎食物。若能找出与哮喘发作相关的食物，如鱼、虾、蟹、蛋类、牛奶等，宜避免食用。戒烟酒。

【健康教育】

尽管哮喘尚不能根治，但通过有效的管理，通常可以实现哮喘控制。对患者进行哮喘教育是最基本的环节，应包括以下内容：

1.疾病知识指导　指导病人增加对哮喘的病因、发病机制、长期治疗方法、控制目的和效果的认识，以提高病人的治疗依从性。

2.避免诱发因素　尽管对已确诊的哮喘患者应用药物干预,对控制症状和改善生活质量非常有效,但仍应尽可能避免或减少接触危险因素,以预防哮喘发病和症状加重。应针对个体情况,指导病人有效控制可诱发哮喘发作的各种因素。

3.自我监测　指导病人坚持记录哮喘日记,内容包括症状评分、应用药物、PEF,哮喘控制测试(ACT)变化等。学会识别哮喘先兆、哮喘发作征象和相应自我处理方法,如何及何时就医。

4.心理指导　帮助病人认识精神心理因素在哮喘发病中的作用,指导病人培养乐观情绪,保持规律生活,积极参加体育锻炼,最大程度保持劳动能力,以有效减少不良心理反应诱发哮喘的频率。

5.药物吸入装置及使用方法:

(1)介绍雾化吸入的器具:根据病人文化层次、理解能力、疾病程度、经济状况等,提供雾化吸入器相关的学习资料。定量雾化吸入器(MDI)的使用需要病人协调呼吸动作,且有50%以上的药液因惯性冲撞而停留在口咽部,仅有10%的药液沉降在肺内局部发挥作用,难以输送较大剂量药物,但是MDI具有药物定量、操作简单、不必定期消毒、无院内交叉感染、便于携带、价格低廉等特点,仍适用于吸入任何药物的所有病人,是目前普遍使用的吸入器。

(2)定量雾化吸入器的正确使用方法:①医护人员示教,介绍装置的结构,每次使用前应摇匀药液,深呼气至不能再呼(残气位)时,张开口腔,将MDI喷嘴放于口中,闭口以包住咬口,经口缓慢吸气(0.5L/s),在吸气开始时以手指按压喷药,至吸气末(肺总量位)屏气5～10s,使较小的雾粒沉降在气道远端(肺内),然后缓慢呼气,休息3min后可再使用一次。②病人反复练习,医护人员评估病人使用情况,指出不足之处和改正方法,直到病人正确掌握。③指导病人雾化吸入药物后漱口,减少口咽部雾滴的刺激。④病人学会清洗、保存和更换吸入器等常规方法。

(3)特殊MDI的使用:对不易掌握MDI吸入方法的儿童或重症病人,可在MDI上加贮雾瓶,使雾化释出的药物在瓶中停留数秒,以便病人能从容吸入,减少雾滴在口咽部沉积引起刺激,增加雾化吸入疗效。但贮雾瓶携带不方便,比单用MDI的费用高。

6.峰流速仪的使用方法　峰流速仪是一种能快速、客观反映呼气峰值流速(PEF)的仪器。哮喘病人可以在家中自备峰流速仪,随时监测PEF及日变异率,并记录哮喘日记或绘成图表,用以评价与监测哮喘轻重程度。首先要检测仪器是否正常,上下移动峰流速仪,如果游表的指针不动,则表明是正常的,如果游表的指针随着峰流速仪上下移动而"随意活动",则表明仪器已损坏。用手指轻轻地将游表上的指针置于0度上,即可开始测量,测量时病人取站立位或直坐在椅子上,右手水平持峰流速仪,注意手指不要阻挡游表指针移动,尽量深吸一口气,然后快速将峰流速仪的咬口塞进口腔,用口唇紧紧包围住咬口,注意不要将舌头放在吹气口内,然后用最大力气和最快速度将气呼出,最后观察峰流速仪上游表指针停留指向的刻度,可重复测量3次,选择最大值作为呼气峰值流速。注意整个呼气动作要连贯,中间不能停止,要做到"一气呵成"。若游表指针停留在黄线区域或红线区域说明病情有变化,应及时就诊。

第五节　慢性阻塞性肺疾病

慢性阻塞性肺疾病(COPD)是一种以气流受限为特征的可以预防和治疗的疾病,气流受限不完全可逆,呈进行性发展。与肺部对香烟烟雾等有害气体或颗粒的异常炎症反应有关,COPD 主要累及肺脏,也可以引起显著的全身反应。

一、流行病学

COPD 是呼吸系统最常见的疾病之一,据 WHO 的调查,1990 年全球 COPD 病死率占各种疾病病死率的第 6 位,到 2020 年将上升至第 3 位,我国 COPD 患病率占 40 岁以上人群的8.2%。另有调查显示 COPD 患病率在吸烟者、戒烟者中比不吸烟者明显升高,男性比女性高,40 岁以上者比 40 岁以下者高。

二、病因

COPD 的病因至今仍不十分清楚,但已知与某些危险因素有关。

(一)环境因素

1.吸烟　已知吸烟为 COPD 最主要的危险因素,吸烟数量愈大,年限愈长,则发病率愈高。被动吸烟也可以导致 COPD 的发生。

2.职业性粉尘和化学物质　包括有机或无机粉尘,化学物质和烟雾,如煤尘、棉尘、二氧化硅等。

3.室内空气污染　用木材、畜粪等或煤炭做饭或取暖,通风不良也可发生 COPD。

4.室外空气污染　汽车、工厂排放的废气,如二氧化氮、二氧化硫等可引起 COPD 的急性加重。

(二)易感性

包括易感基因和后天获得的易感性。

1.易感基因　比较明确的是表达先天性 α_1 抗胰蛋白酶缺乏的基因,是 COPD 的一个致病原因。

2.出生低体重　学龄儿童调查发现出生低体重者肺功能较差,这些儿童以后若吸烟,可能是 COPD 的一个易感因素。

3.儿童时期下呼吸道感染　儿童时期患下呼吸道感染的儿童若以后吸烟,则 COPD 的发病率显著增加。

4.气道高反应性　是 COPD 的一个危险因素。气道高反应性除与基因有关外也可后天获得,继发于环境因素。

三、发病机制

发病机制至今尚不完全明确。

(一)气道炎症

香烟的烟雾与大气中的有害物质能激活气道内的肺泡巨噬细胞,它被激活后释放各种细胞因子,这些因子使气道发生慢性炎症,并损伤气道上皮细胞。气道炎症引起的分泌物增多,使气道狭窄,炎症细胞释放的介质可引起气道平滑肌的收缩,使其增生肥厚,导致阻塞性通气障碍。

(二)蛋白酶与抗蛋白酶的失衡

肺组织中的弹性蛋白酶来自巨噬细胞和中性粒细胞,能够分解弹性纤维,引起肺气肿。弹性蛋白酶抑制因子可抑制此酶的活性,避免肺气肿的发生。当蛋白酶增多和(或)抗蛋白酶减少或功能不足引起两者失衡时,可发生肺气肿。

四、病理生理

COPD的主要病理生理改变是气流受限,肺泡过度充气和通气灌注比例(V/Q)不平衡。

(一)气流受限

支气管炎症导致黏膜水肿增厚,分泌物增多,支气管痉挛,平滑肌肥厚和气管壁的纤维化使支气管狭窄,阻力增加,流速变慢。

肺气肿时由于肺泡壁的弹性蛋白减少,弹性压力降低,呼气时驱动压降低,流速变慢,此外细支气管壁上肺泡弹性蛋白减少,扩张作用减弱,细支气管壁萎陷,气流受限。

(二)肺泡过度通气

由于肺泡弹性压的降低和气道阻力的增加,呼气时间延长,在用力呼气末,肺泡气往往残留较多,使残气容积和功能残气量增加。由于肺容积增加,膈肌低平,在吸气开始时,膈肌的肌纤维缩短,不在原始的位置,因而收缩力减弱,容易发生呼吸肌疲劳。

(三)通气灌注比例不平衡

COPD患者各个肺区肺泡顺应性和气道阻力常有差异,造成肺泡通气不均,高 V/Q 区有部分气体是无效通气,低 V/Q 区则流经肺泡的血液得不到充分的氧合即进入左心,产生低氧血症。慢性低氧血症会引起肺血管收缩,血管内皮、平滑肌增生和管壁重塑与继发性红细胞增多,产生肺动脉高压和肺心病。

五、护理评估

(一)健康史

1.了解患者患病的年龄、发生时间、诱因,主要症状的性质、严重程度和持续时间、加剧因素等。

2.有无接触变应原,是否长期在污染的空气、自动或被动吸烟环境或拥挤的环境中生活、工作。

3.详细询问吸烟史和过敏史,包括吸烟的种类、年限、每天的数量,或已停止吸烟的时间。

4.询问患者日常的活动量和活动耐力,有无运动后胸闷、气急。

5.了解患者有关的检查和治疗经过,是否按医嘱进行治疗,是否掌握有关的治疗方法。

(二)临床表现

1.症状　早期患者,即使肺功能持续下降,可毫无症状,及至中晚期,出现咳嗽、咳痰、气短等症状,痰量因人而异,为白色黏液痰,合并细菌感染后则变为黏液脓性,在长期患病过程中,反复急性发作和缓解是本病的特点,病毒或细菌感染常常是急性发作的重要诱因,常发生于冬季。咯血不常见,但痰中可带少量血丝。晚期患者即使是轻微的活动,都不能耐受。合并肺心病时可出现肺、心功能衰竭及其他脏器的功能损坏表现。

2.体征　早期无明显体征。随着病情发展可见桶状胸,呼吸活动减弱,辅助呼吸肌活动增强;触诊语颤减弱或消失;叩诊呈过清音,心浊音界缩小,肝浊音界下移;听诊呼吸音减弱,呼气延长,心音遥远等。晚期患者因呼吸困难,颈、肩部辅助呼吸肌常参与呼吸运动,可表现为身体前倾。呼吸时常呈缩唇呼吸,可有口唇发绀、右心衰竭体征。

3.分型　COPD可分两型,即慢支型和肺气肿型,慢支型因缺氧发绀较重,常常合并肺心病,水肿明显;肺气肿型因缺氧较轻,发绀不明显,而呼吸困难、气喘较重。大多数患者兼具这两型,但临床上以某型的表现为主。

(三)辅助检查

1.胸部 X 线检查与 CT　胸廓前后径增大,肋骨水平,肋间隙增宽,膈肌低平,两肺野透明度增高,肺纹理变细、减少。CT 上可见低密度的肺泡腔、肺大疱与肺血管减少。

2.肺功能检查　最常用的指标是第 1 秒用力呼气量(FEV_1)占其预计值的百分比($FEV_1\%$)和 FEV_1 占用力肺活量(FVC)之比。在诊断 COPD 时,必须以已使用支气管舒张药后测定的 FEV 为准,$FEV_1 < 80\%$ 预计值,和(或)$FEV_1/FVC < 70\%$ 可认为存在气流受限。

3.动脉血气分析　早期无变化,随病情发展,动脉血氧分压降低,二氧化碳分压增高,并可出现代偿性呼吸性酸中毒,pH 降低。

(四)心理社会评估

COPD 是慢性过程,病情反复发作,对日常生活、工作造成很大的影响,应了解患者的心理状态及应对方式;是否对疾病的发生发展有所认识,对吸烟的危害性和采取有效戒烟措施的态度;评估患者家庭成员对患者病情的了解和关心、支持程度。

六、护理问题

1.气体交换受损　与呼吸道阻塞、呼吸面积减少引起的通气换气功能障碍有关。

2.清理呼吸道无效　与呼吸道炎症、阻塞、痰液过多而黏稠有关。

3.营养失调　与呼吸困难、疲乏等引起患者食欲下降、摄入不足、能量需求增加有关。

4.活动无耐力　与日常活动时供氧不足、疲乏有关。

5.睡眠形态紊乱　与呼吸困难、不能平卧有关。

6.焦虑情绪　与呼吸困难影响生活、工作和害怕窒息有关。

七、计划与实施

(一)目标

1.患者的呼吸频率、节律和形态正常,呼吸困难得以缓解。

2.患者能正确进行有效咳嗽、使用胸部叩击等措施,达到有效的咳嗽、咳痰。

3.患者能认识到增加营养物质摄入的重要性。

4.患者焦虑减轻,表现为平静、合作。

5.患者能增加活动量,完成日常生活自理。

6.患者能得到充足的睡眠。

(二)实施与护理

1.生活护理

(1)急性发作期:有发热、喘息时应卧床休息取舒适坐位或半卧位,衣服要宽松,被褥要松软、暖和,以减轻对呼吸运动的限制。保持室内空气的新鲜与流通,室内禁止吸烟。

(2)饮食护理:对心、肝、肾功能正常的患者,应给以充足的水分和热量。每日饮水量应在1500ml以上。充足的水分有利于维持呼吸道黏膜的湿润,使痰的黏稠度降低,易于咳出。适当增加蛋白质、热量和维生素的摄入。COPD患者在饮食方面需采用低糖类、高蛋白、高纤维食物,同时避免产气食物。少食多餐,每餐不要吃得过饱,少食可以避免腹胀和呼吸短促。

2.心理护理　COPD患者因长期患病,影响工作和日常生活,出现焦虑、抑郁、紧张、恐惧、悲观失望等不良情绪,针对病情及心理特征及时给予精神安慰,心理疏导,做好家人及亲友工作,鼓励他们在任何情况下,都要给予患者精神安慰,调动各种社会关系给予精神及物质关怀,介绍类似疾病治疗成功的病例,强调坚持康复锻炼的重要性,以取得主动配合,树立战胜疾病的信心。

3.治疗配合

(1)病情观察:患者急性发作期常有明显咳嗽、咳痰及痰量增多,合并感染时痰的颜色由白色黏痰变为黄色脓性痰。发绀加重常为原发病加重的表现。重症发绀患者应注意观察神志、呼吸、心率、血压及心肺体征的变化,应用心电监护仪,定时监测心率、心律、血氧饱和度、呼吸频率、节律及血压变化,发现异常及时通知医师处理。

(2)对症护理:主要为咳嗽、咳痰的护理,发作期的患者呼吸道分泌物增多、黏稠,咳痰困难,严重时可因痰堵引起窒息。因此,护士应通过为患者实施胸部物理疗法,帮助患者清除积痰,控制感染、提高治疗效果。

胸部物理疗法包括:深呼吸和有效咳嗽、胸部叩击、体位引流、吸入疗法。

1)深呼吸和有效咳嗽:鼓励和指导病患者行有效咳嗽,这是一项重要的护理。通过深呼吸和有效咳嗽,可及时排出呼吸道内分泌物。指导病患者2～4h定时进行数次随意的深呼吸,在吸气末屏气片刻后暴发性咳嗽,促使分泌物从远端气道随气流移向大气道。

2)胸部叩击:通过叩击震动背部,间接地使附在肺泡周围及支气管壁的痰液松动脱落。方法为五指并拢,向掌心微弯曲,呈空心掌,腕部放松,迅速而规律地叩击胸部。叩击顺序从肺底到肺尖,从肺外侧到内侧,每一肺叶叩击 1~3min。叩击同时鼓励患者深呼吸和咳嗽,咳痰。叩击时间 15~20min 为宜,每日 2~3 次,餐前进行。叩击时应询问病患者感受,观察面色,呼吸,咳嗽,排痰情况,检查肺部呼吸音及啰音的变化。

3)体位引流:按病灶部位,协助患者取适当体位,使病灶部位开口向下,利用重力,及有效咳嗽或胸部叩击将分泌物排出体外。引流多在早餐前 1h、晚餐前及睡前进行,每次 10~15min,引流间期防止头晕或意外危险,观察引流效果,注意神志、呼吸及有无发绀。

4)吸入疗法:利用雾化器将祛痰平喘药加入湿化液中,使液体分散成极细的颗粒,吸入呼吸道以增强吸入气体的湿度,达到湿润气道黏膜,稀释气道痰液的作用,常用的祛痰平喘药:沐舒坦,异丙托溴铵。在湿化过程中气道内黏稠的痰液和分泌物可因湿化而膨胀,如不及时吸出,有可能导致或加重气道狭窄甚至气道阻塞。在吸入疗法过程中,应密切观察病情,协助患者翻身、拍背,以促进痰液排出。

(3)氧疗过程中的护理:COPD 急性发作期,大多伴有呼吸衰竭、低氧血症及 CO_2 潴留。Ⅱ型呼吸衰竭患者按需吸氧,根据缺氧程度适当调节氧流量,呼吸衰竭患者给予低流量吸氧,以免抑制呼吸。但应避免长时间高浓度吸氧,以防氧中毒。用氧前应向患者家属做好解释工作,讲明用氧的目的、注意事项、嘱患者不要擅自调节氧流量或停止吸氧,以免加重病情。在吸氧治疗中应监测患者的心率、血压、呼吸频率及血气指标的变化,了解氧疗效果。注意勿使吸氧管打折,鼻腔干燥时可用棉签蘸水湿润鼻黏膜。

(4)呼吸功能锻炼:COPD 患者急性症状控制后应尽早进行呼吸功能锻炼,教会患者及家属呼吸功能锻炼方法,督促实施并提供有关咨询材料。可以选用下述呼吸方法一种或两种交替进行。

1)腹式呼吸锻炼:由于气流受限,肺过度充气,膈肌下降,活动减弱,呼吸类型改变,通过呼吸肌锻炼,使浅快呼吸变为深慢有效呼吸,利用腹肌帮助膈肌运动,调整呼吸频率,呼气时间延长,以提高潮气容积,减少无效腔,增加肺泡通气量,改变气体分布,降低呼吸功耗,缓解气促症状。方法:患者取立位,体弱者也可取坐位或仰卧位,上身肌群放松做深呼吸,一手放于腹部一手放于胸前,吸气时尽力挺腹,呼气时腹部内陷,也可用手加压腹部,尽量将气呼出,一般吸气 3~5s,呼气 6~10s。吸气与呼气时间比为 1:2 或 1:3。用鼻吸气,用口呼气要求缓呼深吸,不可用力,每分钟呼吸速度保持在 7~8 次,开始每日 2 次,每次 10~15min,熟练后可增加次数和时间,使之成为自然的呼吸习惯。

2)缩唇呼吸法:通过缩唇徐徐呼气,可延缓吸气气流压力的下降,提高气道内压,避免胸内压增加对气道的动态压迫,使等压点移向中央气道,防止小气道的过早闭合,使肺内残气更易于排出,有助于下一吸气进入更多新鲜的空气,增强肺泡换气,改善缺氧。方法为:用鼻吸气,缩唇做吹口哨样缓慢呼气,在不感到费力的情况下,自动调节呼吸频率、呼吸深度和缩唇程度,以能使距离口唇 30cm 处与唇等高点水平的蜡烛火焰随气流倾斜又不致熄灭为宜。每天 3 次,每次 30min。

4.用药护理　按医嘱用抗生素、止咳、祛痰药物,掌握药物的疗效和副作用,不滥用药物。

(1)祛痰止咳药物应用护理。

1)祛痰药:通过促进气道黏膜纤毛上皮运动,加速痰液的排出;能增加呼吸道腺体分泌,稀释痰液,使痰液黏稠度降低,以利咳出。

2)黏液溶解剂:通过降低痰液黏稠度,使痰液易于排出。

3)镇咳药:直接作用于咳嗽中枢。

4)其他还有中药化痰制剂。用药观察:观察用药后痰液是否变稀、容易咳出。及时协助患者排痰。注意事项:对呼吸储备功能减弱的老年人或痰量较多者,应以祛痰为主,协助排痰,不应选用强烈镇咳药物,以免抑制呼吸中枢及加重呼吸道阻塞和炎症,导致病情恶化。

(2)解痉平喘药物应用护理:解痉平喘药物可解除支气管痉挛,使通气功能有所改善,也有利于痰液排出。常用有:

1)M胆碱受体阻滞药。

2)β_2肾上腺素能受体激活药。

3)茶碱类。用药观察:用药后注意患者咳嗽是否减轻,气喘是否消失。β_3受体兴奋药常同时有心悸、心率加快、肌肉震颤等副作用,用药一段时间后症状可减轻,如症状明显应酌情减量。茶碱引起的不良反应与其血药浓度水平密切相关,个体差异较大,常有恶心、呕吐、头痛、失眠,严重者心动过速、精神失常、昏迷等,应严格掌握用药浓度及滴速。

5.健康教育

(1)告诉患者及家属应避免烟尘吸入,气候骤变时注意预防感冒,避免受凉以及与上感患者的接触。

(2)加强体育锻炼,要根据每个人的病情、体质及年龄等情况量力而行、循序渐进,天气良好时到户外活动,如散步、慢跑、打太极拳等,以不感到疲劳为宜,增加患者呼吸道对外界的抵抗能力。

(3)教会患者学会自我监测病情变化,尽早治疗呼吸道感染,可在家中配备常用药物及掌握其使用方法。

(4)重视营养的摄入,改善全身营养状况,提高机体抵抗力。

(5)严重低氧血症患者坚持长期家庭氧疗,可明显提高生活质量和劳动能力,延长生命。每天吸氧10～15h,氧流量1～2L/min,并指导家属及患者氧疗的目的及注意事项。

八、预期结果与评价

1.患者发绀减轻,呼吸频率、深度和节律趋于正常。

2.能有效咳痰,痰液易咳出。

3.能正确应用体位引流、胸部叩击等方法排出痰液。

4.营养状态改善;能运用有效的方法缓解症状,减轻心理压力。

5.参与日常活动不感到疲劳,活动耐力提高。

第六节　慢性肺源性心脏病

肺源性心脏病是指肺组织或肺动脉及其分支的病变,引起肺循环阻力增加,因而发生肺动脉高压,导致右心室增大伴或不伴有充血性心力衰竭的一组疾病。按病程的缓急,肺源性心脏病可分为急性和慢性两类。在此仅介绍慢性肺源性心脏病。

慢性肺源性心脏病简称肺心病,由于肺组织、肺血管或胸廓的慢性病变引起肺组织结构和(或)功能异常,产生肺血管阻力增加、肺动脉压力增高,使右心室扩张和(或)肥厚、伴或不伴右心功能衰竭的心脏病,并排除先天性心脏病和左心病变引起者。肺心病在我国是常见病、多发病,病死率在15％左右。患病年龄多在40岁以上,随年龄增长而患病率增高。寒冷地区、高原地区、农村患病率高。急性发作以冬春季多见,常因呼吸道感染而诱发肺、心功能不全。

【病因与发病机制】

(一)病因

1.支气管-肺疾病　这是引起肺心病的主要原因,以COPD最多见,占80％～90％,其次为支气管哮喘、支气管扩张、重症肺结核、尘肺等。

2.胸廓运动障碍性疾病　这类疾病有严重的脊椎后、侧凸;脊椎结核以及类风湿性关节炎、胸膜广泛黏连及胸廓形成术后造成的严重胸廓或脊椎畸形;神经肌肉疾患如脊髓灰质炎。

3.肺血管疾病　累及肺动脉的过敏性肉芽肿病,广泛或反复发生的多发性肺小动脉栓塞及肺小动脉炎,以及原因不明的原发性肺动脉高压症。

4.通气驱动失常的疾病　如睡眠呼吸暂停综合征等。

(二)发病机制

肺的功能和结构的改变致肺动脉高压(PAH)是慢性肺心病的一个重要的病理生理阶段。肺动脉高压早期,如果能及时去除病因,或适当地进行对症治疗,有可能逆转病变或阻断病变的进一步发展。

1.呼吸功能改变　上述病因中引起肺阻塞性或限制性通气功能障碍,使肺活量、残气量和肺总量降低,进一步发展则通气/血流比例失调而出现换气功能失常,最终导致低氧血症和高碳酸血症。

2.血流动力学改变　主要改变在肺动脉和右心,表现为肺动脉高压和右室收缩压升高。肺动脉高压形成有以下三方面的因素。

(1)功能性因素:机体缺氧、高碳酸血症及呼吸性酸中毒,使肺小动脉收缩、痉挛引起肺动脉高压,其中缺氧是肺动脉高压形成最重要的因素。原因在于:①缺氧时收缩血管的活性物质如前列腺素、白三烯等明显增多,致使肺小动脉、肺血管阻力增加,产生肺动脉高压;②缺氧使肺血管平滑肌细胞膜对Ca^{2+}的通透性增高,使Ca^{2+}内流增加,肌肉兴奋-收缩耦联效应增强,引起肺血管收缩;③缺氧和高碳酸血症可刺激颈动脉窦和主动脉体化学感受器,反射性兴奋交感神经,使儿茶酚胺分泌增加,收缩肺小动脉。

(2)解剖性因素:肺血管解剖结构的变化,形成肺循环血流动力学障碍。主要原因有:①肺血管炎症:反复发作的慢性阻塞性肺疾病和支气管周围炎可引起邻近小动脉炎症,导致血管壁肥厚、管腔狭窄或纤维化,甚至闭塞,使血管阻力增加,产生肺动脉高压。②肺血管受压:肺气肿使肺泡内压增高,肺泡毛细血管受压,造成毛细血管管腔狭窄或闭塞。③肺血管损毁:肺泡壁破坏,造成毛细血管网损毁,肺泡毛细血管网减损超过70%时肺循环阻力增大。④肺血管重塑:慢性缺氧使血管收缩,管壁张力增高可直接刺激血管平滑肌细胞增生,使动脉管腔肥厚狭窄。

(3)血容量增多和血液黏稠度增加:缺氧使肾小动脉收缩,肾血流量减少,肾小球滤过率下降,引起水、钠潴留,继发醛固酮增多,加重水钠潴留,最终循环血容量增多;慢性缺氧产生继发性红细胞增多,血液黏稠度增加,血流阻力随之增高。血容量增多和血液黏稠度增加,使肺动脉压升高。

3.心脏负荷增加和心功能损害　长期肺循环阻力增高,右心负荷加重,发生右心室代偿性肥厚。随着病情发展,肺动脉压进一步增高,超过右心室的负荷时,右心功能失代偿而致右心衰竭。缺氧、高碳酸血症、酸中毒、肺部感染等因素不仅可引起右心功能损害,也可累及左心,致左心功能不全。

4.多脏器损害　缺氧和高碳酸血症还可导致重要器官如脑、肝肾、胃肠及内分泌系统、血液系统的病理改变,最终导致多器官功能的衰竭。

【临床表现】

本病病程进展缓慢,可分为代偿期和失代偿期,但两阶段界限并不十分清楚。

(一)肺、心功能代偿期

1.症状　主要是原发病的表现。患者有慢性咳嗽、咳痰或哮喘病史,逐步出现乏力、呼吸困难、活动耐力下降。

2.体征　可有不同程度的发绀和肺气肿征。听诊呼吸音低,偶有干、湿啰音,心音遥远,有时只能在剑突下听到。肺动脉瓣区第二心音亢进,三尖瓣区收缩期杂音,剑突下有明显心尖冲动提示 PAH 和右心受累。部分患者因肺气肿使胸腔内压升高,阻碍腔静脉回流,可有颈静脉充盈。

(二)肺、心功能失代偿期

肺组织损害严重引起缺氧、二氧化碳潴留,可导致呼吸和(或)心力衰竭。

1.呼吸衰竭　多见于急性呼吸道感染之后。缺氧早期主要表现为发绀、心悸、胸闷等。病情进一步发展时发生低氧血症,可出现各种精神神经障碍症状,称为肺性脑病。

2.心力衰竭　以右心衰竭为主,可并发各种心律失常。

(三)并发症

常可并发肺性脑病、酸碱失衡及电解质紊乱、心律失常、休克、消化道出血、弥散性血管内凝血(DIC)等,其中肺性脑病是肺心病死亡的首要原因。

【辅助检查】

1.X 线检查　可作为诊断慢性肺心病的主要依据。除肺、胸基础疾病及急性肺部感染征象外,尚有 PAH 征,如右下肺动脉干增宽,其横径≥15mm;右下肺动脉干横径与气管横径之比≥1.07;肺动脉段明显突出或其高度≥3mm;中央 A 扩张,外周血管纤细,"残根"征;右心室增大等。

2.心电图　右心肥大的改变,如肺性 P 波、电轴右偏,可作为诊断慢性肺心病的参考条件。

3.超声心动图　常表现为右心房和右心室增大。通过测定右室内径≥20mm,右室流出道内径≥30mm,右心室前壁厚度≥5mm,左右室内径比值<2mm 等指标可诊断慢性肺心病。

4.血液检查　红细胞及血红蛋白可升高;全血黏度、血浆黏度增加;合并感染时白细胞计数增高、中性粒细胞增加。其他如心力衰竭时肾、肝功能改变,呼吸衰竭不同阶段的电解质紊乱。呼吸衰竭时血气分析值 $PaO_2 < 60mmHg$、$PaCO_2 > 50mmHg$。

【诊断要点】

凡有慢性广泛性肺、胸疾病的患者,一旦发现有肺动脉高压、右心室增大而同时排除原发性心脏疾病引起右心室增大可能,即可诊断为本病。肺动脉高压、右心室增大是早期诊断肺心病的关键。

【治疗要点】

肺心病是原发于重症胸、肺基础疾病的晚期并发症,其中 80% 以上是由 COPD 等发展而来,故积极防治这类疾病是避免肺心病发生的根本措施。对已发生肺心病的患者,应针对缓解期和急性加重期分别予以干预。

(一)缓解期治疗

缓解期治疗是防止肺心病发展的关键。原则上采用中西结合的综合治疗措施,增强免疫功能、祛除诱发因素、减少或避免急性加重期的发生,使肺心功能得到部分或全部恢复。

(二)急性加重期治疗

1.控制呼吸道感染　呼吸道感染是发生呼吸衰竭和心力衰竭的常见诱因,要积极控制。根据痰培养及药敏,选择有效抗生素。一般主张联合用药,常用的抗菌药有青霉素类、氨基糖甙类、喹诺酮类、头孢菌素类等。

2.畅通呼吸道,纠正缺 O_2 和 CO_2 潴留　采取综合措施,包括稀释痰液,促进排痰;使用支气管舒张剂解除气道痉挛;给予持续低流量、低浓度氧疗。必要时气管插管或气管切开建立人工气道,维持呼吸。

3.控制心力衰竭　轻度心力衰竭患者在给氧、积极控制感染、改善呼吸功能后症状一般能得以改善。但对治疗无效的患者可选用利尿剂、强心剂及血管扩张剂。

4.控制心律失常　心律失常经过控制感染、纠正缺氧后一般可自行消失。如果持续存在可根据心律失常的类型选用药物,但应注意避免普萘洛尔等 β 受体阻滞剂,以免引起支气管痉挛。

5.抗凝治疗　应用普通肝素或低分子肝素防止肺微小动脉原位血栓形成。

【主要护理诊断/问题】

1.气体交换受损　与通气/血流比例失调有关。

2.清理呼吸道无效　与呼吸道感染,痰液黏稠过多有关。

3.活动无耐力　与缺氧、心功能减退有关。

4.体液过多　与右心衰致水钠潴留有关。

5.有皮肤完整性受损的危险　与皮肤水肿、长期卧床有关。

6.潜在并发症 肺性脑病。

【护理措施】

1.急性加重期的护理

(1)休息与活动:绝对卧床休息。呼吸困难者取半卧位;水肿者下肢适当抬高,以促进静脉回流,减轻水肿;对烦躁不安或昏迷者,可使用床栏或约束肢体加以安全保护,必要时专人护理。协助患者定时翻身,更换卧姿。指导患者在床上进行缓慢、重复的肌肉松弛运动,如上下肢的循环运动,腓肠肌的收缩与放松。水肿明显、需长期卧床者应加强皮肤护理,防止压疮发生。病情允许时可动员患者下床适当活动,保证患者活动安全。保持环境安静整洁,空气新鲜,室内温湿度适宜。限制探视,减少交叉感染。

(2)保持呼吸道通畅:神志清楚患者鼓励其深呼吸和有效咳嗽。神志不清者观察喉中痰鸣情况,必要时予以机械吸痰。

(3)氧疗:根据缺氧和CO_2潴留的程度不同,合理给氧。一般予以持续、低流量、低浓度吸氧,氧流量1~2L/min,氧浓度25%~29%。注意监测氧疗效果,若患者在用氧过程中出现烦躁不安或嗜睡、面色潮红、多汗,应警惕患者低氧血症纠正过快而致低氧对外周化学感受器的刺激解除,反导致呼吸受抑,体内CO_2无法排出。此时应及时调低氧浓度,并畅通呼吸道,促进CO_2排出。

(4)用药护理

1)利尿剂:护士应严格遵医嘱采用小量、间歇、短疗程给药方式,一般以呋塞米与螺内酯交替使用为妥。注意观察并记录患者的体重、尿量、电解质及咳痰情况。中草药复方五加皮汤、车前草、金钱草等均有一定的利尿作用。防止利尿过度致低钾、低氯性碱中毒而加重缺氧,痰液黏稠不易咳出,加重呼吸衰竭。过度脱水还可使血液浓缩,增加循环阻力,引发DIC。

2)强心剂:慢性肺心病患者因缺氧和感染,肝肾功能差,对洋地黄类药物耐受性低,易发生毒性反应,出现心律失常。洋地黄用量宜小,一般为常规剂量的1/2或2/3,常用作用快、排泄快的强心剂,如毒毛花苷K、毛花苷丙或地高辛等。用药前注意纠正缺氧,防治低钾血症,用药后注意观察疗效和毒性反应。缺氧和感染均可使心率增快,在衡量洋地黄药物的疗效时,不宜仅以心率为疗效指征,应结合患者缺氧改善和活动耐力增加综合判断。

3)血管扩张剂:对部分顽固性心衰患者有作用,但可降低体循环血压,反射性引起心率增快、血氧分压降低、CO_2升高等不良反应,应注意观察。

4)重症患者在烦躁不安时避免使用镇静剂、麻醉药、催眠药,以免抑制呼吸功能和咳嗽反射。

5)长期应用广谱抗生素时注意观察可能继发的真菌感染。

(5)饮食护理:予以高热量、高蛋白、高维生素的清淡饮食。少量多餐,减少用餐时的疲劳。餐前餐后及时漱口,保持口腔清洁,促进食欲。避免含糖高、易产气的食物,以免痰黏难咳和腹胀加重呼吸困难。适量补充含纤维素的食物,防止便秘加重心脏负担。禁烟酒。若患者有明显水肿、少尿应限制水钠摄入,钠盐<3g/d,水<1500ml/d。但限水后应注意患者咳痰情况,遵医嘱及时给予祛痰药。

(6)病情观察:观察患者的生命体征、口唇及甲床部位的颜色,注意呼吸的频率、节律、幅度及有无发绀。及时发现肺性脑病的征兆,如失眠、兴奋甚至躁狂;或表情淡漠,神志恍惚、嗜睡等。注意右心衰表现,观察有无体重快速增加、颈静脉怒张、肝肿大、恶心呕吐,下肢或尾骶部浮肿情况。观察皮肤黏膜的完整性,注意有无压疮和口腔真菌感染。

(7)心理护理:由于本病是一种慢性病,易反复发作并加重,给患者造成很大的精神压力和经济负担。急性加重期因频繁咳嗽、咳脓痰、喘息,患者会担心照顾者厌恶。护士要理解和关心患者,积极减轻其心理焦虑和压力,促进患者有效应对。

2.缓解期护理 以健康教育为主,促进患者自我护理。

(1)改善环境,避免诱因。劝告患者戒烟,避免烟雾、粉尘和刺激性气体对呼吸道的影响。注意保暖,避免受凉感冒而诱发慢性支气管炎。

(2)合理选择食谱,加强营养,摄食低盐易消化饮食,注意口腔卫生。

(3)避免劳累,保证充足的睡眠。根据肺、心功能状况进行适当的体育锻炼,如散步、太极拳等。经常以冷水洗面或擦身进行耐寒锻炼,以提高机体的抵抗力。

(4)坚持有效咳嗽、缩唇呼吸及腹式呼吸锻炼,以保持呼吸道通畅,提高呼吸肌耐力。

(5)指导患者采取正确的姿势,以利于气体交换和节省体力。如站立时,可背靠墙,使膈肌和胸廓松弛,全身放松;坐位时凳高合适,保证两足能平放在地,身体稍向前倾,两手放在双腿上或趴在小桌上,桌上放软枕,使胸椎与腰椎尽可能在一条直线上;卧位时抬高床头,床尾亦稍抬高,使下肢关节轻度屈曲。

(6)自我监测病情,定期门诊复查。如患者感到胸闷、心悸加重、咳嗽频繁剧烈、咳痰不畅,或体重增加、尿少、水肿,或家属发现患者神志淡漠、嗜睡或兴奋躁动、口唇发绀加重等,均提示病情加重或变化,应立即就诊。

第七节 肺血栓栓塞症

肺栓塞(PE)是以各种栓子阻塞肺动脉系统为其发病原因的一组疾病或临床综合征的总称,常见的栓子为血栓,少数为脂肪、羊水、空气等。肺血栓栓塞症(PTE)为来自静脉系统或右心的血栓阻塞肺动脉或其分支所致的疾病,主要临床特征为肺循环和呼吸功能障碍。PTE为PE最常见的类型,通常所称的PE即指PTE。

引起PTE的血栓主要来源于深静脉血栓形成(DVT)。

国外PTE发病率较高,病死率亦高,未经治疗的PTE的病死率为25%～30%,大面积PTE1h内死亡率高达95%,是仅次于肿瘤和心血管病,威胁人类生命的第三大杀手。PTE-DVT发病和临床表现隐匿、复杂,对PTE-DVT的漏诊率和误诊率普遍较高。虽然我国目前尚无准确的流行病学资料,但随着诊断意识和检查技术的提高,诊断例数已有显著增加。

【病因与发病机制】

1.深静脉血栓形成引起肺栓塞 引起PTE的血栓可以来源于下腔静脉径路、上腔静脉径路或右心腔,其中大部分来源于下肢近端的深静脉,即腘静脉、股静脉、髂静脉。腓静脉血栓一般较细小,即使脱落也较少引起PTE。只有当血栓发展到近端血管并脱落后,才易引起肺栓塞。任何可以导致静脉血液淤滞、静脉系统内皮损伤和血液高凝状态的因素均可引起深静脉血栓形成。深静脉血栓形成的高危因素有：①获得性高危因素：高龄、肥胖、大于 4 天的长期卧床、制动、心脏疾病，如房颤合并心衰、动脉硬化等，手术，特别是膝关节、髋关节、恶性肿瘤手术、妊娠和分娩。②遗传性高危因素：凝血因子 V 因子突变引起的蛋白 C 缺乏、蛋白 S 缺乏和抗凝血酶缺乏等造成血液的高凝状态。患者年龄一般在 40 岁以下，常以无明显诱因反复发生 DVT 和 PTE 为主要临床表现。

2.非深静脉血栓形成引起肺栓塞　全身静脉血回流至肺，故肺血管床极易暴露于各种阻塞和有害因素中，除上述深静脉血栓形成外，其他栓子也可引起肺栓塞，包括：脂肪栓塞，如下肢长骨骨折、羊水栓塞、空气栓塞、寄生虫栓塞、感染病灶、肿瘤的癌栓、毒品引起血管炎或继发血栓形成。

【病理生理】

肺动脉的血栓栓塞既可以是单一部位的，也可以是多部位的。病理检查发现多部位或双侧性的血栓栓塞更为常见。一般认为栓塞更易发生于右侧和下肺叶。发生栓塞后有可能在栓塞局部继发血栓形成，参与发病过程。PTE 所致病情的严重程度取决于栓子的性质及受累血管的大小和肺血管床阻塞的范围；栓子阻塞肺血管后释放的 5-羟色胺、组胺等介质引起的反应及患者原来的心肺功能状态。栓塞部位的肺血流减少，肺泡无效腔量增大，故 PTE 对呼吸的即刻影响是通气/血流比值增大。右心房压升高可引起功能性闭合的卵圆孔开放，产生心内右向左分流；神经体液因素可引起支气管痉挛；毛细血管通透性增高，间质和肺泡内液体增多或出血；栓塞部位肺泡表面活性物质分泌减少，肺泡萎陷，呼吸面积减小；肺顺应性下降，肺体积缩小并可出现肺不张；如累及胸膜，则可出现胸腔积液。以上因素导致通气/血流比例失调，出现低氧血症。

急性 PTE 造成肺动脉较广泛阻塞时，可引起肺动脉高压，出现急性肺源性心脏病，致右心功能不全，回心血量减少，静脉系统瘀血；右心扩大致室间隔左移，使左心室功能受损，导致心排出量下降，进而可引起体循环低血压或休克；主动脉内低血压和右心房压升高，使冠状动脉灌注压下降，心肌血流减少，特别是心室内膜下心肌处于低灌注状态，加之 PTE 时心肌耗氧增加，可致心肌缺血，诱发心绞痛。

肺动脉发生栓塞后，若其支配区的肺组织因血流受阻或中断而发生坏死，称为肺梗死（PI）。由于肺组织接受肺动脉、支气管动脉和肺泡内气体弥散等多重氧供，PTE 中仅约不足 15％发生 PI。

若急性 PTE 后肺动脉内血栓未完全溶解，或反复发生 PTE，则可能形成慢性血栓栓塞性肺动脉高压，继而出现慢性肺源性心脏病，右心代偿性肥厚和右心衰竭。

【临床表现】

（一）PTE 表现

1.症状　常见症状有：①不明原因的呼吸困难及气促，尤以活动后明显，为 PTE 最多见的症状；②胸痛，包括胸膜炎性胸痛或心绞痛样疼痛；③晕厥，可为 PTE 的唯一或首发症状；④烦躁不安、惊恐甚至濒死感；⑤咯血，常为小量咯血，大咯血少见；⑥咳嗽、心悸等。各病例可出现以上症状的不同组合，具有多样性和非特异性。临床上若同时出现呼吸困难、胸痛及咯血，称为 PTE"三联征",但仅见于约 20% 的患者。大面积肺栓塞时可发生休克甚至猝死。

2.体征

(1)呼吸系统:呼吸急促最常见、发绀、肺部有时可闻及哮鸣音和(或)细湿啰音,肺野偶可闻及血管杂音;合并肺不张和胸腔积液时出现相应的体征。

(2)循环系统体征:心率快,肺动脉瓣区第二心音(P_2)亢进及收缩期杂音;三尖瓣反流性杂音;心包摩擦音或胸膜心包摩擦音;可有右心衰体征如颈静脉充盈、搏动、肝大伴压痛、肝颈返流征(+)等。血压变化,严重时可出现血压下降甚至休克。

(3)其他可伴发热:多为低热,少数患者有 38℃ 以上的发热。

(二)DVT 表现

主要表现为患肢肿胀、周径增粗、疼痛或压痛、皮肤色素沉着,行走后患肢易疲劳或肿胀加重。但需注意,半数以上的下肢 DVT 患者无自觉症状和明显体征。应测量双侧下肢的周径来评价其差别。进行大、小腿周径的测量点分别为髌骨上缘以上 15cm 处,髌骨下缘以下 10cm 处。双侧相差>1cm 即考虑有临床意义。

最有意义的体征是反映右心负荷增加的颈静脉充盈、搏动及 DVT 所致的肿胀、压痛、僵硬、色素沉着及浅静脉曲张等,一侧大腿或小腿周径较对侧大 1cm 即有诊断价值。

【治疗要点】

1.急救措施

(1)一般处理:对高度疑诊或确诊 PTE 的患者,应进行重症监护,绝对卧床 1~2 周。剧烈胸痛者给予适当镇静、止痛对症治疗。

(2)呼吸循环支持,防治休克

1)氧疗:采用经鼻导管或面罩吸氧,必要时气管插管机械通气,以纠正低氧血症。避免做气管切开,以免溶栓或抗凝治疗引发局部大出血。

2)循环支持:对于出现右心功能不全但血压正常者,可使用多巴酚丁胺和多巴胺;若出现血压下降,可增大剂量或使用其他血管加压药物,如去甲肾上腺素等。扩容治疗会加重右室扩大,减低心排出量,不建议使用。液体负荷量控制在 500ml 以内。

2.溶栓治疗 溶栓指征:大面积 PTE 有明显呼吸困难、胸痛、低氧血症等。对于次大面积 PTE,若无禁忌证可考虑溶栓,但存在争议。对于血压和右心室运动功能均正常的病例,不宜溶栓。溶栓的时间窗一般定为急性肺栓塞发病或复发 14 天以内。症状出现 48h 内溶栓获益最大,溶栓治疗开始越早,治疗效果越好。

绝对禁忌证:有活动性内出血和近期自发性颅内出血。

相对禁忌证:2 周内的大手术、分娩、器官活检或不能压迫止血部位的血管穿刺;2 个月内的缺血性脑卒中;10 天内的胃肠道出血;15 天内的严重创伤;1 个月内的神经外科或眼科手术;难以控制的重度高血压(收缩压>180mmHg,舒张压>110mmHg);近期曾行心肺复苏;血小板计数<$100×10^9$/L;妊娠;细菌性心内膜炎;严重肝、肾功能不全;糖尿病出血性视网膜病变等。对于致命性大面积 PTE,上述绝对禁忌证亦应被视为相对禁忌证,文献提示低血压和缺氧即是 PTE 立即溶栓的指征。

常用的溶栓药物:尿激酶(UK)、链激酶(SK)和重组组织型纤溶酶原激活剂(rtPA)。三者溶栓效果相仿,临床可根据条件选用。

溶栓方案与剂量:

(1)尿激酶:负荷量 4400IU/kg,静注 10 分钟,随后以 2200IU/(kg·h)持续静滴 12h;快速给药:按 2 万 IU/kg 剂量,持续静滴 2h。

(2)链激酶:负荷量 25 万 IU,静注 30 分钟,随后以 10 万 IU/h 持续静滴 24h。快速给药:150 万 IU,持续静滴 2h。链激酶具有抗原性,用药前需肌注苯海拉明或地塞米松,以防止过敏反应。链激酶 6 个月内不宜再次使用。

(3)rt-PA:推荐 rt-PA 50mg 持续静注 2h 为国人标准治疗方案。

使用尿激酶、链激酶溶栓时无需同时使用肝素治疗;但以 rt-PA 溶栓,当 rt-PA 注射结束后,应继续使用肝素。

3.抗凝治疗 抗凝为 PTE 和 DVT 的基本治疗方法,可以有效防止血栓再形成和复发,为机体发挥自身的纤溶机制溶解血栓创造条件。抗凝药物主要有非口服抗凝剂普通肝素(UFH)、低分子肝素(LMWH)、口服抗凝剂华法林。抗血小板药物阿司匹林或氯吡格雷的抗凝作用不能满足 PTE 或 DVT 的抗凝要求,不推荐使用。

临床疑诊 PTE 时,即可开始使用 UFH 或 LMWH 进行有效的抗凝治疗。用尿激酶或链激酶溶栓治疗后,应每 2～4h 测定一次凝血酶原时间(PT)或活化部分凝血活酶时间(APTT),当其水平降至正常值的 2 倍时,即给予抗凝治疗。

UFH 给药时需根据 APTT 调整剂量,尽快使 APTT 达到并维持于正常值的 1.5～2.5 倍。LMWH 具有与 UFH 相同的抗凝效果。可根据体重给药,且无需监测 APTT 和调整剂量。UFH 或 LMWH 一般连用 5～10 天,直到临床情况平稳。使用肝素 1～3 天后加用口服抗凝剂华法林,初始剂量为 3.0～5.0mg。当连续两天测定的国际标准化比率(INR)达到 2.5(2.0～3.0)时,或 P 延长至正常值的 1.5～2.5 倍时,停止使用肝素,单独口服华法林治疗。根据 INR 或 PT 调节华法林的剂量。一般口服华法林的疗程至少为 3～6 个月。对复发性 VTE、并发肺心病或危险因素长期存在者,抗凝治疗的时间应延长至 12 个月或以上,甚至终生抗凝。

4.其他治疗 如肺动脉血栓摘除术、肺动脉导管碎解和抽吸血栓,仅适用于经积极的内科治疗无效的紧急情况或存在溶栓和抗凝治疗绝对禁忌证。为防止下肢深静脉大块血栓再次脱落阻塞肺动脉,可考虑放置下腔静脉滤器。若阻塞部位处于手术可及的肺动脉近端,可考虑行肺动脉血栓内膜剥脱术。

【护理要点】

1.一般护理 安置患者于监护室,监测呼吸、心率、血压、静脉压、心电图及动脉血气的变化。患者应绝对卧床休息。避免大幅度的动作用手按揉下肢深静脉血栓形成处,翻身时动作要轻柔,以防止血栓脱落,栓塞其他部位。做好各项基础护理,预防并发症。进食清淡、易消化的高维生素类食物。保持大便通畅,避免用力,以免促进深静脉血栓脱落。大便干燥时可酌情给予通便药或做结肠灌洗。

2.镇静、止痛、给氧 患者胸痛剧烈时遵医嘱给予镇静、止痛药,以减轻患者的痛苦症状,缓解患者的紧张程度。保持呼吸道通畅,根据血气分析和临床情况合理给氧,改善缺氧症状。

床旁备用气管插管用物及呼吸机,便于患者出现呼吸衰竭时立即进行机械通气治疗。

3.病情观察　密切观察患者的神志、血压、呼吸、脉搏、体温、尿量和皮肤色泽等,有无胸痛、晕厥、咯血及休克等现象。正确留取各项标本,观察动脉血气分析和各项实验室检查结果如血小板计数、凝血酶原时间(PT)或活化部分凝血活酶时间(APTT)、血浆纤维蛋白含量、3P实验等。

4.心理护理　PTE 患者多有紧张、焦虑、悲观的情绪,应减少不必要的刺激,给予相应的护理措施,如护理人员守护在病人床旁,允许家属陪伴,解释病情,满足病人所需等。鼓励病人配合治疗,树立战胜疾病的信心和勇气。

5.溶栓及抗凝护理　用药前:①溶栓前宜留置外周静脉套管针,以方便溶栓中取血监测,避免反复穿刺血管。②测定基础 APTT、PT 及血常规(含血小板计数、血红蛋白)等。③评估是否存在禁忌证,如活动性出血、凝血功能障碍、未予控制的严重高血压等。必要时应配血,做好输血准备。

用药期间:(1)注意观察出血倾向:①溶栓治疗的主要并发症为出血,包括皮肤、黏膜及脏器的出血。最严重的是颅内出血,发生率约 1‰～2‰。在用药过程中,观察患者有无头痛、呕吐、意识障碍等情况;观察皮肤黏膜有无紫癜及穿刺点有无渗血;观察大小便的颜色,及时留取标本进行潜血检查。②肝素在使用的第 1 周每 1～2 天、第 2 周起每 3～4 天必须复查血小板计数一次,以发现肝素诱导的血小板减少症。若出现血小板迅速或持续降低达 30% 以上,或血小板计数$<100×10^9/L$,应停用 UFH。③华法林在治疗的前几周,有可能引起血管性紫癜,导致皮肤坏死。华法林所致出血可以用维生素 K 拮抗。

(2)评估疗效:溶栓及抗凝后,根据医嘱定时采集血标本,对临床及相关辅助检查情况进行动态观察。

6.健康教育　PTE 的预防和早期识别极为重要,应做好本病的有关预防和发病表现的宣教。老年、体弱、久病卧床的患者,应注意加强腿部的活动,经常更换体位,抬高下肢,以减轻下肢血液的淤滞,预防下肢深静脉血栓形成。长途空中旅行、久坐或久站,或孕妇妊娠期内引起的下肢和脚部浮肿、下肢静脉曲张,可采取非药物预防方法,如穿充气加压袜、使用间歇充气加压泵,以促进下肢静脉回流。已经开始抗凝药物治疗的患者应坚持长期应用抗凝药物并告诉病人注意观察出血倾向。当出现不明原因的气急、胸痛、咯血等表现时,应及时到医院诊治。

第八节　原发性支气管肺癌

原发性支气管肺癌,简称肺癌,起源于支气管黏膜或腺体,常有区域性淋巴转移和血行转移。早期以刺激性咳嗽、痰中带血等呼吸道症状多见,癌肿生长速度和转移扩散的情况,与癌瘤的组织学类型、分化程度等生物学特性有一定关系。根据 2003 年 WHO 公布的资料显示,肺癌无论是发病率还是死亡率均居于全球癌症首位。本病多在 40 岁以上发病,发病年龄高峰在 60～79 岁之间。男女患病率为 2.3∶1。

一、分类

1.**按解剖学分类**　可分为中央型肺癌和周围型肺癌。起源于主支气管、肺叶支气管的肺癌,位置靠近肺门者,称为中央型肺癌,以鳞状上皮细胞癌和小细胞未分化癌多见;起源于肺段支气管以下的肺癌,位置在肺的周围部分者称为周围型肺癌。

2.**根据细胞分化程度和形态特征分类**

(1)鳞状上皮细胞癌(鳞癌):在各种类型肺癌中最为常见,约占50％。患病年龄大多在50岁以上,男性居多,与吸烟的关系最密切。大多起源于较大的支气管,常为中央型肺癌,易形成息肉或无蒂肿块而阻塞管腔引起阻塞性肺炎。生长缓慢,病程较长,首先经淋巴转移,血行转移发生较晚。

(2)小细胞未分化癌(小细胞癌):占各种类型肺癌的20％。患病年龄较轻,无明显性别差异。通常发生于大支气管,为中央型肺癌。呈浸润性生长,可造成管腔狭窄。恶性度最高,生长快,转移早,早期即可出现淋巴和血行广泛转移,在诊断时大多已出现肺外转移,在各型肺癌中预后最差。

(3)腺癌:发病率比鳞癌和未分化癌低,发病年龄较轻,女性相对多见。多数腺癌起源于肺边缘较小的支气管,为周围型肺癌。早期一般没有明显的临床症状,往往在胸部X线检查时被发现。表现为圆形或椭圆形肿块,一般生长较慢,但有时早期即发生血行转移。淋巴转移则发生较晚。

(4)大细胞未分化癌(大细胞癌):临床相对少见。与鳞癌和腺癌比较,此型缺乏自身特征,由带丰富胞浆的较大的恶性细胞构成,可发生在任何部位,但以周围型多见。生长迅速,恶性度较高,但转移较小细胞癌晚。

从治疗的角度出发,临床又常将肺癌概括为小细胞肺癌(SCLC)和非小细胞肺癌(NSCLC),约80％的肺癌患者属于后者,含鳞癌、腺癌和大细胞癌。

二、病因与发病机制

目前尚未完全明确,研究表明其发生与下列因素有关:

1.**吸烟**　吸烟,特别是吸纸烟,是肺癌的重要危险因素。与不吸烟者相比,吸烟者肺癌发生的危险性平均高9～10倍。吸烟量越多,吸烟年限越长,肺癌的发生率和死亡率越高。被动吸烟也是肺癌的病因之一。烟雾中主要致癌物质为苯并芘,其他还有一氧化碳、尼古丁、亚硝胺、微量的放射性元素钋等。长期吸烟可引致支气管黏膜上皮细胞增生、鳞状上皮化生、核异形变诱发鳞状上皮癌或未分化小细胞癌。

2.**职业因素**　从事石棉、砷、烟尘和沥青等职业者肺癌发病率高,从接触到发生肺癌的时间与暴露程度有关,通常超过10年,平均为16～17年。石棉是公认的致癌物质,可能是肺癌中最常见的职业因素。此外,铀镭等放射性物质及其衍化物致癌性碳氢化合物暴露与肺癌发生也密切相关。

3.大气污染 资料表明环境污染与肺癌有关。如汽车废气、工业废气、公路沥青等物质，甚至烹调时的烟雾、室内用煤、装修材料的污染也是肺癌的危险因素。

4.饮食与营养 调查资料提示，摄入食物中维生素 A 含量低或血清维生素 A 低，患肺癌的危险性高。动物实验证明，维生素 A 及其衍生物 β 胡萝卜素能抑制化学致癌物诱发的肿瘤。

5.其他 遗传因素、结核瘢痕、肺部慢性炎症、土壤中硒和锌含量的降低等对肺癌的发生可能也有一定的作用。

三、临床表现

近 5% 的患者无症状，仅在胸部 X 线检查时发现。肺癌的临床表现多种多样，取决于肿瘤发生的部位、大小、类型、发展阶段及有无转移。

1.原发肿瘤引起的症状及体征

(1)咳嗽：常为肺癌早期症状，因癌肿长在支气管肺组织上，通常会产生呼吸道刺激症状而发生刺激性干咳，可无痰或有少许白色黏液痰；癌肿增大引起支气管狭窄，咳嗽可呈高调金属音，伴有局限性固定性喘鸣。继发阻塞性肺炎或肺脓肿时痰量增多，呈脓性。弥漫性肺癌导致大面积肺泡受累时，患者除咳嗽外还有明显呼吸困难。

(2)咯血：部分患者以咯血为首发症状，多为间断或持续性血痰。如癌肿糜烂侵犯大血管可引起大咯血，但少见。

(3)发热：肿瘤坏死可引起发热，但多数发热是由于肿瘤向腔内生长阻塞支气管后引起的阻塞性肺炎所致。程度不一，轻者仅有低热，重者可有高热。因其用抗生素药物治疗可获暂时缓解，易导致误诊。

(4)体重下降：可表现为进行性体重下降、消瘦，晚期患者极度消瘦呈恶病质。

2.肿瘤肺外胸内扩展表现 肿瘤向肺外生长进入胸腔、胸壁、纵隔或侵犯附近结构和神经而引起相应症状，约 15% 患者可见。

(1)胸痛：病变累及胸膜时，可出现胸痛，是肺癌晚期患者经常表现出来的症状，多为钝痛或刺痛，部位较固定，逐渐加剧呈持续性，常伴癌性胸腔积液。

(2)声音嘶哑：控制左侧发音功能的喉返神经由颈部下行至胸部，绕过心脏的大血管返行向上至喉，从而支配发音器官的左侧。因此，若肿瘤侵及纵隔左侧，使喉返神经受到压迫，患者可出现声音嘶哑，但却无咽痛及上呼吸道感染的其他症状。

(3)上腔静脉阻塞综合征：因肿瘤侵及纵隔右侧压迫上腔静脉，致上腔静脉回流受阻。患者表现为头面部和上半身瘀血水肿，颈部肿胀、颈静脉怒张、前胸壁静脉曲张。可有头痛、头昏或眩晕。

(4)Horner 综合征：肺尖癌压迫或侵犯颈交感神经节时，出现患侧眼球凹陷，上睑下垂、瞳孔缩小、眼裂狭窄、患侧上半胸部皮肤温度升高、无汗等，称为 Horner 综合征。

肺尖癌压迫或侵犯臂丛神经时，出现该侧肩部及上肢放射状灼热疼痛、上肢无力及感觉障碍。膈神经受侵时可致膈肌麻痹，出现气急、胸闷。纵隔淋巴结肿大压迫食管可致吞咽困难。

心包受侵时出现心包积液、气急等。

3.肿瘤胸外转移表现　以小细胞肺癌居多,其次依次为大细胞癌、腺癌、鳞癌。血行转移常见部位依次是骨、肝、脑等。临床随转移部位不同而有相应的症状、体征。骨转移,常见肋骨、骨盆、脊椎骨等,表现局部疼痛和压痛。肝转移有黄疸、食欲减退、肝大、肝区疼痛、腹水等。脑转移表现头痛、眩晕、呕吐、共济失调、复视、精神状态异常等。体表淋巴结转移可检查到锁骨上及腋下淋巴结肿大。

4.非转移性胸外表现　非转移性胸外表现也称副癌综合征,指与肺癌有关,但与肿瘤的压迫、转移均无关的一组内分泌、神经肌肉或代谢异常的综合征。临床表现多样且缺乏特异性,近2%的患者可见,以小细胞肺癌最多见。这类表现可出现在癌肿本身所引起的症状之前,而且随着原发灶的演变而变化,因此可作为早期肺癌诊断的线索和监测肿瘤的复发。主要表现在以下方面。

(1)神经肌肉综合征:癌性神经肌肉病变是肺癌最常见的非转移性胸外表现,发生率近15%,主要异常有小脑退行性变、运动神经病变、多神经炎合并运动和感觉障碍、多发性肌炎、肌病、肥大性骨关节病、杵状指(趾)等。

(2)异位内分泌综合征:突出的表现为皮肤色素沉着、血压高、浮肿、多毛和痤疮,但典型库欣综合征的多血质、向心性肥胖和皮肤紫纹则少见。在癌组织和循环血中可测到促肾上腺皮质激素(ACTH)增高,大剂量地塞米松试验不能抑制皮质醇的分泌。

(3)抗利尿激素(ADH)分泌:异位ADH具有同精氨酸加压素相同的生物作用,刺激肾小管回吸收水分,因此患者主要表现为水中毒和稀释性低钠血症、低渗透压的症状,可见倦怠无力、头痛、厌食、恶心呕吐,严重者可出现精神症状,乃至惊厥昏迷。

(4)类癌综合征:典型特征是阵发性皮肤、心血管、胃肠道和呼吸功能的异常。表现为面部或上肢皮肤潮红、水样腹泻、阵发性心动过速、喘息等。这些表现与癌细胞产生的多种血管活性物质,如5-羟色胺、缓激肽、组胺及前列腺素等有关。

还可见异位甲状旁腺激素分泌引起高钙血症、胰岛素样活动而致低血糖、异位促性腺激素分泌而致男性乳房轻度发育等。

四、辅助检查

1.影像学检查　发现肺癌的重要方法之一,包括透视、X线胸片、胸部CT、磁共振成像(MRI)等检查。X线胸片中央型肺癌多表现为单侧性不规则的肺门肿块;周围型肺癌表现为边界毛糙的结节状或团块状阴影。

2.痰液脱落细胞检查　是简单有效的早期诊断肺癌的方法之一,但阳性率要受肿瘤的类型、标本是否符合要求及送检次数和病理医生的水平高低等因素影响。为此,送检标本应为深部咳出的新鲜痰,并连续送检3~4次为宜。

3.纤维支气管镜检查　可直接观察并配合刷检、活检等手段诊断肺癌。

4.其他检查　尚有肺活检、胸腔积液癌细胞检查、淋巴结活检、肿瘤标记物检查等。

五、诊断要点

早期肺癌诊断与肺癌的治疗效果密切相关。应具有高度警惕性,详细采集病史、体格检查和相关辅助检查进行综合判断,可使 80% 以上患者得到确诊。对于有下列临床特征,特别是年龄在 40 岁以上的吸烟者,应立即采取相关检查,以明确病情:无明显诱因的刺激性咳嗽持续 2～3 周,治疗无效;或原有慢性呼吸道疾病,咳嗽性质改变者;持续或反复在短期内痰中带血而无其他原因可解释者;反复发作的同一部位的肺炎,特别是段性肺炎;原因不明的肺脓肿,无中毒症状及异物吸入史,抗炎治疗效果不显著者;原因不明的四肢关节疼痛及杵状指(趾);X 线胸片表现局限性肺气肿或段、叶性肺不张,孤立性圆形病灶和单侧性肺门阴影增大者,或原有肺结核、病灶已稳定,而形态或性质发生改变者;无中毒症状的胸腔积液,尤其是血性,进行性增加者;尚有一些上述的肺外表现的症状者。

六、治疗要点

肺癌治疗方案主要根据肿瘤的组织学类型、临床分期和患者对治疗的耐受程度决定。化学药物治疗对小细胞未分化癌最敏感,鳞癌次之,腺癌治疗效果最差。通常小细胞肺癌发现时已转移,难以通过手术根除,主要依赖化疗或放化疗综合治疗。非小细胞肺癌可为局限性,对化疗反应较小细胞肺癌差,部分外科手术或放疗可获根治。对可耐受手术的Ⅰa、Ⅰb、Ⅱa、Ⅱb非小细胞肺癌患者首选手术治疗。生物免疫治疗是继手术、放疗、化疗之后第四大新型治疗方法,生物缓解调节剂(BRM)如小剂量干扰素、集落刺激因子和中医药等能增强机体对化疗、放疗的耐受性,提高疗效。其他局部治疗方法,如经支气管动脉灌注加梗死治疗,经纤维支气管引导腔内置入治疗源做近距离照射,以及经纤维支气管镜电刀切割癌体或行激光治疗等,近期疗效较好,尤其对多血管型明显,对缓解患者的症状和控制肿瘤的发展也有较好疗效。

七、护理要点

1.一般护理 为患者提供舒适、整洁、安静的环境,在放化疗期间定期用紫外线灯照射消毒病室,以避免感染的发生。鼓励患者积极休息,保证充足的睡眠。做好饮食护理,提供高蛋白、高热量、高维生素易消化的营养饮食,少量多餐,调配好食物的色、香、味,以刺激食欲。有恶心、呕吐者饭前给予口腔护理,必要时遵医嘱予以止呕药。不能进食者或吞咽困难者给予鼻饲,必要时静脉输入营养素。肺癌晚期患者营养状况一般较差,极易产生压疮,应做好压疮预防护理。

2.心理护理 对大多数已经知道诊断结论的患者,根据患者的年龄、职业、文化程度及性格及心理承受能力等情况,给予不同的解释安慰,使患者感受到关爱,增强对治疗的信心。对于家属特殊要求隐瞒病情的患者,应加强沟通技巧,采取必要的保护措施,合理隐瞒,打消患者疑虑,使其积极配合治疗。重视家属的心理反应,使家属对患者的病情变化保持镇静,以免负性情绪影响患者,加重病情。晚期患者会有焦虑、恐惧、悲伤等心理,也常出现冷漠、孤独,护士要有高度的同情心和责任心,做好临终关怀护理,努力为患者创造一个温暖和谐的休养环境,及时采取各种支持措施,解除患者的身心痛苦。

3.疼痛护理　疼痛是晚期肺癌患者的主要症状,对患者的影响很大,需采取恰当的应对措施,尽量降低患者的疼痛感,以提高生活质量。

(1)疼痛评估:全面评估疼痛,为止痛药的用药提供依据。内容不仅包括疼痛的强度、部位、特征、影响因素,发作和加重的时间以及对以往治疗的反应等,还应注意患者心理以及家庭、文化背景甚至宗教等因素。评估工具采用数字分级法(NRS),对疼痛导致患者的活动能力、情绪、工作和社交能力以及睡眠的干扰做出量化的评估。

(2)药物止痛:癌性疼痛推荐按 WHO 的三阶梯方案用药。三阶梯方案用药总原则为:①按时给药:止痛药在 24 小时内定时给药,一般 3～6h 给药一次,长效制剂 12h 给药一次,而非疼痛时才给药。按时给药可使药物在体内维持一定的血药浓度,有助于预防疼痛的再发。②无创给药:尽量口服、皮肤或直肠给药,避免肌肉、静脉用药。有条件可采用患者自控用药(PCA)即计算机化的注射泵,用微电脑装置调节限时与定量,经皮下、肌肉、静脉或硬膜外留置导管连续性输注止痛药,可以最小有效剂量维持血药浓度,达到持续镇痛的目的。③按阶梯用药:根据患者疼痛程度选择不同阶梯的药物,由弱到强按顺序使用止痛药物。④剂量个体化:癌症患者对疼痛感受因人而异,止痛药剂量应根据患者的需要由小到大,直到患者疼痛明显消失为止,即在剂量上不应作限制。这主要是针对强阿片类止痛药而言,非甾体类抗炎药剂量过大,引起胃肠不良反应的危险性相应增大。

1)正确用药:吗啡控释片(美施康定)等糖衣片服用时勿切开或咬碎;经皮给药如芬太尼贴剂(多瑞吉),可持续 72h 释放药物。粘贴时注意:应在躯干或上臂未受刺激及未受辐射的平整皮肤表面贴用。最好选择无毛发部位,如有毛发,应在使用前剪除(勿用剃须刀剃除)。粘贴前先用清水清洁皮肤,待干燥后,启封贴膜将其平整、牢固地粘贴于皮肤,用手掌按压 2 分钟以确保贴剂与皮肤完全接触,尤其注意使贴膜边缘无皱褶、无气泡。更换下一贴时应另选部位。积极宣教,消除患者对使用阿片类药物会导致成瘾的顾虑;纠正患者认为口服用药效果不佳的偏见,增加患者及其家属治疗的信心。

2)注意疼痛治疗后的再评估:对于严重疼痛的患者(NRS 7～10 分)应在 24h 内对其疼痛控制情况再次评估,而对于中度(NRS 4～6 分)和轻度疼痛(NRS 3 分以下)的患者,再评估时间点可分别定为 24～48h 和下次随访时。

3)阿片类药物的不良反应及护理:

便秘:阿片类药物最常见的不良反应。护理:①用药前评估患者排便情况,如有便秘史,在患者开始使用阿片类药物时就遵医嘱同时给予预防便秘的缓泻剂,如润肠丸、酚酞、杜秘克等。②鼓励患者多饮水、多食含纤维素的食物、适当活动和养成规律排便的习惯,以预防便秘的发生。③每天了解患者排便情况,如果患者出现严重的便秘(3d 没有排便),则需遵医嘱使用刺激性泻药(硫酸镁、番泻叶等),必要时灌肠。

恶心、呕吐:大约 1/3 的患者使用阿片类药物(口服或贴剂)后会出现恶心和呕吐,一般发生于用药初期 1 周左右,继续使用则会缓解甚至完全消失。

嗜睡:少数患者在用药后的最初几天可能出现思睡或嗜睡等过度镇静的不良反应,几天后大多会自行消失。护理:①密切观察患者对呼唤的反应,监测呼吸状况,尤其是老年患者、肺功能差者更应加强观察,如果出现持续加重的过度镇静症状,应注意药物过量中毒或呼吸抑制等不良反应的可能性,应及时通知医生,同时面罩高流量给氧,唤醒并鼓励患者做呼吸动作。②若出现严重呼吸抑制(呼吸<8～10次/min、节律不规则),可遵医嘱给予吗啡拮抗剂,纳洛酮0.4mg溶于10ml生理盐水,0.5ml/min缓慢静脉推注,直到呼吸抑制缓解。

(3)非药物止痛:物理治疗如按摩、针灸、经皮肤电刺激止痛穴位或局部冷敷等,通过降低疼痛的敏感性,可取得一定的止痛效果。其他注意力转移止痛法、放松止痛法也可根据患者具体情况选用。

(4)减少可诱发和加重疼痛的因素:采取舒适的体位,小心搬动患者,防止用力不当引起病变部位疼痛。指导、协助胸痛患者用手或枕头护住胸部,以减轻深呼吸、咳嗽或变换体位所引起的疼痛。

4.放疗护理

(1)皮肤护理:行放射性治疗的患者注意放射部位皮肤的保护。在皮肤放射部位涂上的标记在照射后切勿擦去,皮肤照射部位忌贴胶布,忌用碘酊、红汞涂擦。洗澡时不要肥皂或搓擦,亦不用化妆品涂擦,因其可加重放疗皮肤的反应。患者宜穿宽松柔软衣服,防止摩擦。避免阳光照射或冷热刺激。局部避免搔抓、压迫。如有渗出性皮炎可暴露,局部涂用具有收敛、保护作用的鱼肝油软膏。

(2)放射性食管炎护理:多在放疗剂量达到20GY时出现,因放疗而出现吞咽困难的患者可口服氢氧化铝凝胶或利多卡因胶浆,进食流质或半流质饮食,避免刺激性、粗糙食物。

(3)放射性肺炎护理:协助患者进行有效排痰,可给予适量镇咳药,早期给予激素加抗生素治疗。

5.化疗护理 近年来化疗在肺癌中的作用已不再限于不能手术的晚期肺癌患者,而常作为全身治疗列入肺癌的综合治疗方案。

6.病情观察 肺癌晚期患者常有肿瘤远处转移引起的症状,应注意观察并给予相应的护理。如脑转移,可出现突然昏迷、抽搐、视物不清,护理人员应及时发现给予对症处理。腹部转移常发生肠梗阻,应注意观察患者有无腹胀、腹痛等症状。

7.健康教育

(1)疾病知识宣教:宣传吸烟对健康的危害,提倡戒烟或不吸烟,并注意避免被动吸烟。防止空气污染。对职业性致癌物质接触者和肺癌高发地区人群要定期进行体检普查,早期发现肿瘤,早期治疗。

(2)康复期指导:康复期患者要绝对禁烟,注意环境中的空气新鲜,多到自然环境中进行呼吸功能锻炼或体育运动。防止呼吸道感染。增进营养,少吃刺激性食物及生痰伤肺之物如辣椒、生葱蒜、肥肉等;多吃富含维生素A、β胡萝卜素的食物,如胡萝卜、葡萄、百合、核桃仁、枇杷、梨等。坚持定期复查,如果是部分缓解,则应在医生密切观察下作必要的中西医综合治疗,以争取长期缓解。

第九节 呼吸衰竭

呼吸衰竭,简称呼衰,是指由于各种原因引起的肺通气和(或)换气功能严重障碍,以致在静息状态下不能进行有效的气体交换,引起缺氧和(或)二氧化碳潴留,导致低氧血症伴(或不伴)高碳酸血症,从而出现一系列生理功能和代谢紊乱的临床综合征。它是一种功能障碍状态而不是一种疾病,可因肺部疾病引起也可能是各种疾病的并发症。

呼衰临床表现缺乏特异性,明确诊断常以动脉血气分析为根据,即在海平面、静息状态、呼吸空气情况下,当动脉血氧分压(PaO_2)<60mmHg 和(或)二氧化碳分压($PaCO_2$)>50mmHg,并排除心内解剖分流和原发于心排出量降低等因素,可诊断为呼吸衰竭。

【分型】

1.按动脉血气

(1)Ⅰ型呼衰:仅有缺氧,不伴有二氧化碳潴留或二氧化碳降低,PaO_2<60mmHg,$PaCO_2$降低或正常。

(2)Ⅱ型呼衰:既有缺氧,又伴有二氧化碳潴留。动脉血气分析为 PaO_2<60mmHg 和动脉血二氧化碳分压 $PaCO_2$>50mmHg。

2.按发病急缓

(1)急性呼衰:急性呼衰是指呼吸功能原来正常,由于某些突发的致病因素,如严重肺疾患、创伤、休克、电击、急性气道阻塞等,使肺通气和(或)换气功能迅速出现严重障碍,在短时间内引起呼吸衰竭。因机体不能很快代偿,若不及时抢救,会危及患者生命。

(2)慢性呼衰:是在原有慢性呼吸道疾患的基础上,呼吸功能损害逐渐加重,若机体通过代偿适应,仍能从事个人日常生活活动,称为代偿性慢性呼吸衰竭;若因呼吸道感染,或因其他原因增加呼吸生理负担所致代偿失调,出现严重缺氧、二氧化碳潴留和酸中毒等临床表现时,则称为失代偿性慢性呼吸衰竭。

3.按病因

(1)泵衰竭:即由于呼吸驱动力不足(呼吸运动中枢)或呼吸运动受限(周围神经麻痹,呼吸肌疲劳,胸廓畸形)引起呼吸衰竭称泵衰竭。

(2)肺衰竭:由于气道阻塞,肺组织病变和肺血管病变所致的呼吸衰竭称为肺衰竭。

【病因与发病机制】

损害呼吸功能的各种因素都会导致呼衰。临床上常见的病因有如下几个方面。

1.呼吸道病变 支气管炎症痉挛、上呼吸道肿瘤、异物等阻塞气道,引起通气不足,气体分布不匀导致通气/血流比例失调,发生缺氧和二氧化碳潴留。

2.肺组织病变 肺炎、重度肺结核、肺气肿、弥散性肺纤维化、肺水肿、急性呼吸窘迫综合征(ARDS)、矽肺等,可引起肺容量、通气量、有效弥散面积减少,通气/血流比例失调导致肺动、静脉样分流,引起缺氧和(或)二氧化碳潴留。

3.肺血管疾病 肺血管栓塞、肺梗死、肺毛细血管瘤,使部分静脉血流入肺静脉,发生缺氧。

4.胸廓病变　如胸廓外伤、畸形、手术创伤、气胸和胸腔积液等,影响胸廓活动和肺脏扩张,导致通气减少,吸入气体不匀影响换气功能。

5.神经肌肉疾病　脑血管疾病、颅脑外伤、脑炎以及镇静催眠剂中毒,可直接或间接抑制呼吸中枢。脊髓颈段或高位胸段损伤(肿瘤或外伤)、脊髓灰质炎、多发性神经炎、重症肌无力、有机磷中毒、破伤风以及严重的钾代谢紊乱,均可累及呼吸肌功能,造成呼吸肌无力、疲劳、麻痹,导致呼吸动力下降而引起肺通气不足。

各种病因通过引起肺泡通气量不足、通气与血流比例失调、肺动一静脉样分流、弥散障碍及氧耗量增加五个主要机制,使通气和(或)换气过程发生障碍,导致呼吸衰竭。临床上单一机制引起的呼吸衰竭很少见,往往是多种机制并存或随着病情的发展先后参与发挥作用。

【病理生理】

呼吸衰竭时发生的低氧血症和高碳酸血症,能够影响全身各系统器官的代谢、功能甚至使组织结构发生变化,可产生致命性临床后果。

1.对中枢神经的影响　脑组织耗氧量约占全身耗量的 $1/5\sim1/4$。中枢皮质神经原细胞对缺氧最为敏感,缺 O_2 的程度和发生的急缓对中枢神经产生不同的影响。如突然中断供 O_2,改吸纯氧 20 秒钟可出现深昏迷和全身抽搐。逐渐降低吸 O_2 的浓度,症状出现缓慢,轻度缺 O_2 可引起注意力不集中、智力减退、定向障碍;随缺 O_2 加重, PaO_2 低于 $50mmHg$ 可致烦躁不安、神志恍惚、谵妄;低于 $30mmHg$ 时,会使神志丧失,乃至昏迷;低于 $20mmHg$ 则会发生不可逆转的脑细胞损伤。

CO_2 潴留使脑脊液 H^+ 增加,影响脑细胞代谢,降低脑细胞兴奋性,抑制皮质活动;轻度 CO_2 的增加,对皮质下层刺激加强,间接引起皮质兴奋;若 CO_2 继续升高,皮质下层受抑制,使中枢神经处于麻醉状态。在出现麻醉前的患者,往往有失眠、精神兴奋、烦躁不安的先兆兴奋症状。

缺 O_2 和 CO_2 潴留均会使脑血管扩张,血流阻力减小,血流量增加。严重缺 O_2 会发生脑细胞内水肿,血管通透性增加,引起脑间质水肿,导致颅内压增高,挤压脑组织,压迫血管,进而加重脑组织缺 O_2,形成恶性循环。

2.对心脏、循环的影响　缺 O_2 可刺激心脏,使心率加快和心搏量增加,血压上升。冠状动脉血流量在缺 O_2 时明显增加,心脏的血流量远超过脑和其他脏器。心肌对缺 O_2 十分敏感,早期轻度缺 O_2 即在心电图上显示出现,急性严重缺 O_2 可导致心室颤动或心脏骤停。缺 O_2 和 CO_2 潴留均能引起肺动脉小血管收缩而增加肺循环阻力,导致肺动脉高压和增加右心负担。

CO_2 浓度增加,可使心率加快,心搏量增加,血压升高。冠状血管舒张,皮下浅表毛细血管和静脉扩张,而使脾和肌肉的血管收缩。

3.对呼吸影响　缺 O_2 对呼吸的影响远较 CO_2 潴留的影响为小。缺 O_2 主要通过颈动脉窦和主动脉体化学感受器的反射作用刺激通气,如缺 O_2 程度缓慢加重,这种反射迟钝。

CO_2 是强有力的呼吸中枢兴奋剂,吸入 CO_2 浓度增加,通气量成倍增加,急性 CO_2 潴留出现深大快速的呼吸;但当吸入超过 12% CO_2 浓度时,通气量不再增加,呼吸中枢处于被抑制状态。而慢性高碳酸血症,并无通气量相应增加,反而有所下降,这与呼吸中枢反应性迟钝、通过肾脏对碳酸氢盐再吸收和 H^+ 排出,使血 pH 值无明显下降,还与患者通气阻力增加、肺组织损害严重,胸廓运动的通气功能减退有关。

4.对肝、肾和造血系统的影响 缺 O_2 可直接或间接损害肝脏,但随着缺 O_2 的纠正,肝功能逐渐恢复正常。动脉血氧降低时,肾血流量、肾小球滤过量、尿排出量和钠的排出量均有增加;但当 $PaO_2 < 40mmHg$ 时,肾血流量减少,肾功能受到抑制。

组织低氧分压可增加红细胞生成素促使红细胞增生。肾脏和肝脏产生一种酶,将血液中非活性红细胞生成素的前身物质激活成生成素,刺激骨髓引起继发性红细胞增多。有利于增加血液携氧量,但亦增加血液黏稠度,加重肺循环和右心负担。

轻度 CO_2 潴留会扩张肾血管,增加肾血流量,尿量增加;当 $PaCO_2$ 超过 65mmHg,血 pH 值明显下降,则肾血管痉挛,血流减少,HCO_3^- 和 Na^+ 再吸收增加,尿量减少。

5.对酸碱平衡和电解质的影响 严重缺 O_2 可抑制细胞能量代谢的中间过程,如三羧酸循环、氧化磷酸化作用和有关酶的活动。这不仅降低产生能量的效率,还因产生乳酸和无机磷引起代谢性酸中毒。由于能量不足,体内离子转运的钠泵遭损害,使细胞内钾离子转移至血液,而 Na^+ 和 H^+ 进入细胞内,造成细胞内酸中毒和高钾血症。代谢性酸中毒产生的固定酸与缓冲系统中碳酸氢盐起作用,产生碳酸,使组织二氧化碳分压增高。

pH 值取决于碳酸氢盐与碳酸的比值,前者靠肾脏调节(1~3 天),而碳酸调节靠肺(数小时)。健康人每天由肺排出碳酸达 15000mmol 之多,故急性呼衰 CO_2 潴留对 pH 值影响十分迅速,往往与代谢性酸中毒同时存在时,因严重酸中毒引起血压下降,心律失常,乃至心脏停搏。而慢性呼衰因 CO_2 潴留发展缓慢,肾减少碳酸氢排出,不致使 pH 值明显降低。因血中主要阴离子 HCO_3^- 和 Cl^- 之和为一常数,当 HCO_3^- 增加,则 Cl^- 相应降低,产生低氯血症。

【临床表现】

除引起呼吸衰竭的原发病的表现外,呼吸衰竭临床表现主要是低氧血症所致的呼吸困难和多脏器功能障碍。

1.呼吸困难 这是呼吸衰竭最早出现的症状。胸闷、憋气、呼吸费力、喘息是病人最常见的主诉。多数病人有明显的呼吸困难,可表现为频率、节律和幅度的改变,且与原发病有关。如急性肺损伤患者呼吸频率增快(30~40 次/分)、深大呼吸伴鼻翼扇动;COPD 患者则呼吸浅快伴辅助呼吸肌参与的点头或提肩呼吸,发生 CO_2 麻醉时呼吸又变得浅慢;中枢性疾病或中枢神经抑制性药物所致的中枢性呼吸衰竭,表现为呼吸节律改变,呈潮式呼吸、间歇呼吸或抽泣样呼吸。

2.发绀 发绀是缺氧的典型表现。当动脉 $PaO_2 < 50mmHg$、血氧饱和度低于 85% 时,可在血流量较大的口唇、指甲出现发绀;但应注意,发绀还受还原型血红蛋白含量、皮肤色素和心血管功能等因素影响。如红细胞增多者发绀更明显,贫血者则发绀不明显或不出现;严重休克末梢循环障碍的病人,即使动脉血氧分压尚正常,也可出现发绀。

3.精神神经症状 急性呼衰的精神症状较慢性呼衰明显。急性缺氧可出现精神错乱、躁狂、昏迷、抽搐等症状。慢性缺氧多有智力或定向功能障碍。慢性呼衰伴 CO_2 潴留时,随 $PaCO_2$ 升高可表现为先兴奋后抑制现象。兴奋症状包括失眠、烦躁、躁动、夜间失眠而白天嗜睡(昼夜颠倒现象)。但此时切忌用镇静或催眠药,以免加重 CO_2 潴留,发生肺性脑病。肺性脑病表现为神志淡漠、肌肉震颤或扑翼样震颤、间歇抽搐、昏睡,甚至昏迷等。亦可出现腱反射减弱或消失,锥体束征阳性等。此时应与合并脑部病变作鉴别。

4.循环系统症状　早期多数病人有心动过速,CO_2 潴留使外周体表静脉充盈、皮肤充血、温暖多汗、血压升高、心排出量增多而致脉搏洪大;严重低氧血症、酸中毒可引起心肌损害,出现周围循环衰竭、血压下降、心律失常甚至心搏停止。肺循环血管收缩引起肺动脉高压,可发生右心衰竭而出现体循环瘀血的体征。

5.消化和泌尿系统症状　严重呼吸衰竭对肝、肾功能都有影响,部分病例可出现丙氨酸氨基转移酶与血浆尿素氮升高;个别病例可出现尿蛋白、红细胞和管型。因胃肠道黏膜屏障功能损伤,导致胃肠道黏膜充血水肿、糜烂渗血或应激性溃疡,引起上消化道出血。

【辅助检查】

1.动脉血气分析　单纯 $PaO_2<60mmHg$ 为 Ⅰ 型呼吸衰竭;若伴有 $PaCO_2>50mmHg$,则为 Ⅱ 型呼吸衰竭。pH 值可反映机体的代偿状况,有助于对急性或慢性呼吸衰竭加以鉴别。当 $PaCO_2$ 升高、pH 值正常时,称为代偿性呼吸性酸中毒;若 $PaCO_2$ 升高、$pH<7.35$,则称为失代偿性呼吸性酸中毒。

2.肺功能检测　尽管在某些重症病人肺功能检测受到限制,但肺功能检测有助于判断原发疾病的种类和严重程度。呼吸肌功能测试,能够提示呼吸肌无力的原因和严重程度。

3.胸部影像学检查　包括普通 X 线胸片、胸部 CT 和放射性核素肺通气/灌注扫描等,有助于分析引起呼吸衰竭的原因。

4.其他检查　有感染时血白细胞总数及中性粒细胞比例增高。尿常规可见红细胞、蛋白尿及管型尿。肾功能检查可有尿素氮升高。呼吸性酸中毒合并代谢性酸中毒时,常伴有高钾血症。呼吸性酸中毒合并代谢性碱中毒时,常有低钾和低氯血症。

【治疗要点】

呼吸衰竭总的治疗原则:加强呼吸支持,包括保持呼吸道通畅、纠正缺氧和改善通气等;呼吸衰竭病因和诱发因素的治疗;加强一般支持治疗和对其他重要脏器功能的监测与支持。具体措施应结合患者的实际情况而定。

【护理要点】

1.病情观察　呼吸衰竭往往会累及心肾等重要脏器,因此应及时将重症患者转入 ICU,加强对重要脏器功能的监测与支持。

(1)神志:神志与精神的改变,对发现肺性脑病先兆极为重要。如精神恍惚、白天嗜睡、夜间失眠、多语或躁动为肺性脑病表现。若病人出现昏迷要检查瞳孔大小及对光反射、肌张力、腱反射及病理征,以判断昏迷程度。

(2)生命体征:定时测量并记录体温、脉搏、呼吸、血压。注意呼吸幅度、频率、节律的变化,辅助呼吸肌参与呼吸运动的情况。若呼吸变浅、减慢、节律不齐或呼吸暂停,为呼吸中枢受抑制的表现。病程早期患者心率加速、血压上升,后期心脏功能失代偿可致心率减慢、血压下降。

(3)痰:注意痰量、性状及排痰是否通畅。痰量及颜色的改变可直接反映感染的程度及治疗效果。如痰量增多,黄色脓性,表示感染加重;原有大量痰液突然减少,常见于快速利尿,分泌物干结,病情加重,痰栓堵塞小支气管等情况。

(4)尿量、呕吐物和粪便颜色:尿量多少,反映病人体液平衡和心、肾功能的情况。在呼吸衰竭尤其是合并心力衰竭、肾衰竭、休克病人,应每日记录出入量。呼吸衰竭病人常合并消化道出血,应注意观察呕吐物和粪便颜色,并作隐血试验,以便及早发现。

(5)皮肤黏膜:缺氧可致口唇、甲床等部位出现紫绀。如发现在输液过程容易发生针头堵塞、注射部位出血或有瘀斑、皮肤黏膜自发出血等,提示呼衰合并弥散性血管内凝血的可能,应及时与医师联系,尽早采取治疗措施。

(6)动脉血气监测:遵医嘱定时采集动脉血,标本及时送检进行血气分析检查,以了解缺氧或二氧化碳潴留的程度,有无酸碱失衡。

2.保持呼吸道通畅,改善通气　通畅的呼吸道是进行各种呼吸支持治疗的前提条件。

(1)清除气道内分泌物及异物:及时清除痰液,清醒病人鼓励用力咳痰,痰液黏稠难以咳出者,可进行雾化,稀释痰液。对于咳嗽无力或昏迷病人,给予定时协助翻身、拍背,促进排痰,必要时可机械吸痰.以保持呼吸道通畅。

(2)遵医嘱应用支气管扩张剂、祛痰药、呼吸兴奋剂等。呼吸兴奋剂主要适用于以中枢抑制为主、通气量不足引起的呼吸衰竭,对以肺炎、肺水肿、弥漫性肺纤维化等病变引起的以肺换气功能障碍为主所导致的呼吸衰竭患者,一般不使用。尼可刹米是常用的呼吸中枢兴奋剂,可使呼吸加深加快,能增加通气量,还有一定的复苏作用。常规用量为 0.375～0.75 静脉缓慢推注,继以 3.0～3.75g 加入 250ml 或 500ml 的液体中以每分钟 25～30 滴静脉滴注。可根据动脉血气改变而调节尼可刹米用量。多沙普仑除直接兴奋呼吸中枢外,还可通过颈动脉化学感受器反射性兴奋呼吸中枢,作用强,安全范围大。应用呼吸兴奋剂时应注意:①必须保持呼吸道通畅,控制滴速,适当提高吸氧浓度。不可突然停药。②密切观察用药后反应,及时调整药量和给药速度。应用呼吸兴奋剂后,若出现颜面潮红、面部肌肉颤动、烦躁不安等现象,表示过量,应减慢滴速或停用。

(3)加强心理护理,教会病人自我放松等各种缓解焦虑的方法,以缓解呼吸困难,改善通气。

(4)对烦躁不安、失眠Ⅱ型呼吸衰竭病人,禁用对呼吸有抑制的药物,如吗啡等,慎用镇静剂,如地西泮等,以防引起呼吸抑制。

(5)若病人昏迷,应使其处于仰卧位,头后仰,托起下颌并将口打开。病人昏迷逐渐加深,呼吸不规则或出现暂停,呼吸道分泌物增多,咳嗽和吞咽反射明显减弱或消失时,应立即建立人工气道,即气管插管或气管切开,使用机械通气。

(6)气道湿化:干燥的气体长期吸入将损伤呼吸道上皮细胞和支气管表面的黏液层,使痰液不宜排出,细菌容易侵入而致呼吸道或肺部感染,因此,无论是经过患者自身气道或人工气道进行氧疗,均必须充分湿化呼吸道黏膜。保证患者足够液体摄入是保持呼吸道湿化最有效的措施。目前已有多种提供气道湿化用的湿化器或雾化器装置,可以直接使用或与呼吸机连接应用。湿化是否充分最好的标志是观察痰液是否容易咳出或吸出。应用湿化装置后应当记录每日湿化器消耗的液体量,以免湿化过量。

(7)氧疗:通过鼻导管或面罩吸氧,以提高 PaO_2 和血氧饱和度,改善组织缺氧。急性呼吸衰竭病人,应立即实施氧疗。慢性呼吸衰竭机体有一定的代偿和适应能力,一般将 $PaO_2 <$ 60mmHg(6.6kPa)定为氧疗的指征,$PaO_2 < 55$mmHg 必须氧疗。对于确定吸氧浓度的原则是保证 PaO_2 提高到 60mmHg 或脉搏容积血氧饱和度(SpO_2)达 90% 以上的前提下,尽量减低吸氧浓度,以免发生氧中毒。

Ⅰ型呼吸衰竭:其主要问题为氧合功能障碍而通气功能基本正常,较高浓度($35\% \sim 50\%$)或高浓度氧($>50\%$)给氧可以迅速缓解低氧血症而不致引起 CO_2 潴留,当 $PaO_2 > 70$mmHg 时应逐渐降低氧浓度。由于肺水肿和肺不张所致的肺内静脉血分流增加性缺氧,由于肺泡内充满液体和肺泡萎陷不张,若分流 $>30\%$,即使吸纯氧也难以纠正缺氧,往往需要机械通气治疗。

Ⅱ型呼吸衰竭:如 COPD 引起的慢性呼吸衰竭,应采取低浓度($<30\% \sim 35\%$)持续给氧,这样既能纠正缺氧又能防止 CO_2 潴留的加重。

3.吸氧装置

(1)鼻导管或鼻塞:主要优点为简单、方便;不影响患者咳痰、进食。缺点为氧浓度不恒定,易受患者呼吸的影响;高流量时对局部黏膜有刺激,氧流量不能大于 7L/min。吸入氧浓度与氧流量的关系:吸入氧浓度(%)$=21+4\times$氧流量(L/min)。

(2)面罩:主要包括简单面罩、带储气囊无重复呼吸面罩和文丘里面罩,主要优点为吸氧浓度相对稳定,可按需调节,该方法对于鼻黏膜刺激小,缺点为在一定程度上影响患者咳痰、进食。

4.纠正酸碱平衡失调和电解质紊乱　在呼吸衰竭治疗过程中,以下几种类型的酸碱平衡失调为多见。

(1)呼吸性酸中毒:主要的治疗措施是改善通气,维持有效地通气量,促进 CO_2 排出。失代偿严重者可以给予碱性药,如三羟基氨基甲烷(THAM)、碳酸氢钠可暂时纠正 pH,但会使通气量减少,加重 CO_2 潴留,应慎用。

(2)代谢性酸中毒:多为低氧血症所致乳酸增多,血容量不足,周围循环衰竭,肾功能障碍影响酸性代谢产物的排出而引起酸中毒,其治疗是通过改善缺氧,并及时治疗引起代谢性酸中毒的因素,若 pH<7.20,可给予碱性药。

(3)呼吸性酸中毒合并代谢性碱中毒:主要原因为快速利尿或使用激素而致低血钾、低血氯,补充碱性药过量,机械通气治疗中 $PaCO_2$ 下降过快。因此应注意在使用机械通气时避免 CO_2 排出过快,严格掌握补碱的量,在应用利尿剂时注意补充氯化钾等。若 pH>7.45 而且 $PaCO_2 \leqslant 60$mmHg 时,也可考虑使用碳酸酐酶抑制剂如乙酰唑胺或精氨酸盐等药物。

(4)呼吸性碱中毒:常因过度通气,$PaCO_2$ 下降过快所致,因此应适当控制通气量。

(5)电解质紊乱:以低钾、低氯、低钠最为常见,应及时纠正。

5.预防及控制感染　呼吸道感染是呼吸衰竭最常见的诱因,尤其在安置人工呼吸机和免疫功能低下时,感染更易反复发生,且不易控制。

(1)做好基础护理,预防感染,尤其是呼吸道感染的发生。

(2)在加强痰液引流的同时,应选择有效抗生素迅速控制呼吸道感染。药物选择应综合临床表现、痰培养及药敏试验结果全面分析。

6.营养支持　营养支持对提高呼吸衰竭的抢救成功率及病人生活质量均有重要意义。呼吸衰竭患者由于呼吸增快、发热等因素,导致能量消耗增加,机体代谢处于负平衡。抢救时常规鼻饲高蛋白、高脂肪、低糖类,以及含多种维生素、微量元素的流质饮食,必要时给予静脉营养治疗。一般热量达 14.6kJ(kg·d),病情稳定后,鼓励病人经口进食。

7.防治并发症　慢性呼吸衰竭常见的合并症是慢性肺源性心脏病、右心衰竭,急性加重时可合并上消化道出血、休克和多器官功能衰竭等,应积极防治。严重呼吸衰竭可因脑水肿、脑疝危及生命,应给予脱水治疗。一般主张以轻、中度脱水为宜,以防止脱水后血液浓缩,痰液不能排出。

8.病因治疗　协助医生积极进行相关检查,寻找引起呼吸衰竭的不同原发病,积极治疗,如处理药物中毒,脑血管疾病、肌肉疾病等。

第十节　心力衰竭

心力衰竭是各种心脏结构或功能性疾病导致心室充盈及(或)射血能力受损而引起的一组临床综合征。大多数情况下是由于心室收缩能力下降,射血功能受损,心排血量不足以维持机体代谢需要,临床上以心排血量不足,器官和组织的血液灌注减少,肺循环和(或)体循环静脉系统淤血为特征,为收缩性心力衰竭。少数由于左室舒张功能障碍,左心室充盈受阻,引起左心室充盈压异常增高,使肺静脉回流受阻,肺循环淤血,为舒张性心力衰竭。

心力衰竭和心功能不全的概念基本上是一致的,但后者的含义更为广泛,包括已有心排血量减少但尚未出现临床症状的这一阶段。伴有临床症状的心功能不全称为心力衰竭。

心力衰竭按其发展速度可分为急性心力衰竭和慢性心力衰竭,以慢性居多;按其发生部位可分为左心、右心和全心衰竭;按发病机理可分为收缩性和舒张性心衰,以收缩性心力衰竭多见。

一、慢性心力衰竭

慢性心力衰竭是大多数心血管疾病的最终归宿,也是最主要的死亡原因。主要表现是呼吸困难、乏力(活动耐力减退)和体液潴留(导致肺水肿和外周性水肿),影响患者的生活质量。由于人口老龄化及其他心血管疾病的高发病率,心力衰竭正成为本世纪最重要的心血管病症。在发达国家,引起心衰的基础疾病以缺血性心肌病为主。随着流行病学的变迁和社会经济的发展,我国导致心衰的基础心脏病构成比中,风湿性心瓣膜病所占比例下降了近 50%,而高血压、冠心病的比例呈明显上升趋势。

【病因与诱因】

（一）病因

几乎所有类型的心脏、大血管疾病均可引起心力衰竭。原因主要为原发性心肌损害、心脏容量与压力负荷过重导致心脏功能由代偿发展为失代偿。

1.原发性心肌损害

(1)缺血性心肌损害:冠心病心肌缺血是引起心力衰竭的最常见原因之一。

(2)心肌炎、心肌病:各种类型的心肌炎及心肌病均可导致心力衰竭,以病毒性心肌炎和扩张型心肌病最为常见。代谢性心肌病以糖尿病性心肌病最常见。

2.心脏负荷过重

(1)压力负荷(后负荷)过重:见于高血压、主动脉瓣狭窄、肺动脉高压、肺动脉瓣狭窄及肺栓塞等左右心室收缩期射血阻力增加的疾病。

(2)容量负荷(前负荷)过重:见于心脏瓣膜关闭不全、分流性先天性心血管病。此外,伴有全身血容量增多或循环血量增多的疾病如慢性贫血、甲状腺功能亢进症等。

(二)诱因

有基础心脏病的患者,如存在增加心脏负荷的因素可诱发心力衰竭症状出现。常见的诱因有:

1.感染 最常见最重要的诱因是呼吸系统感染,感染性心内膜炎也不少见。

2.心律失常 各种类型的快速性心律失常和/或严重的缓慢性心律失常均可诱发心力衰竭。房颤是重要的诱因。

3.血容量增加 静脉输液过多、过快;病人摄入钠盐或饮水过多等。

4.过度劳累或情绪激动 如妊娠后期、分娩和暴怒等。

5.治疗不当 如洋地黄类药物过量或不足、某些扩血管药物或抗心律失常药物使用不当、利尿不充分等。

6.原有心脏病变加重或并发其他疾病 如贫血或出血等。

【病理生理】

心力衰竭是一种不断发展的疾病,即使心脏没有新的损害,在各种病理生理因素的作用下,心功能不全仍将不断恶化进展。

(一)代偿机制

1.Frank-Starling 机制 此机制即回心血量增多使心脏的前负荷增加,心室舒张末期容积增加,从而增加心排血量及提高心脏做功量。而在心力衰竭时这一代偿机制的能力降低,心室舒张末期容积增加,舒张末压也增高,相应地心房压和静脉压也随之升高,到一定程度时即出现肺循环淤血或体循环淤血。

2.心肌肥厚 心脏后负荷增加时的主要代偿机制为心肌肥厚和心肌能源不足。

3.神经体液的代偿机制 该机制包括交感神经兴奋性增强、肾素-血管紧张素系统的激活。

(二)心力衰竭时各种体液因子的改变

主要有心钠素和脑钠肽(ANP and BNP),它们具有扩血管、利尿、拮抗肾上腺素等作用。心力衰竭时,ANP 和 BNP 尤其是后者分泌增加,其增高程度与心衰的严重程度呈正相关。其二是具有强烈的缩血管作用的内皮素。

(三)舒张功能不全

可分为主动舒张功能障碍,与胞浆中的 Ca^{2+} 不能及时复位有关。另一种是由于心室肌的顺应性减退而发生充盈障碍,主要见于心室肥厚时。

(四)心肌损害与心室重塑

心力衰竭发生发展的基本机制是心室重塑。原发性心肌损害与心脏负荷过重使心脏功能受损,导致心室肥厚或扩大。

【临床表现】

临床上左心衰竭最为常见,单纯右心衰竭较少见。

(一)左心衰竭

以心输出量降低及肺淤血为主要表现。

1.症状

(1)呼吸困难:是左心衰最主要的症状。因肺淤血程度有差异,表现形式也不同。可为劳力性呼吸困难、夜间阵发性呼吸困难、端坐呼吸,严重者出现急性肺水肿。

(2)咳嗽、咳痰、咯血:咳嗽和咳痰是肺泡和支气管黏膜淤血所致,开始常于夜间发生,坐位或立位时咳嗽症状可减轻,咳痰主要为白色浆液性泡沫样痰。偶见痰中带血丝。长期慢性肺静脉压力升高,导致肺循环和支气管血液循环之间形成侧支,在支气管黏膜下形成扩张的血管,后者一旦破裂可引起大咯血。

(3)低心排血量症状:由于心输出量不足,器官、组织灌注不足及代偿性心率加快所致。患者可有疲倦、乏力、头昏、心慌等。严重左心衰竭时血液再分配,首先是肾血流量明显减少,患者可出现少尿。长期慢性的肾血流量减少可出现血尿素氮、肌酐升高并可有肾功能不全的相应的症状。

2.体征

(1)肺部湿性啰音:两侧肺底对称性细湿啰音是左心衰最重要的体征之一,由肺毛细血管压增高,液体渗出到肺泡所致。湿啰音可随体位发生改变,侧卧位时则低位肺叶啰音较多。阵发性夜间呼吸困难或急性肺水肿时可有粗大湿罗音,满布两肺,并伴有哮鸣音。

(2)心脏体征:除基础心脏病的固有体征外,慢性左心衰患者一般均有心脏扩大(单纯舒张性心衰除外)、心率增快、心尖部舒张期奔马律、肺动脉瓣区第二心音亢进,其中心尖部舒张期奔马律最有诊断价值,在患者心率增快或左侧卧位并作深呼气时最容易听到。

(3)其他体征:如交替脉,即脉搏强弱交替;陈-施呼吸,见于难治性心力衰竭晚期。

(二)右心衰竭

以体静脉淤血的表现为主。

1.症状

(1)消化道症状:胃肠道及肝淤血引起腹胀、食欲不振、恶心、呕吐等,是右心衰最常见的症状。

(2)劳力性呼吸困难:继发于左心衰的右心衰,呼吸困难已经存在。单纯性右心衰为分流性先天性心脏病或肺疾患所致,也有明显的呼吸困难。

2.体征

(1)颈静脉征:颈静脉搏动增强、充盈、怒张,是右心衰早期的主要体征,提示体循环静脉压增高。肝颈静脉返流征阳性则更具特征性。

（2）肝脏肿大：肝脏因淤血而肿大，常伴压痛，持续慢性右心衰可致心源性肝硬化，晚期可出现黄疸及大量腹水。

（3）水肿：早期水肿不明显，多在颈静脉充盈和肝大较明显后才出现。先有皮下组织水分聚集，体重增加，到一定程度才出现水肿。其特征为：身体最低垂部位首先出现，呈对称性及压陷性。严重者全身水肿。胸水多见于全心衰时，也是体静脉压力增高所致，以双侧多见；如为单侧则以右侧更为多见，可能与右膈下肝淤血有关。

（4）发绀：长期严重右心衰时可出现发绀，因血供不足组织摄取血氧相对增多，静脉血氧低下所致，常见于肢体末端或下垂部分。

（5）心脏体征：除基础心脏病的相应体征之外，右心衰时可因右心室显著扩大而出现三尖瓣关闭不全杂音。

（三）全心衰竭

右心衰常继发于左心衰而形成全心衰。右心衰出现之后，右心输出量减少，因此阵发性呼吸困难等肺淤血症状反而有所减轻。扩张型心肌病等表现为左、右心室同时衰竭者，肺淤血征往往不是很严重。

【辅助检查】

1.X 线检查　了解心脏大小及外形，肺淤血的有无及其程度。心衰时可出现左心室或右心室增大或心脏向两侧增大。早期肺静脉压增高时，主要表现为肺门血管影增强。出现间质性肺水肿时可有肺野模糊和 Kerley B 线，后者为肺野外侧清晰可见的水平线状影，为慢性肺淤血的特征性表现。急性肺泡性肺水肿时，肺门呈蝴蝶状，肺野可见大片融合的阴影。

2.超声心动图　超声心动图比 X 线更准确地提供各心腔大小变化及心脏瓣膜结构和功能情况，正常左室射血分数值（LVEF）＞50％，心衰患者 EF 值下降。正常人 E/A 值不应小于1.2，舒张功能不全时，E 峰下降，A 峰增高，E/A 比值降低。

3.放射性核素检查　有助于判断心室腔大小，计算 EF 值和左心室最大充盈速率，以判断是收缩性心衰还是舒张性心衰。

4.有创性血流动力学检查　此检查用于指导心功能严重损害的危重患者的抢救和治疗。经静脉漂浮导管插管至肺小动脉，测定各部位的压力、心输出量及血液含氧量，计算心脏指数（CI）及肺小动脉楔压（PCWP），直接反映左心功能。

【诊断要点】

慢性心力衰竭的诊断是综合病因、病史、症状、体征及客观检查而做出的。首先应有明确的器质性心脏病的诊断，心衰的症状是诊断心衰的重要依据。左心衰竭的肺淤血引起不同程度的呼吸困难，右心衰竭的体循环淤血引起的颈静脉怒张、肝大、水肿等是诊断心衰的重要依据。作出诊断同时要对心功能进行分级。

1.目前通用的是美国纽约心脏病学会（NYHA）提出的分级方案，主要是根据患者自觉的活动能力划分为 4 级：

Ⅰ级：日常活动无心力衰竭症状。

Ⅱ级：日常活动出现心力衰竭症状（疲乏、心悸、呼吸困难或心绞痛），休息时无自觉症状。

Ⅲ级：低于日常活动即出现心力衰竭症状。

Ⅳ级:休息状态下出现心衰的症状,体力活动后加重,患者不能从事任何体力活动。

这种分级方案的优点是简便易行,为此,几十年来仍被应用。其缺点是仅凭患者的主观陈述,有时症状与客观检查结果有很大差距,同时患者之间的个体差异也较大。

2.美国心脏病学会及心脏学会(ACC/AHA)推出 2001 年版《心力衰竭的评估及处理指南》,该指南提出慢性心力衰竭分期的概念,重点锁定在心力衰竭的预防,从源头上减少和延缓心力衰竭的发生。具体如下:

A 期:心力衰竭高危期,尚无器质性心脏病或心力衰竭症状,但存在发展为心脏病的高危因素。

B 期:已有器质性心脏病变,但无心力衰竭症状。

C 期:器质性心脏病,既往或目前有心力衰竭症状。

D 期:需要特殊干预治疗的难治性心力衰竭。

3.6min 步行试验:是一项安全、简单易行的评定心力衰竭严重程度的方法,要求患者在平直走廊内尽可能快地行走,测定 6min 内的步行距离。若<150m 为重度心衰;150～425m 为中度心衰;426～550m 为轻度心衰。本试验除用于评价患者运动耐力以及心脏储备功能外,还可用来评价心衰治疗的效果。

【治疗要点】

(一)治疗目标

心力衰竭的治疗目标不仅仅是改善症状、提高生活质量,更重要的是防止和延缓心肌重构的发展,降低死亡率和住院率。

(二)治疗内容

1.病因治疗

(1)基本病因治疗:积极控制引起心力衰竭的原发病,如控制高血压、治疗冠心病和瓣膜病,少数病因未明的疾病如原发性心肌病等亦应早期干预。

(2)消除诱因:积极控制感染和心律失常,及时纠正甲状腺功能亢进、贫血等可引起心力衰竭加重的原因。

2.一般治疗　休息、限盐、氧疗。

3.药物治疗

(1)利尿剂:利尿剂是心力衰竭治疗中最常用的药物,通过排钠排水以缓解淤血症状,消除水肿,减轻心脏前负荷,有十分显著的效果。所有伴有或曾有液体潴留的心力衰竭患者,均应给予利尿剂。通常从小剂量开始,逐渐增加剂量直至尿量增加、体重减轻 0.5～1.0kg/d。一旦病情控制(水肿消退、肺部啰音消失、体重稳定),然后用最小有效剂量长期维持。每日体重的变化是最可靠的监测利尿剂效果和调整剂量的指标。

合理使用利尿剂是有效控制心力衰竭的基础,但利尿剂可激活神经内分泌系统,特别是RAAS系统,因此不宜单一应用,应与 ACEI 及 β受体阻滞剂联合应用。

(2)RAAS 系统抑制剂:

①血管紧张素转换酶抑制剂(ACEI):ACEI 的主要作用机制是扩张血管,抑制醛固酮分泌,抑制交感神经兴奋性,改善心室及小血管的重构,作用于激肽酶Ⅱ,抑制缓激肽的降解,提

高缓激肽的水平。目前主张有心血管危险因素的 A 期患者即可开始使用,有助于预防心力衰竭。ACEI 应用的基本原则是从小剂量起始,逐渐递增,直至达到目标剂量或最大耐受剂量,一般每隔 3～7 天剂量倍增一次。剂量调整的快慢取决于患者的临床状况。长效制剂每日一次可提高患者的服药依从性。血管紧张素Ⅱ受体拮抗剂(ARB)阻断 RAAS 效应与 ACEI 相同,因为血管性水肿或顽固性咳嗽不能耐受 ACEI 者可用 ARB 代替。

②醛固酮受体拮抗剂:长期应用 ACEI 时,常出现"醛固酮逃逸"现象,即醛固酮水平不能保持稳定持续的降低,因此在 ACEI 的基础上加用醛固酮受体拮抗剂,能进一步抑制醛固酮的有害作用。NYHA Ⅳ级的患者,使用地高辛、利尿剂、ACEI、β受体阻滞剂后不能症状缓解,可加用小剂量的螺内酯。目前新型选择性醛固酮拮抗剂依普利酮已在临床应用,可减少男性乳腺增生的副作用。

(3)β受体阻滞剂:β受体阻滞剂可对抗代偿机制中交感神经兴奋性增强的效应,阻断其不利影响。除非患者有禁忌证或不能耐受,对所有慢性收缩性心衰,NHYA Ⅱ、Ⅲ级,EF<40%且病情稳定心力衰竭患者均应尽早使用。它治疗的目的并不在于短时间内缓解症状,而是长期应用达到延缓病变进展,减少复发和降低猝死率。用药原则亦是从小剂量起始,逐渐递增,达到目标剂量或最大耐受量后长期维持。临床疗效在用药后 2～3 个月才出现。常用药物有比索洛尔、卡维地洛和缓慢释放型美托洛尔。禁忌证有支气管哮喘、心动过缓、高度房室传导阻滞。

(4)正性肌力药:通过增加心肌收缩力而增加心排血量,达到改善症状,提高运动耐力的作用。

①洋地黄类药物:为传统的正性肌力药。有增强心肌收缩力、兴奋迷走神经、抑制心脏传导系统的作用。有地高辛、毛花苷丙(西地兰)、毒毛花苷 K,前两种为临床常用。

a.地高辛:适用于中度心力衰竭维持治疗,应与利尿剂、ACEI 和β受体阻滞剂联合应用。目前维持用量 0.25mg/d,连续口服 7 天后血浆浓度可达稳态。对于 70 岁以上或肾功能受损者,地高辛宜用小剂量(0.125mg)每日一次或隔日一次,同时监测血清地高辛浓度以便调整剂量。

b.西地兰:适用于急性心力衰竭或慢性心衰加重时,特别适用于心衰伴快速心房颤动者。每次 0.2～0.4mg 稀释后静注,10 分钟起效,1～2 小时达高峰,24 小时总量 0.8～1.2mg。

c.毒毛花苷 K:用于急性心力衰竭。每次 0.25mg 稀释后静注,5 分钟起效。

②非洋地黄类正性肌力药为 cAMP 依赖性正性肌力药。包括:

a.肾上腺能受体兴奋剂:如多巴胺及多巴酚丁胺。小剂量应用可增强心肌收缩力,扩张肾小动脉使尿量增多。对难治性心力衰竭伴有低血压可短期使用。需静脉用药,由小剂量开始逐渐增量,以不引起心率加快及血压升高为度。

b.磷酸二酯酶抑制剂:如氨力农、米力农,短期的血流动力效应如增加心排血量,降低左室充盈压效果明显。长期应用增高心衰患者病死率和室性心律失常发生率。难治性心力衰竭或心脏抑制前的终末期心力衰竭患者可考虑短期使用。

4.其他治疗 ①心脏再同步化治疗(CRT):即通过植入双腔起搏器,用同步化方式刺激右室和左室,来纠正慢性心衰患者的心脏失同步化。该治疗不仅可以缓解症状,提高生活质量,而且可以显著减少心衰死亡率和再住院率。②运动疗法:是一种辅助治疗手段,可减少神经激素系统的激活,减慢心室重塑,对延缓心力衰竭患者的自然进程有利。所有稳定的慢性心力衰竭且能够参加体力活动计划的患者,都应考虑运动疗法。③埋藏式心脏复律除颤器(ICD),中度心衰且 EF<30%患者在常规治疗基础上加用 ICD,可有效降低猝死率。④心脏移植:是病因无法纠正的不可逆心衰患者至终末状态的唯一出路。

(三)舒张性心力衰竭的治疗

由于心室舒张功能不良使左室舒张末压(LVEDP)升高而致肺淤血,多见于肥厚型心肌病、高血压病和冠心病。治疗原则为寻找和治疗基本病因、降低肺静脉压、改善舒张功能。主要治疗药物有利尿剂、硝酸酯类、β受体阻滞剂和钙通道阻滞剂。除非有心房颤动的患者,一般应尽量慎用洋地黄类药物。

(四)难治性心力衰竭的治疗

对该类患者的治疗是指经各种治疗,心衰不见好转,甚至还有进展者,但并非指心脏情况已至终末期不可逆转者。对这类患者应努力寻找潜在的原因,并设法纠正;同时短期静脉联合应用强效利尿剂、血管扩张剂(硝酸甘油或硝普钠)及非洋地黄类正性肌力药。对高度顽固水肿也有试用血液超滤者。

【主要护理诊断/问题】

1.气体交换受损　与左心功能不全致肺循环淤血有关。

2.焦虑/恐惧　与慢性心衰反复发作、疾病带来的不适感、意识到自己的病情较重及不适应监护室气氛等有关。

3.体液过多　与右心衰竭导致体循环淤血、水钠潴留、低蛋白血症有关。

4.活动无耐力　与心衰导致心排血量减少有关。

5.潜在的并发症　有药物中毒的危险,有皮肤完整性受损的危险。

【护理措施】

(一)病情观察

1.观察呼吸困难有无改善,发绀是否减轻,听诊肺部湿啰音是否减少,监测血氧饱和度、血气分析结果是否正常等。

2.观察患者下肢浮肿、颈静脉怒张、肝肿大等情况,尿量、体重等变化,治疗及护理后病情有否好转,有无新的病理征象,并及时与医生联系。准确记录出入量,并将其重要性告诉病人及家属,取得配合。

3.关注用药效果及药物不良反应。

4.必要时进行心电监护,密切观察血压、脉搏、心电图情况。

(二)休息与活动

1.血液动力学不稳定、心衰症状严重的患者应绝对卧床休息,以减少心肌耗氧量。病情稳定的患者,可结合心功能分级、超声或左室射血分数(LVEF)值、病人年龄等与病人及家属共同制定个体化活动方案。活动原则如下:

Ⅰ级:不限制一般的体力活动.积极参加体育锻炼,但应避免剧烈运动和重体力劳动。

Ⅱ级:适当限制体力活动,增加午睡时间,强调下午多休息,不影响轻体力工作和简单家务劳动。

Ⅲ级:严格限制一般的体力活动,每天有充分的休息时间,日常活动可以自理或在他人协助下自理。

Ⅳ级:绝对卧床休息,取舒适体位,生活由他人照顾。可在床上做肢体被动运动。

2.患者活动过程中,应密切观察有无呼吸困难、胸痛、心悸、头晕、疲劳、面色苍白、大汗等,出现以上症状时应立即停止活动,如病人经休息后症状仍不缓解,应及时通知医生。

3.长期卧床易发生静脉血栓形成甚至肺栓塞,同时也使消化功能减低,肌肉萎缩等。因此,对需要静卧的患者,应帮助患者进行四肢被动活动和腹部按摩。

(三)饮食护理

食物宜清淡、低脂、富纤维素及含钾丰富,少食多餐,避免饱食。

1.限水、钠和盐　心衰患者应限制钠盐的摄入,轻度心力衰竭的病人,摄入的食盐应限制在5g/d;中度心力衰竭应限制在2.5g/d,重度心力衰竭应限制在1g/d。水肿不十分严重或利尿效果良好时,限盐无需特别严格,以免发生电解质紊乱。除食盐外,其他含钠高的食品有腌制品、发面食品、罐头食品、香肠、味精、啤酒、酱油、各种酱类(辣酱、番茄酱、沙拉酱),以及碳酸饮料等也应限制。水潴留往往继发于钠潴留,在限盐的基础上,将水的摄入量控制在1.5Ud。应注意促进和保证患者的食欲,可变换烹调方法,使用一些讽味食物如洋葱、醋、柠檬、大蒜等,从而改善低盐食物的味道,保证营养。

2.含钾丰富　使用排钾利尿剂期间,鼓励进食含钾丰富的食物(如鲜橙汁、香蕉、枣、马铃薯、菠菜、毛豆、笋、香菇、西瓜、猕猴桃、牛肉等),避免低血钾诱发心律失常或洋地黄中毒。

3.含纤维素丰富　鼓励适当选食含纤维素丰富的食物(如红薯、芹菜等),以保持大便通畅。避免食用刺激性强的食物。

(四)用药护理

1.洋地黄类

(1)观察并告知患者洋地黄中毒的表现:洋地黄类药物使用过量时可导致一系列症状。主要表现在以下几个方面。①胃肠道反应:一般较轻,常见纳差、恶心、呕吐、腹泻、腹痛等。②心律失常:是洋地黄中毒最重要的反应,可见各类心律失常,最常见者为室性期前收缩。室上性心动过速伴房室传导阻滞是洋地黄中毒的特征性表现。③神经系统表现:可有头痛、失眠、忧郁、眩晕;出现黄视、绿视或复视。

(2)预防洋地黄中毒:

①明确影响洋地黄中毒的因素:老年人、心肌缺血缺氧情况下、重度心力衰竭、低钾、低镁血症、肾功能减退等情况对洋地黄较敏感,使用时应注意询问和倾听患者的不适主诉,并能及时发现患者ECG上的异常情况,及时处理。洋地黄与奎尼丁、胺碘酮、维拉帕米、阿司匹林等药物合用,可增加中毒机会,给药前应询问有无上述药物用药史。

②正确用药:指导患者严格按时间、按剂量服用。服用地高辛时,若上一次药漏服,则下次服药时无需补服,以免剂量增加而致中毒。静脉用药必须稀释后缓慢静注,推注时间不得低于10～15分钟。同时监测心率、心律及心电图变化。洋地黄发挥效应时心电图最先出现的改变为ST-T改变,即特征性的鱼钩状的ST-T改变。以Ⅰ、Ⅲ、aVF及左胸导联最为明显。心率

减慢。

③监测脉搏:使用洋地黄类之前,应先测基础脉搏,若脉搏<60次/min,应禁止给药。服用洋地黄过程中,脉搏突然变化如显著减慢或加速,或由规则转为有特殊规律的不规则,如室性期前收缩二联律或三联律,是判断洋地黄中毒的重要依据,应及时告知医生处理。

④必要时监测地高辛的血药浓度。

(3)洋地黄中毒的处理:①立即停药,并停用排钾利尿剂。一般停药后胃肠道反应和神经系统反应可随时间延长而逐渐好转。②纠正心律失常:快速心律失常可静脉给予或口服氯化钾。钾可阻止洋地黄与心肌进一步结合,防止中毒继续加深。但同时伴有房室传导阻滞及高钾血症者应慎用。补钾的同时还可以补镁。选用苯妥英钠或利多卡因抗心律失常药物。一般禁用电复律,以免引发室颤。严重缓慢性心律失常,如重度房室传导阻滞、窦性心动过缓可给予阿托品静注或异丙肾上腺素静脉滴注,必要时可予临时心脏起搏治疗。③应用洋地黄特异抗体:它能使强心甙从与 Na^+-K^+-ATP 酶结合的部位迅速解离出来,并与该抗体结合,起灭活解毒作用。

2.利尿剂　非紧急情况下,利尿剂的应用时间选择早晨或日间为宜,避免夜间排尿过频影响休息。

(1)疗效判断:使用利尿剂期间,每日监测体重以检验利尿剂效果。利尿剂足量的情况下,患者表现为水肿消退、肺部啰音消失,体重稳定,说明病情得以控制。有部分患者可出现利尿剂抵抗,配合适当/严格限制钠盐摄入量,能减轻此效应。

(2)不良反应:

①电解质丢失:CHF 常用利尿剂为袢利尿剂和噻嗪类,如速尿和双氢克尿塞,最主要的不良反应是低钾血症,从而诱发心律失常或洋地黄中毒,应注意监测血钾及有无低钾血症表现,如乏力、腹胀、肠鸣音减弱等。合用 ACEI 或给予保钾利尿剂能一定程度预防钾丢失,但应严格监测血电解质,防止出现高钾血症。补充含钾丰富的食物。必要时补充钾盐,口服补钾宜在饭后或将水剂与果汁同饮,以减轻胃肠道不适;外周静脉补钾时应注意用药浓度。

②低血压和氮质血症:出现低血压和氮质血症而患者已无液体潴留,则可能是利尿过度,血容量减少所致,应告知医生减少利尿剂使用剂量。

3.血管扩张剂

(1)ACEI 类药物的不良反应包括咳嗽、低血压和头晕、肾损害、高钾血症、血管神经性水肿。用药期间需要检测血压,避免体位的突然改变,检测血钾水平和肾功能。

(2)β 受体阻滞剂的主要不良反应是心衰恶化、疲乏、心动过缓、低血压等,应监测心率和血压,当心率低于 50 次/分时,暂停给药。

(五)心理护理

经常与患者交流,倾听心理感受,给予必要的解释与安慰,加强巡视。鼓励家属安慰患者,酌情增减家属探视时间。急性心衰患者出现焦虑与恐惧时,可适当使用吗啡,但应注意观察患者有无呼吸抑制或心动过缓。观察患者有无缺氧所致的思维紊乱、意识障碍。加强心电监护,迅速开发静脉通道,并做好用药的护理。医护人员应以有条不紊的方式进行工作,尽量多陪伴患者,取得患者的信任,增加其安全感,以消除恐惧不安情绪。

【健康教育】

1.知识宣教　向患者讲解慢性心衰的病因、诱因及防治知识,遵医嘱规律服药的重要性及常用药物的不良反应。

2.休息与活动　注意休息,劳逸结合,制订合理的活动计划,防止增加心脏负担。

3.饮食。

4.病情监测　教会患者及家属如何检查水肿、每日关注体重变化、自测脉搏和心律、有无乏力和气促。

5.积极治疗原发病　定期门诊复查等。

二、急性心力衰竭

急性心力衰竭(AHF)是指急性心脏病变引起心排血量显著、急骤降低,导致组织器官灌注不足和急性肺淤血的一组临床综合征。临床上以急性左心衰较为常见,表现为急性肺水肿或心源性休克等,为内科急危重症,需及时抢救。急性右心衰竭相对少见。

【病因】

心脏解剖或功能的突发异常,使心排血量急剧降低,肺静脉压骤然升高而发生急性左心衰竭。

1.与冠心病有关的急性广泛前壁心肌梗塞、乳头肌断裂、室间隔破损穿孔等。

2.感染性心内膜炎引起瓣膜穿孔等所致急性返流。

3.其他,如高血压心脏病血压急剧升高、在原有心脏病的基础上快速心律失常或严重缓慢性心律失常、输液过多过快等。

【病理生理】

心脏收缩力突然严重减弱,心输出量急剧减少;或左室瓣膜急性返流,使左室舒张末压迅速升高,肺静脉回流受阻而压力快速升高,引起肺毛细血管压升高而使血管内液体渗到肺间质和肺泡内形成急性肺水肿。急性肺水肿早期可因交感神经激活,血压可一过性升高,随着病情进展,血压常下降,严重者可出现心源性休克。

【临床表现】

急性肺水肿为急性左心衰的最常见表现。主要表现为突发严重呼吸困难,呼吸频率常达30～40 次/min,频繁咳嗽,咳大量白色或粉红色泡沫状痰。常极度烦躁不安,面色灰白,取坐位,两腿下垂,大汗淋漓,皮肤湿冷,极重者可因脑缺氧而致神志模糊。听诊时两肺满布湿性啰音和哮鸣音,心尖部第一心音减弱,心率增快,同时有舒张早期奔马律,肺动脉瓣第二心音亢进。

AHF 的临床严重程度常用 Killip 分级:

Ⅰ级:无 AHF;Ⅱ级:AHF,肺部中下肺野湿性啰音,心脏奔马律,胸片见肺淤血;Ⅲ级:严重 AHF,严重肺水肿,双肺布满湿啰音;Ⅳ:心源性休克。

【诊断要点】

根据患者典型症状与体征,如突发极度呼吸困难、咳粉红色泡沫痰,两肺满布湿性啰音和哮鸣音、心脏舒张期奔马律等一般即可诊断。

【抢救配合】

1.体位 立即协助患者取坐位,双腿下垂,以减少静脉回流。

2.吸氧 在保证气道通畅的前提下,高流量(6～8L/min)鼻导管或面罩给氧,应用酒精(一般可用30～50％)湿化,使肺泡内泡沫的表面张力降低而破裂,有利于改善肺泡通气。对于病情特别严重者应给予无创呼吸机正压通气(NIPPV)加压面罩给氧。上述措施无效时采取气管插管。

3.药物治疗 迅速建立静脉通路,遵医嘱正确用药。

(1)减少肺血容量,降低肺循环压力。

①吗啡:镇静,可减轻患者焦虑、躁动所带来的额外心脏负担,还可扩张小静脉和小动脉,减轻心脏前后负荷。可用3～5mg静注,于3分钟内推完,必要时每间隔15分钟重复一次。年老体弱者应酌情减量或改为皮下或肌肉注射。同时严密观察生命体征。

②快速利尿:呋塞米20～40mg静注,于2分钟内推完,4小时可重复1次。本药除利尿作用外,还有扩张静脉作用,有利于缓解肺水肿。

③血管扩张剂:根据病情选择硝普钠、硝酸甘油或酚妥拉明静脉滴注,并监测血压。应用硝普钠或硝酸甘油血管扩张剂时,需每5～10分钟监测血压一次,根据血压逐步增加剂量至目标剂量,使收缩压维持在100mmHg左右,病情控制后采取逐步减量、停药。不可突然停药,以免引起病情反跳。硝普钠含有氰化物,连续用药时间不宜超过24小时。

(2)增加心肌收缩力:

①西地兰:最适用于肺水肿伴有快速心房颤动,并已知有心室扩大伴左心室收缩功能不全者。首剂0.4～0.8mg,稀释后缓慢静注,2h后酌情再给0.2～0.4mg。急性心肌梗塞发病24h内病人不宜用洋地黄类药物。

②氨茶碱:具有平喘、强心、扩血管、利尿作用。常用250mg稀释后缓慢静注,1～2h可重复一次。

③多巴胺、多巴酚丁胺:肺水肿伴有低血压,组织器官灌注不足时可选用。

4.其他治疗 激素可降低肺毛细血管通透性,减少渗出,常用地塞米松。仔细寻找并消除诱因,加强基本病因治疗。对于心源性休克,尤其是急性心梗合并肺水肿者,可采取主动脉内球囊反搏术增加心排血量,改善肺水肿。

第十一节 冠状动脉粥样硬化性心脏病

冠状动脉粥样硬化性心脏病(简称冠心病)指冠状动脉粥样硬化,使血管狭窄或堵塞和(或)冠状动脉功能性改变(痉挛),导致心肌缺血缺氧或坏死而引起的心脏病。冠心病已经成为严重危害人类健康的常见病。

一、心绞痛

(一)稳定型心绞痛

在冠状动脉固定性严重狭窄的基础上,由于心肌负荷的增加,引起心肌急剧的暂时的缺血、缺氧的临床综合征,特点为阵发性前胸压榨样疼痛,主要为胸骨后部,可放射至心前区和左上肢尺侧,常发生于劳力负荷增加时,持续数分钟,休息或服用硝酸酯制剂后消失。

【常见病因与诱发因素】

本病的基本病因是冠状动脉粥样硬化,当冠状动脉的供血与心肌的需血之间发生矛盾,冠状动脉血流量不能满足心肌代谢的需要,引起心肌急剧的、暂时的缺血缺氧时,即可发生心绞痛。劳累、情绪激动、饱食、受寒、急性循环衰竭等为常见的诱因。

【临床表现】

心绞痛以发作性胸痛为主要临床表现,疼痛的特点如下。

1.心绞痛的部位　主要在胸骨体中段或上段之后可波及心前区,有手掌大小范围,甚至横贯前胸,界限不很清楚。常放射至左肩、左臂内侧达环指和小指,或至颈、咽或下颌部。

2.心绞痛性质　胸痛常为压迫、发闷或紧缩性,也可有烧灼感,但不像针刺或刀扎样锐性痛,偶伴濒死的恐惧感觉。有些患者仅觉胸闷不适不认为有痛。发作时,患者往往被迫停止正在进行的活动,直至症状缓解。

3.心绞痛诱发因素　常由体力劳动或情绪激动(如愤怒、焦急、过度兴奋等)所诱发,饱食、寒冷、吸烟、心动过速、休克等亦可诱发。疼痛多发生于劳力或激动的当时,而不是在一天劳累之后。典型的心绞痛常在相似的条件下重复发生,但有时同样的劳力只在早晨而不在下午引起心绞痛,提示与晨间交感神经兴奋性增高等昼夜节律变化有关。

4.心绞痛持续时间　疼痛出现后常逐步加重,然后在 3～5 分钟逐渐消失,可数天或数星期发作 1 次,亦可一日内多次发作。心绞痛持续时间超过 30 分钟不缓解,心电图有心肌缺血动态变化,心肌酶增高要警惕急性心肌梗死。

5.心绞痛缓解方式　一般在停止原来诱发症状的活动后即可缓解;舌下含用硝酸甘油也能在几分钟内使之缓解。

【辅助检查】

1.心脏 X 线检查　如已伴发缺血性心肌病可见心影增大、肺充血等。

2.心电图检查　约有半数的病人心绞痛发作时心电图正常,心绞痛发作时可出现暂时性心肌缺血引起的 ST 段压低($\geqslant 0.1 \mathrm{mV}$)有时出现 T 波倒置,平时 T 波倒置的病人,发作时可变为直立。

3.心电图负荷试验和心电图连续动态监测　可显著提高缺血性心电图的检出率。

4.放射性核素检查　铊心肌显像所示灌注缺损提示心肌供血不足或血流缺失,对心肌缺血有诊断价值。

5.冠状动脉造影检查　是确诊冠心病的金标准。

【治疗原则】

1.非血供重建　改善冠状动脉的血供和降低心肌的耗氧,服用阿司匹林减少血栓形成,降低不稳定型心绞痛和心肌梗死的发生,有效的降血脂治疗可促使粥样斑块稳定。

2.血供重建　运用心导管技术疏通狭窄甚至闭塞的管腔,从而改善心肌血流灌注的方法,包括经皮冠状动脉腔内成形术、经皮冠状动脉内支架置入术,经皮冠状动脉旋切术、旋磨术和激光成形术。

3.外科手术治疗　主要是在体外循环下施行主动脉-冠状动脉旁路移植手术。

【护理】

1.评估

(1)健康史和相关因素。①一般状况:病人的年龄、性别、职业、婚姻状态、营养状况,尤其注意近期有无脑出血、消化道出血,和药物使用情况、过敏史、家族遗传史。②发病特点:患者有无诱发因素、疼痛部位、持续时间、缓解方式以及伴随症状。③相关因素:包括既往史,男性患者是否吸烟、饮酒、生活饮食习惯、性格,初步判断心绞痛分级以及对生活质量的影响。

(2)心绞痛严重度的分级:加拿大心血管病学会(CCS)分为4级。

Ⅰ级:一般体力活动(如步行和登楼)不受限,仅在强、快或持续用力时发生心绞痛。

Ⅱ级:一般体力活动轻度受限。快步、饭后、寒冷或刮风中、精神应激或醒后数小时内发作心绞痛。一般情况下平地步行200m以上或登楼一层以上受限。

Ⅲ级:一般体力活动明显受限,一般情况下平地步行200m,或登楼一层引起心绞痛。

Ⅳ级:轻微活动或休息时即可发生心绞痛。

2.护理要点及措施

(1)发作时的护理:心绞痛发作时立刻休息,一般在停止活动后症状即可消失。监测血压、脉搏、呼吸,舌下含化硝酸甘油0.6mg,3～5分钟疼痛缓解,低流量吸氧,观察心电图有无心肌缺血表现。

(2)观察药物治疗的作用和不良反应:①服用阿司匹林100～300mg,注意观察胃肠道反应。②β受体阻滞药:减慢心率、降低血压,减低心肌收缩力和耗氧量,注意血压的变化,初次小剂量开始,停用时逐步减量,对有低血压、支气管哮喘以及心动过缓、二度或以上房室传导阻滞者不宜应用。③钙通道阻滞药:扩张冠状动脉,解除冠状动脉痉挛:维拉帕米有头晕、恶心、呕吐、便秘、心动过缓、P-R间期延长、血压下降等不良反应;硝苯地平有头痛、头晕、乏力、血压下降、心率增快、水肿;地尔硫卓不良反应有头痛、头晕、失眠等。④曲美他嗪:改善心肌的氧供需平衡而治疗心肌缺血。

(3)避免诱发心绞痛发作的因素:进食不应过饱、过快,禁烟酒。

(4)调整日常生活与工作量;减轻精神负担;保持适当的体力活动,但以不致发生疼痛症状为度;一般不需卧床休息。

(5)运动锻炼疗法:谨慎安排进度适宜的运动锻炼,有助于促进侧支循环的形成,提高体力活动的耐受量而改善症状。

(二)不稳定型心绞痛

【常见病因与发病机制】

冠脉内不稳定的粥样斑块继发病理改变,使局部心肌血流量明显下降,如斑块内出血、斑块纤维帽出现裂隙、表面上有血小板聚集和(或)刺激冠状动脉痉挛,导致缺血加重。虽然也可因劳力负荷诱发但劳力负荷中止后胸痛并不能缓解。

【临床表现】

胸痛的部位、性质与稳定型心绞痛相似,但同时还具有以下特点之一。

1.原为稳定型心绞痛,在1个月内疼痛发作的频率增加、程度加重、时限延长、诱发因素变化、硝酸类药物缓解作用减弱。

2.1个月之内新发生的心绞痛,并因较轻的负荷所诱发。

3.休息状态下发作心绞痛或较轻微活动即可诱发,发作时表现有ST段抬高的变异型心绞痛,此外,由于贫血、感染、甲状腺功能亢进症、心律失常等原因诱发的心绞痛称之为继发性不稳定型心绞痛。

4.不稳定型心绞痛(UA)患者的严重程度不同,其处理和预后也有很大的差别,在临床分为低危组、中危组和高危组。低危组指新发的或是原有劳力性心绞痛恶化加重,加拿大心血管病学会CCSⅢ级或Ⅳ级,发作时ST段下移≤1mm,持续时间<20分钟,胸痛间期心电图正常或无变化;中危组就诊前1个月内(但48小时内未发)发作1次或数次,静息心绞痛及梗死后心绞痛,持续时间<20分钟,心电图可见T波倒置>0.2mV,或有病理性Q波;高危组就诊前48小时内反复发作,静息心绞痛伴一过性ST段改变(>0.05mV),新出现束支传导阻滞或持续性室速,持续时间>20分钟。

5.UA与NSTEMI同属非ST段抬高性急性冠状动脉综合征(ACS),两者的区别主要是根据血中心肌坏死标记物的测定,因此对非ST段抬高性ACS必须检测心肌坏死标记物并确定未超过正常范围时方能诊断UA。

【治疗原则】

不稳定型心绞痛病情发展常难以预料,应使患者处于医生的监控之下,疼痛发作频繁或持续不缓解及高危组的患者应立即住院。

1.一般处理:卧床休息1～3天,24小时心电监测。有呼吸困难、发绀者应给予氧气吸入,维持血氧饱和度达到90%以上。

2.镇痛治疗:烦躁不安、剧烈疼痛者,静脉注射吗啡5～10mg,硝酸甘油或硝酸异山梨酯持续静脉滴注或微量静脉泵输注,以每分钟$10\mu g$开始,每3～5分钟增加$10\mu g$,直至症状缓解。

3.抗凝血(抗血栓):阿司匹林、氯吡格雷和肝素(包括低分子量肝素)是UA中的重要治疗措施,其目的在于防止血栓形成,阻止病情进展为心肌梗死。

4.病情严重者,非手术治疗效果不佳,心绞痛发作时ST段压低>1mm,持续时间>20分钟,或血肌钙蛋白升高者,在有条件的医院可行急诊冠状动脉造影,考虑PCI治疗。

5.UA经治疗病情稳定,出院后应继续强调抗凝血和调血脂治疗,特别是他汀类药物的应用。

【护理】

1.评估

(1)健康史和相关因素:参见稳定型心绞痛。

(2)评估疼痛的部位、性质,疼痛的程度、持续时间,心绞痛持续时间>20分钟,心电图有缺血改变,定时抽血观察心肌酶变化。

2.护理要点及措施

(1)病情观察:①心绞痛发作时,密切观察血压、脉搏,有无呼吸困难、面色苍白、出汗、恶心、呕吐症状,警惕不稳定型心绞痛有进展至急性心肌梗死的可能性。②心绞痛发作时停止活动,席地而坐或是卧床休息。③低流量吸氧,观察心电图有无心肌缺血表现。

(2)用药护理:心绞痛发作时舌下含化硝酸甘油 0.6mg,用药后注意观察胸痛缓解情况,用药后 3~5 分钟不缓解,可重复服用。心绞痛发作频繁,遵医嘱静脉输入硝酸甘油,注意速度,告知病人和家属不要自行调整滴速,以防止低血压,少数病人会出现头部涨痛、面色潮红、心动过速、心悸不适。

(3)心绞痛发作频繁、持续时间>30 分钟、心电图有动态改变、心肌坏死标记物有升高的趋势,立即转入监护室,必要时紧急冠状动脉造影,考虑 PCI 治疗。

(4)心理护理:发作时及时处理,安慰鼓励病人,解除紧张不安情绪。

(5)减少和避免诱发因素:保持心情舒畅,排便通常,必要时服用通便药。

(6)饮食护理:进食不易过饱,多食入富含纤维的新鲜蔬菜和水果,以低盐、低脂为宜。

3.健康教育

(1)冠心病病人随身携带硝酸甘油、患者身份证,并注明家庭住址、联系人以及联系方式,确保在心绞痛发作时实施有效救治。

(2)改变生活方式,生活起居有规律,戒烟、酒。合理膳食,宜摄入低热量、低脂肪、低胆固醇、低盐饮食。多食入新鲜水果和蔬菜,少食多餐,控制体重在正常范围。定期测量腹围,腹围的控制目标为:正常男性腰围≤2 尺 7 寸,即 90cm,正常女性腰围≤2 尺 4 寸,即 80cm。腹围的具体测量方法是:脱掉上衣露出腹部,松开腰带;选取肋骨下缘与髂前上棘的中点(平脐水平),将软尺环绕腰部 1 周,放松,待呼气末读取软尺数据;记录腹围。

(3)适当运动:运动的方式以有氧运动为主,注意运动的强度和时间因病情和个体差异而不同。

(4)避免诱发因素:告知病人和家属过劳、情绪激动、饱餐、寒冷刺激、搬重物、排便用力等均是心绞痛发作的诱因,因尽量避免。

(5)病情的自我监测:要会识别心绞痛发作的表现,以及发作时的处理,特别是糖尿病或是老年人的心绞痛症状不典型;当含服第一片硝酸甘油不缓解时,或是近期心绞痛发作频繁、持续时间延长,应立即就诊或是拨打急救电话。

(6)根据自身的年龄、活动能力以及兴趣爱好选择适合的体力劳动强度和锻炼方式,最大活动量以不发生心绞痛症状为度。

(7)遵医嘱服用药物,不要擅自停用或是增加药物,自我监测药物不良反应,发现血压增高或是降低,心律失常、心率减慢或是增快,立即就诊。

(8)定期复查:告知病人要定期门诊复查心电图、血常规、血糖、电解质、血脂、肝功能,必要时复查冠状动脉 CT。

二、急性心肌梗死

急性心肌梗死指在冠状动脉病变基础上,冠状动脉血流急剧减少或中断,使相应的心肌严重持久的急性缺血导致心肌坏死,出现以剧烈胸痛、发热、白细胞计数和血清心肌酶升高、心电图进行性改变为特征的一种急性缺血性心脏病。

【常见病因】

在动脉粥样硬化病变的基础上并发粥样斑块破裂、出血,血管腔内血栓形成,动脉内膜下出血,或动脉持续性痉挛,使管腔迅速发生持久而完全的闭塞。导致动脉粥样硬化的易患因素,有高龄、男性、高脂血症、高血压、吸烟和糖尿病;其次是脑力劳动紧张而体力活动少,食物含热量高、动物性脂肪高、胆固醇高,而抗氧化物质,如维生素 E、维生素 A 摄入少及肥胖、吸烟、A 型性格、阳性家族史。

诱发急性心肌梗死因素有:①出血、休克或严重的心律失常使心排血量骤减;②重体力劳动、情绪过分激动、疲劳、吸烟和饮酒;③饱餐(特别是进高脂肪饮食时)后血脂增高;④睡眠时迷走神经张力增高,使冠状动脉痉挛;⑤介入性诊治的操作损伤,可加重心肌缺血。

【临床表现】

心肌梗死表现与梗死部位、大小、侧支循环情况密切相关。

1.先兆 健康男性第 1 次感到胸闷,疼痛部位多样,有胸痛、胃部不适、牙痛、肩背部放射到左前臂内侧,多在夜间发作。患者已有心脏病,突然发生或出现比以往剧烈而频繁的心绞痛,持续时间较以往长,含服硝酸甘油治疗、休息后仍然不能缓解。女性及老年人群发病时症状不典型,女性通常表现不典型的缺血性胸痛,而老年人则更多地表现为周身不适或呼吸困难。

2.症状 典型症状为持续性心前区、胸骨后或剑突下难以忍受的压榨性、闷胀性或窒息性疼痛超过 30 分钟,含服硝酸甘油 1～3 片仍不能缓解,伴有出汗、面色苍白,恶心、呕吐。通常胸痛可放射到左上肢尺侧,也可向双肩、双上肢、颈部、颏部或双肩胛间区反射。与心绞痛相比,胸痛程度更重,持续时间更长,休息或含服硝酸甘油无效。不典型的症状可表现为胃部、背部、左上肢酸胀和不适;特别是某些老年人或糖尿病病人,心肌梗死时无胸痛,仅有周身不适、疲乏和恶心、呕吐等非特异性症状,及出汗、面色苍白等体征。某些老年人心肌梗死可以急性左侧心力衰竭、高度房室传导阻滞、反复晕厥,甚至心源性休克为首发表现,这些表现往往伴有恶心呕吐、面色苍白和大汗淋漓等非特异性症状和体征。

3.体征

(1)心脏体征:心脏浊音界可正常也可轻度至中度增大;心率增快或减慢;心尖区第一心音减弱;可出现第三或第四心音奔马律。10%～20%的病人 2～3 天出现心包摩擦音,为反应性纤维性心包炎所致;心尖区可出现粗糙的收缩性或中晚期喀喇音,为二尖瓣乳头肌功能失调或断裂,胸骨左下缘响亮的收缩期杂音;心室间隔穿孔。

(2)血压:几乎所有的患者都有血压下降,心肌梗死前有高血压的患者,血压可降至正常。

(3)其他:如发生心律失常、休克或心力衰竭者则出现相关的体征和血压变化。

【常见并发症】

1.心律失常　多发生在起病1～2天,24小时内多见,以室性心律失常最多见,表现为频发室性期前收缩,短阵室性心动过速,心室颤动(原发性心室颤动)。

(1)缓慢性心律失常:包括窦性心动过缓、窦房阻滞、房室传导阻滞,多见于急性下壁心肌梗死引起的迷走神经反射,多为一过性。三束支传导阻滞,多见于急性广泛前壁心肌梗死导致的弥散性心肌损害。

(2)快速性心律失常:室上性心动过速,室性快速心律失常,急性心肌梗死并发房颤,提示左心功能较差,心房压升高,预后不良。

2.心力衰竭　急性心肌梗死时心功能分级以 Killip 分级,分为Ⅰ级(无心力衰竭表现)、Ⅱ级(室性奔马律或双肺底湿啰音<1/2肺野)、Ⅲ级(急性肺水肿)、Ⅳ级(心源性休克),当出现烦躁不安、大汗淋漓、面色苍白、皮肤湿冷、神志迟钝、尿量减少,要高度怀疑心源性休克,为广泛心肌(>40%)坏死、心排血量急剧下降所致。

3.机械性并发症

(1)乳头肌功能失调或断裂:主要为二尖瓣乳头肌因缺血、坏死而收缩无力或断裂,造成二尖瓣脱垂及关闭不全,心前区有响亮的吹风样收缩期杂音,轻者可以恢复,重者可损害左心功能发生急性左侧心力衰竭,最终导致死亡。

(2)心脏破裂:常在起病1周内出现,多位心室游离壁破裂,偶有室间隔破裂。

(3)心室壁瘤:主要见于左心室,发生率5%～20%,超声心动图可见心室部有反常运动,心电图示 ST 断持续抬高,室壁瘤可导致左侧心力衰竭、心律失常、血栓形成。

【其他并发症】

1.右心室梗死　下壁心肌梗死的患者30%合并右心室心肌梗死,前壁心肌梗死为10%;右胸导联的 ST 段抬高可以确定诊断,右胸导联 V_4R 上 ST 段上抬1mV,是右心室缺血最特异的 ECG 表现,但可以是一过性,也可表现右心房和肺毛楔压的比率≥0.9,可能引起低血压和休克;右心室梗死三联征:双肺野清晰、低血压、右心衰竭。

2.左心室血栓形成　前壁心肌梗死的5天内,左心室坏死心肌易形成附壁血栓,血栓脱落可引起脑、脾、四肢等动脉栓塞。

3.梗死后综合征　发生于心梗后的1～12周,可能为机体对坏死组织吸收产生过敏所致,表现为发热、胸痛、心包和胸膜积液,可能发展为缩窄性心包炎。

【辅助检查】

1.心电图

(1)超急性期高尖 T 波:20～30分钟重复记录,动态观察 ST 段变化,决定是否溶栓治疗。

(2)ST 段抬高≥1mm:相邻两个以上导联(前壁、下壁、侧壁)可以确定诊断。

(3)左束支传导阻滞:高度怀疑急性心肌梗死,按心肌梗死给予治疗。

2.心肌酶　心肌损伤特异性标志物有:血清肌酸激酶(CK)、肌酸激酶同工酶(CKMB)、肌钙蛋白 T(cTnT)、肌钙蛋白 I(cTnI)、乳酸脱氢酶(LDH)及 GOT 也有一定提示作用,心梗时 CK-MB/CK>5%TNT 与 LDH 升高持续时间达1周以上。

（1）CK 血清肌酸激酶发病 6 小时内出现,24 小时达高峰,48～72 小时消失。

（2）CK-MB 其诊断的敏感性和特异性均极高,在心肌梗死后 3～4 小时升高,20～24 小时达高峰,48 小时恢复正常,应每 6～8 小时检测 1 次,至少连续 3 次检测正常才可排除急性心肌梗死。

（3）TNT(肌钙蛋白 T):较肌红蛋白升高慢,但特异性强,持续时间较长,3～8 小时开始升高,对于梗死后 3～4 天也有诊断意义。

（4）LDH:24～48 小时升高,3～6 天达高峰,持续 8～14 天,特异性差。

3.超声心动图 ①局限性室壁运动减弱,提示严重心肌缺血和梗死;②室壁变薄,提示陈旧心肌梗死。

4.急诊心导管术 对持续性的胸痛伴异常心电图 ST 段压低和 T 波倒置,合并有危险因素的患者应考虑此项检查。

【治疗原则】

对急性心肌梗死的治疗原则是早期开通梗死相关的动脉。

1.急救治疗措施

（1）绝对卧床休息、镇痛、吸氧、建立静脉通道和持续 ECG 监测。

（2）及时发现和处理致命性心律失常。

（3）维持血流动力学稳定。

（4）尽快准备并开始冠状动脉再灌注治疗。

（5）抗凝血药物治疗。常用药物:阿司匹林、氯吡格雷、替若非班、低分子肝素、肝素。

（6）抗心肌缺血及其他药物治疗,如硝酸酯类、受体阻滞药、钙拮抗药、血管紧张素转化酶抑制药、降血脂治疗。

2.ST 段抬高心肌梗死治疗 冠状动脉造影显示有 90％以上可以见到闭塞性冠状动脉血栓形成,治疗应采取急诊介入治疗梗死相关动脉。ST 段抬高心肌梗死患者首选冠状动脉支架置入术。介入治疗死亡率取决于病人从到达急诊室至开始首次球囊扩张的时间,这一时间应控制在 90 分钟内,最好是 60 分钟。

3.非 ST 段抬高心肌梗死治疗 非 ST 段抬高心肌梗死的患者以多支血管病变的可能性大,与 ST 段抬高心肌梗死比较,糖尿病、高血压、心力衰竭、外周血管疾病、高龄患者更常见。急诊介入治疗是首选。对于低危组患者急性期可行内科非手术治疗,择期行冠状动脉造影或介入治疗(入院 48 小时后);对于中危、高危患者可行急诊介入治疗(24 小时内),应给予抗凝血酶和阿司匹林;对于心绞痛反复发作者,应给予硝酸酯类,尔后给予足量的 β 受体阻滞药。不能达到充分的 β 受体阻滞药效果或有禁忌证者,考虑钙拮抗药治疗。

4.溶栓治疗 受医疗条件限制或是因患者就诊延误,转送患者到可施行介入治疗的医院将会错过再灌注时机,如无禁忌证应立即(接诊患者后 30 分钟内)行溶栓治疗。

（1）适应证:①两个或两个以上相邻导联 ST 段抬高(胸导联≥0.2mV,肢导联≥0.1mV),或病史提示 AMI 伴左束支传导阻滞,起病时间<12 小时,患者年龄<75 岁。②ST 段显著抬高的 MI 患者年龄>75 岁,经慎重权衡利弊仍可考虑。③ST 段抬高性心肌梗死发病时间已达 12～24 小时,但如仍有进行性缺血性胸痛,广泛 ST 段抬高者也可考虑。

(2)禁忌证:①既往发生过出血性脑卒中,1年内发生过缺血性脑卒中或脑血管事件;②颅内肿瘤;③近期(2～4周)有活动性内脏出血;④未排除主动脉夹层;⑤入院时严重且未控制的高血压(＞180/110mmHg)或慢性严重高血压病史;⑥目前正在使用治疗剂量的抗凝药或已知有出血倾向;⑦近期(2～4周)创伤史,包括头部外伤、创伤性心肺复苏或较长时间(＞10分钟)的心肺复苏;⑧近期(＜3周)外科大手术;⑨近期(＜2周)曾有在不能压迫部位的大血管行穿刺术。

(3)溶栓药物:①尿激酶(Urokinase,UK)30分钟内静脉滴注150万～200万U。②链激酶(SK)或重组链激酶(rSK)以150万U静脉滴注,在60分钟内滴完。③重组组织型纤维蛋白溶酶原激活药(rtPA)100mg在90分钟内静脉给予:先静脉注入15mg,继而30分钟内静脉滴注。

5.紧急主动脉-冠状动脉旁路移植术　介入治疗失败或溶栓治疗无效有手术指征者,宜争取6～8小时施行主动脉-冠状动脉旁路移植术。

【护理】

1.评估

(1)健康史和相关因素

①一般状况:年龄、性别、职业、婚姻状态、营养状况,尤其注意既往有无发生过出血性脑卒中、1年内发生过缺血性脑卒中或脑血管事件、药物使用情况、过敏史、家族遗传史。

②发病特点:诱发因素、有无典型心肌梗死症状、心电图缺血动态改变,实验室检查心肌损伤的心肌酶特异性标志物增高,超声心动图示局限性室壁运动减弱并提示严重心肌缺血和梗死、冠状动脉造影结果。

③相关因素:包括既往史,患者有无家族遗传心肌梗死病史、高血压、糖尿病、高血脂、吸烟、饮酒、熬夜、超重、生活饮食不规律等危险因素。

④精神情感状况:心肌梗死病人发作时胸痛的程度异常剧烈,伴有濒死感、由此产生恐惧心理,由于心肌坏死使病人的生活自理能力下降,病人易焦虑;入住监护室,频繁抽血、检查以及监护设施使病人对环境陌生感进一步增加了病人的焦虑和恐惧。

(2)危险分层:早期准确地对病人进行危险分层,有助于选择合适的治疗方案,从而改善预后。

①非ST段抬高心肌梗死的危险分层是以TIMI方法,危险积分主要为7个预测因子:a.年龄≥65岁;b.至少存在3个冠心病危险因素(家族史、糖尿病史、高血压、高胆固醇血症、吸烟);c.冠状动脉狭窄显著(已知冠状动脉狭窄≥50％);d.ST段压低;e.严重心绞痛症状(24小时心绞痛≥2次);f.7天应用过阿司匹林;g.心肌酶升高[CK-MB和(或)心肌特异性肌钙蛋白]。

上述每一个危险因素积1分,TIMI积分0～1分时病人发生心血管事件的危险性为4.7％,TIMI积分为6～7分时,发生血管事件的危险性可达40.9％。

②ST段抬高心肌梗死的危险分层根据TIMI危险积分系统为:a.年龄＞74岁和收缩压＜100mmHg各设为3分;b.年龄65～75岁、心率超过100次/分、Killip分级Ⅱ～Ⅳ级床旁危险分级各设为2分;c.有冠心病、高血压和心绞痛病史各设为1分;d.体重低于67kg、开始治疗时

间>4小时各设为1分;e.前壁心肌梗死或左束支传导阻滞设定为1分。

上述危险积分0~14分,30天病死率分别为:0分,0.8%;2分,1.6%;3分,2.2%;4分,7.3%;5分,12%;6分,16%;7分,23%;8分,27%;8分,36%。

2.护理要点及措施

(1)判断危险因素:①心力衰竭的危险;②心律失常的危险。

(2)直接经皮冠状动脉介入治疗(PCI)护理。

(3)溶栓治疗护理

①静脉给药剂量尿激酶100万~150万U/30~60分钟滴完,链激酶75万~150万U/30~60分钟滴完,重组组织型纤溶酶原激活剂100mg在90分钟内给予,先静脉注射15mg,继而30分钟内静脉滴注50mg,其后的60分钟再静脉滴注35mg。

②溶栓治疗监测:询问患者溶栓前后的症状减轻程度,严密观察心律、心率、血压、呼吸、皮肤、黏膜、呼吸道、消化道、泌尿道有无出血征象。

③溶栓前、溶栓后3小时内每半小时描记1次12导心电图(正后壁、右心室梗死加做V_{7-9}和V_3R-V_5R,共18导心电图),观察ST变化。

④观察溶栓前后血常规、出凝血时间、肝肾功能、血糖、血脂变化。

⑤观察心肌梗死发病后8~12小时,18~24小时和48小时3次心肌酶学和肌钙蛋白T和肌钙蛋白I的变化,必要时于发病后8小时、12小时、16小时、20小时、24小时和48小时检查CPK、CK-MB,以观察峰值前移情况。

⑥溶栓治疗并发症的观察护理。a.出血:常有牙龈、口腔黏膜和皮肤穿刺部位及尿中大量红细胞,可密切观察,不必处理;若出现消化道大出血或腹膜后出血则应给予止血药和输血治疗;如出现颅内出血应在严密监护下行开颅手术。b.过敏反应:主要见于链激酶溶栓的患者,可有寒战、发热、支气管哮喘、皮疹,甚至出现低血压和休克。c.低血压:可以是再灌注的表现,也可能是过敏反应或是溶栓剂输注过快所致,发生时迅速扩容和输注多巴胺,对合并心动过缓者静脉注射阿托品。

3.健康教育

(1)消除冠心病危险因素:应特别强调控制血压在120/80mmHg的理想水平以内;糖尿病患者空腹血糖保持在4.4~6.2mmol/L;他汀类药有抑制斑块局部炎症的作用;戒烟,坚持日常活动和控制高热量和高脂肪饮食;控制体重在正常范围。

(2)保持情绪稳定:逐渐恢复日常活动,所有的心肌梗死患者出院时均应接受如何恢复性生活、驾车、工作及运动的信息;提示心肌梗死后应节制房事,因为性高潮时,心率可增加至120~140次/分,血压也增高,这对冠心病人是超负荷的。即使冠心病发作少者,在过性生活前也要服长效硝酸甘油制剂,其过程中如果发生胸闷、气短等应立即中止。

(3)控制饮食:减少饮食中总脂肪、饱和脂肪酸及胆固醇的摄入。根据最新研究,在东方人群中,血清胆固醇每增加0.6mmol/L(正常值5.2mmol/L)冠心病发病的相对危险因素增加34%,因此防治高脂血症是预防冠心病的重要措施之一。限制饮食,每餐保持在7~8分饱即可,增加植物蛋白尤其是大豆蛋白的摄入,少吃甜食,多食富含纤维素的食物和水果、蔬菜,以利于降低胆固醇和体重。

（4）遵医嘱按时服用阿司匹林和氯吡格雷：氯吡格雷（波立维）是预防支架血栓非常重要的药物，阿司匹林是终身服用。波立维的用法是：每次75mg，每日1次，连续服用1年。其他抗心肌缺血、抗神经内分泌因子和他汀类药物也要遵医嘱服用。

（5）预防并发症：①保持排便通畅，多食入含纤维的蔬菜和食物，必要时遵医嘱服用通便药物。避免排便用力诱发急性心功不全、心律失常而导致猝死的发生。②对有心室壁瘤的患者，要避免血压升高，定期复查心电图和心脏超声检查。③预防感冒，冬季注意保暖，避免因呼吸道感染、肺部感染，而加重心力衰竭，诱发心肌缺血。

（6）按时复查：急性心肌梗死后根据梗死的部位、心功能分级以及治疗效果，在出院后的1个月、3个月、6个月之中，按时到医院复查。

第十二节　肝硬化

肝硬化是以肝组织弥漫性纤维化、假小叶和再生结节形成为特征的慢性肝病。临床以肝功能减退和门静脉高压为主要表现，晚期可出现一系列严重的并发症。肝硬化是我国常见疾病和主要死亡病因之一。

【病因和发病机制】

引起肝硬化的病因很多，目前在我国以病毒性肝炎最为常见，欧美国家则以酒精中毒居多。

1.病毒性肝炎　主要是乙型、丙型和丁型肝炎病毒感染。乙型和丙型或丁型肝炎病毒的重叠感染可加速病情进展，其发病机制主要与肝炎病毒所造成的免疫损伤有关，经慢性肝炎尤其是慢性活动性肝炎演变而来，故称为肝炎后性肝硬化；甲型和戊型病毒性肝炎不发展为肝硬化。

2.血吸虫病　对于反复或长期感染血吸虫的病人，由于虫卵及其毒性产物在肝脏汇管区的刺激，引起汇管区纤维结缔组织增生，导致窦前性门静脉高压，但由于再生结节不明显，故严格来说应称为血吸虫性肝纤维化。

3.酒精中毒　对于长期大量饮酒者（一般为每日摄入酒精80g达10年以上），乙醇及其中间代谢产物（乙醛）直接损害肝细胞，引起酒精性肝炎，并发展为肝硬化，长期酗酒所致的营养失调也对肝脏有一定的损害作用。

4.药物及化学毒物　长期反复接触某些化学性毒物如磷、砷、四氯化碳等，或长期服用某些药物如异烟肼、双醋酚丁、甲基多巴等，可引起中毒性肝炎，最终发展成为肝硬化。

5.胆汁淤积　不论是肝内胆管还是肝外胆管发生的持续性胆汁淤积，由于高浓度的胆红素及胆汁酸对肝细胞的化学性损害，可致肝细胞变性坏死和结缔组织增生，最终发生肝硬化，称为胆汁性肝硬化。

6.循环障碍　慢性右心功能不全、心包填塞征以及肝静脉或下腔静脉回流障碍导致肝脏长期淤血，肝细胞因缺氧而发生变性坏死和结缔组织增生，导致肝硬化，称为心源性肝硬化。

7.其他　造成肝硬化直接和间接的原因还有很多，如代谢障碍、营养失调、遗传和代谢性疾病等。少数病人病因不明,称为隐匿性肝硬化。

【临床表现】

肝硬化的病程进展多较缓慢,但少数因短期大片肝坏死,可在数月后发展为肝硬化。临床上根据病人肝脏功能的代偿状况,将肝硬化分为肝功能代偿期和肝功能失代偿期。

(一)代偿期

部分病人可无任何不适。多数病人早期以乏力、食欲不振较为突出,可伴有恶心、厌油腻、腹胀、腹泻及上腹不适等症状。症状多呈间歇性,常与劳累有关,休息和治疗后可缓解。患者多消瘦,肝脏可轻度肿大,质中等度硬,伴轻度压痛。脾脏亦可有轻、中度肿大。肝功能正常或轻度异常。

(二)失代偿期

失代偿期主要表现为肝功能减退和门静脉高压所致的症状和体征。

1.肝功能减退的临床表现

(1)全身症状与体征:一般情况和营养状况均较差,不规则低热,面色灰暗黝黑(肝病面容)等。

(2)消化道症状:食欲不振甚至厌食、腹胀不适、恶心呕吐,稍进油腻肉食即易引起腹泻。

(3)出血倾向和贫血:病人常可发生鼻衄、牙龈出血、皮肤紫癜和胃肠出血等,女性常有月经过多。

(4)内分泌失调:男性有性欲减退、睾丸萎缩、毛发脱落及乳房发育,女性出现月经失调、闭经、不孕等,病人常有肝掌和蜘蛛痣。颜面部及其他暴露部位皮肤出现色素沉着,严重者出现低血糖。

2.门静脉高压的表现　脾大、侧支循环的建立与开放、腹水是门静脉高压的三大临床表现。

(1)脾大:门静脉高压可致脾脏淤血性肿大,多为轻、中度肿大。后期脾功能亢进后可出现红细胞、白细胞和血小板均减少。

(2)侧支循环的建立与开放:临床上重要的侧支循环有:食管和胃底静脉曲张,腹壁静脉曲张,痔核形成。原因是门静脉高压时,来自消化器官和脾脏的回心血液流经肝脏受阻,使门、腔静脉交通支扩张,建立起侧支循环。

(3)腹水:是失代偿期最突出的表现。早期腹胀,以饭后明显;大量时出现呼吸困难、心悸,病人腹部膨隆,可见脐外翻或脐疝,皮肤紧绷发亮。

腹水形成的因素有:①门静脉高压使腹腔脏器毛细血管床静水压增高,组织间液回流减少而漏入腹腔;②低蛋白质血症使血浆胶体渗透压降低,血管内液外渗;③肝静脉回流受阻,使肝淋巴液生成增多,超过胸导管引流能力而渗入腹腔;④继发性醛固酮、抗利尿激素增多引起钠水潴留;⑤有效循环血容量不足,导致肾血流量、排钠和排尿量减少。

(三)并发症

1.上消化道出血　此为最常见的并发症,多系食管下段和胃底静脉曲张破裂所致,表现为突发的大量呕血和黑便。

2.感染　易合并肺炎、胆道感染、大肠杆菌性败血症、自发性细菌性腹膜炎(SBP)等。

3.肝性脑病　这是晚期肝硬化最严重的并发症,也是最常见的死亡原因。

4.其他并发症　原发性肝癌、肝肾综合征(功能性肾衰)、电解质和酸碱平衡紊乱(低钠血症、低钾血症与代谢性碱中毒)。

【实验室和其他检查】

1.血常规　失代偿期时,可有不同程度贫血。脾功能亢进时,全血细胞减少。

2.尿常规　失代偿期时,尿内可有蛋白、管型、红细胞。有黄疸时,尿胆红素阳性、尿胆原增加。

3.肝功能检查　代偿期肝功能正常或轻度异常,失代偿期则多有异常。重症病人可有血清胆红素增高。转氨酶轻、中度增高,一般以 ALT 增高较显著,当肝细胞广泛大量坏死时,则可能有谷草转氨酶(AST)升高。血清白蛋白下降,球蛋白增高,白蛋白/球蛋白比值降低或倒置。凝血酶原时间有不同程度的延长。

4.腹水检查　一般应为漏出液,病人并发自发性腹膜炎、结核性腹膜炎或癌变时,腹水性质可发生改变。

5.影像检查　超声可见肝脏的大小、外形改变和脾大。门脉高压时,门静脉主干内径>13mm,脾静脉内径>8mm。食管 X 线钡餐检查可见食管下段虫蚀样或蚯蚓样改变,胃底静脉曲张,可见菊花样充盈缺损。

6.内镜检查可直观静脉曲张的部位和程度

7.肝穿刺活组织检查

若有假小叶形成,可确诊为肝硬化。

【诊断要点】

诊断肝硬化的主要依据有:有病毒性肝炎、长期酗酒等病史,有肝功能减退和门静脉高压症的临床表现,肝脏质硬有结节感,肝功能试验有阳性发现,活组织检查有假小叶形成。

【治疗要点】

目前尚无特效治疗方法。失代偿期的治疗主要是对症处理、改善肝功能及抢救并发症,有手术适应证者慎重选择时机进行手术治疗。

(一)抗纤维化

无特效药,平日可用维生素(如 B 族维生素、维生素 C、维生素 E)、保肝(如熊去氧胆酸、强力宁等)、抗纤维化(如秋水仙碱、肾上腺糖皮质激素等)或活血化淤中药。

(二)腹水治疗

1.限水、限钠　限钠比限水更重要。

2.增加水钠排出

(1)使用利尿剂是最广泛的治疗腹水的方法。主张排钾和保钾利尿剂合用,加强疗效,减少不良反应。过猛的利尿会导致水、电解质紊乱,严重者可诱发肝性脑病和肝肾综合征。

(2)腹腔穿刺放液:大量腹水出现明显压迫症状时,可穿刺放液以减轻症状,但应严格控制每次放液量,一次放 5000ml。

3.提高血浆胶体渗透压　定期输注血浆、新鲜血液或白蛋白,有利于促进腹水的消退,也可改善病人的一般状况。

4.自身腹水浓缩回输　放出的 5000ml 腹水浓缩至 500ml 后,回输至病人静脉内,可提高血浆白蛋白浓度和血浆胶体渗透压,增加血容量,改善肾血流灌注,从而起到利尿、减少腹水的作用,多用于难治性腹水病人的治疗。

5.增加腹水去路　例如腹腔-颈静脉引流,是将腹水引入上腔静脉;胸导管-颈内静脉吻合术可使肝淋巴液顺利进入颈内静脉,从而减少肝淋巴液漏入腹腔,使腹水的来源减少。

(三)并发症的治疗

自发性腹膜炎常迅速加重肝损害,诱发肝肾综合征、肝性脑病等严重并发症,所以应早诊断、早治疗。应选择对肠道革兰氏阴性菌有效、腹水浓度高、肾毒性小的广谱抗生素,以头孢噻肟等第三代头孢菌素为首选,可联合半合成广谱青霉素与 β-内酰胺酶抑制药的混合物,静脉足量、足疗程给药。

(四)手术治疗

通过各种分流、断流和脾切除术等,降低门静脉压力和消除脾功能亢进。肝移植是近年来最新的治疗肝硬化的方法。

【常用护理诊断/问题】

1.营养失调,低于机体需要量　与严重肝功能损害、摄入量不足有关。

2.体液过多　与门静脉高压、血浆胶体渗透压下降等导致腹水有关。

3.有感染的危险　与营养障碍、白细胞减少等致机体抵抗力下降有关。

4.焦虑　与疾病需要漫长的治疗和复杂的自我照顾方式有关。

5.活动无耐力　与肝功能减退有关。

6.潜在并发症　上消化道出血、电解质紊乱。

【护理措施】

1.休息和体位　休息可减轻病人能量消耗,减轻肝脏负担,有助于肝细胞修复。代偿期病人可参加轻体力工作,减少活动量;失代偿期病人应多卧床休息,卧床时尽量取平卧位,以增加肝、肾血流量。大量腹水者可取半卧位,以使膈下降,有利于呼吸运动,减轻呼吸困难和心悸。

2.饮食

(1)饮食注意事项:肝硬化病人饮食原则为高热量、高蛋白、高维生素、易消化饮食,并随病情变化及时调整。对食欲不振、恶心呕吐的病人,应于进食前给予口腔护理以促进食欲。在允许范围内尽量照顾病人的饮食习惯和口味,以促进食欲。①蛋白质:是肝细胞修复和维持血清清蛋白正常水平的重要物质基础,应保证其摄入量为 $1.0\sim1.5g/(kg \cdot d)$。蛋白质应以豆制品、鸡蛋、牛奶、鱼、鸡肉、猪瘦肉为主。肝功能显著损害或有肝性脑病先兆者应限制蛋白质,待病情好转后再逐渐增加蛋白质的摄入量,并应以植物蛋白为主,如豆制品,因其含蛋氨酸、芳香氨基酸和产氨氨基酸较少。②维生素:多食新鲜蔬菜和水果,如西红柿、柑橘等,日常食用可保证维生素需求。③限制水钠:有腹水者应低盐或无盐饮食,钠限制在 $500\sim800mg/d$(NaCl $1.2\sim2g/d$),限制液体入量,进水量应限制在 1000ml/d 左右。含钠较多食物,如咸肉、酱菜、酱油、罐头食品、含钠味精等应少用。含钠较少食物有粮谷类、瓜茄类、水果等。含钾多的食物有水果、硬壳果、马铃薯、干豆、肉类等。④避免损伤曲张静脉:病人进餐时应细嚼慢咽,避免进食刺激性强、粗纤维多和较硬、油炸食物,戒烟酒。

(2)营养支持:必要时遵医嘱静脉补充足够的营养,如高渗葡萄糖、复方氨基酸、清蛋白或新鲜血。

(3)营养状况监测:评估病人的饮食和营养状况、体重和血白蛋白水平。

3.维持体液平衡　准确记录每日出入液量,定期测量腹围和体重,以观察腹水消长情况。使用利尿剂时,剂量不宜过大,利尿速度不宜过猛,每周体重减轻以不超过 2kg 为宜。应用利尿剂时应监测体重变化及血钾、钠、氯化物,防止电解质紊乱发生,可口服或静脉补充电解质,饮食也可起协助作用,低钾病人可补充香蕉、橘子、橙子等高钾水果。

4.病情观察　观察病人症状、体征的变化,注意有无并发症发生。如有无各种出血征兆,如呕血、黑便、鼻出血、牙龈出血、皮肤黏膜出血点、瘀斑等出血表现;有无行为和性格改变,如智力定向力障碍、烦躁不安、嗜睡、扑翼样震颤等肝性脑病表现;有无尿量减少等肾功能衰竭表现;有无发热、腹痛等自发性腹膜炎发生。对进食量不足、呕吐、腹泻、长期用利尿剂、大量放腹水的病人,密切监测电解质和酸碱度的变化。

5.腹水病人的护理

(1)体位:多卧床休息,尽量取平卧位,以增加肝肾血流量,改善肝细胞的营养,提高肾小球滤过率。大量腹水病人取半卧位,使横膈下降,增加肺活量,以减轻呼吸困难。

(2)大量腹水时,应避免腹内压突然剧增的因素,例如剧烈咳嗽、打喷嚏、用力排便等。

(3)控制钠和水的摄入量:见饮食护理。

(4)药物护理:观察利尿剂的效果和不良反应,过猛的利尿会导致水、电解质紊乱,严重者诱发肝性脑病和肝肾综合征,应注意了解电解质水平,观察病人有无意识神志改变、有无尿量减少。

(5)观察腹水和下肢水肿的消长:准确记录出入量,测腹围、体重。测腹围时应注意于同一时间、同一体位、同一部位上进行。

(6)加强皮肤护理,防止褥疮发生:保持床铺平整、干燥,定时更换体位、按摩等。

(7)对腹腔穿刺放腹水者,术前说明注意事项,测量体重、腹围、生命体征,排空膀胱以免误伤;术中及术后监测生命体征,观察有无不适反应;术毕用无菌敷料覆盖穿刺部位,如有溢液可用明胶海棉处置,缚紧腹带,以免腹内压骤然下降;记录抽出腹水的量、性质和颜色,将标本及时送检。

6.心理支持　应鼓励病人说出其内心感受和忧虑,增加与病人交谈的时间,与病人一起讨论其可能面对的问题,在精神上给予病人安慰和支持。充分利用来自他人的情感支持,鼓励病人同那些经受同样事件以及理解病人处境的人多交流。引导病人家属在情感上多关心病人,使之能从情感宣泄中减轻沉重的心理压力。

【健康指导】

1.休息指导　保证身心两方面的休息,增强活动耐力。生活起居有规律,保证足够的休息和睡眠。在安排好治疗和身体调理的同时,勿过多考虑病情,遇事豁达开朗。

2.饮食指导　指导病人根据病情制订合理的饮食计划和营养搭配,使病人充分认识到饮食治疗对肝硬化病人的重要性以及饮食应注意的事项,除应加强营养外,要避免粗糙食物,戒除烟酒等,切实落实饮食计划。

3.用药指导 嘱病人遵医嘱用药,指导其认识常用的对肝脏有害药物,勿滥用药,以免服药不当而加重肝脏负担和损害肝功能,介绍病人所用药物的不良反应,如服用利尿剂者出现软弱无力、心悸等症状时,提示低钠、低钾血症,应及时就诊。

4.心理指导 帮助病人和家属掌握本病的有关知识和自我护理方法,帮助病人树立战胜疾病的信心,使心情保持愉快,把治疗计划落实到日常生活中。

5.家庭指导 让病人家属关心病人,了解各种并发症的主要诱发因素及其基本表现,发现并发症时,及时就医,疾病恢复期应定时复诊和检查肝功能。

第二章　外科常见疾病的护理

第一节　龋病

一、概述

龋病是指在口腔诸多内外环境因素共同影响下,以细菌感染为主的慢性进行性的牙体硬组织缺损性疾病。包括无机质的脱矿和有机质的分解,临床表现为早期的色泽变化和后期的实质缺损。世界卫生组织将其与肿瘤、心血管病并列为人类三大重点防治疾病。

龋病作为人类的一种易感疾病,对健康危害极大。牙齿和牙列除了是消化系统的主要组成部分以外,还具备发音、言语及维持面部协调美观的重要功能。龋病若不能得到及时的治疗,则其基本的发展规律是:龋病→牙髓病变→根尖周病变→蜂窝组织炎→颌骨炎性病变,可造成咀嚼器官完整性的破坏及各种疼痛不适。直接削弱了消化功能,影响儿童颌面及全身的生长发育,甚至造成错𬌗畸形。作为局部病灶,还可形成对远隔脏器的血行播散,导致风湿性心脏病、细菌性心内膜炎、肾炎等疾病。

龋病的主要表现是以色、形、质同期变化为特征的实质性改变。颜色在初期因脱矿呈白垩色,随着色素在病损区附着而加深为棕褐色。形态的改变为局部硬组织缺损成窝洞,早期沿釉柱方向发展,在光滑牙面形成楔形尖向内,在窝沟部形成楔形顶朝外的病损区;后期则沿釉牙本质界形成楔形顶向内的病损。

龋病的发病有着地区差异,在发展中国家龋患率高,而在发达国家则龋患率低。地区的差异与当地的饮水含氟、口腔健康水平、食物的精细、居民口腔卫生习惯、含氟牙膏的应用水平密切相关。过去的调查显示,沿海的居民龋患率高于内地,城市的居民龋患率高于农村。最近的调查显示,农村居民的龋患率高于城市。

龋病的发病有着时间差异,发达国家 20 年来呈下降趋势,而发展中国家则呈上升趋势。这种状况与饮食糖含量的增加及龋病预防措施未跟上有关。

龋病的发病有着年龄差异,儿童一般自 3 岁开始龋患率上升,5～8 岁达高峰。其第一磨牙萌出后有下降趋势,但至 12～15 岁又进入易感期,20 岁后趋于平稳。进入老年后则根颈部龋患率上升。

龋病的发病有着性别差异,据报道下乳牙龋患男性多于女性,而对恒牙则女性多于男性。一般认为与女性牙齿萌出早有关。

龋病的好发牙及部位:下颌磨牙和上颌磨牙最易患龋,其次为前磨牙和前牙;好发牙面为窝沟处和邻面,老年人则根颈部好发;一般来说乳牙比恒牙易患龋。

龋病的致病因素包括细菌和牙菌斑、食物以及牙所处的环境(宿主),后来时间因素也考虑在内。

龋病应立足于早检查、早发现、早治疗,防患于未然。饮水含氟的普及、含氟用品和食品的供应,增强了牙齿的抗龋能力,收到了良好的预防龋病的效果。饮食中减少碳水化合物和糖类的摄入量,多摄入粗纤维等安全食品,可以有效地减少龋病的发生。个人与家族应养成良好的口腔卫生意识与习惯,每天规范和及时地对牙列实施清洁,是防止菌斑附着于牙面最行之有效的方法。一旦出现异常,及时去医院就诊,也是防止龋病进一步发展的控制手段。

二、龋病病因及发病过程

龋病是口腔常见病、多发病之一,龋病与细菌和牙菌斑、食物以及牙所处的环境(宿主)等多种因素有关。1960年Keyes创建宿主、细菌、食物三联因素论。这三种因素相互影响,同时具备,导致龋病的发生。1978年Newbrun认为时间因素也必须考虑在内,从而将三联因素理论发展成为四联因素理论。

龋病是口腔常见病、多发病之一,是在以细菌为主的多种因素作用下,牙体硬组织发生慢性进行性破坏的一种疾病。龋病的多种致病因素主要包括细菌和牙菌斑、食物以及牙所处的环境。

【牙菌斑】

菌斑是指黏附在牙齿表面或口腔其他软组织上的微生物群。它是由大量细菌、细胞间物质、少量白细胞、脱落上皮细胞和食物残屑等物质组成。菌斑不能用漱口或用水冲洗的方法把它去除。因此,现在把菌斑看成是细菌附着在牙石上的一种复杂的生态结构,其与龋病和牙周病的发生有密切的关系。

(一)牙菌斑的形成和发育

牙菌斑是牙面菌斑的总称,按其形成部位,常分为龈上菌斑和龈下菌斑两种,前者附于龈线以上的临床牙冠上,后者则附于龈沟或牙周袋内的根面上。目前对牙菌斑的形成和发育已有了较充分的认识,本章提到的牙菌斑是指龈上菌斑。为了描述方便,可将这一过程区分为三阶段:①获得性膜形成和初期聚集。②细菌迅速生长。③菌斑成熟。这些阶段在实际情况中是不能决然分开。

1.获得性膜　获得性膜是由唾液蛋白或糖蛋白吸附到牙面所形成的生物膜,质地均匀透明,无结构,也不具备结构特征的薄膜,牙齿清洁后会很快重新形成获得性膜。此膜在数分钟内便可形成,2小时可厚达$100\mu m$,24～48小时则增厚至$400\mu m$。用免疫电镜观察获得性膜至少由4种以上的类糖蛋白组成。而此膜是如何吸附到牙石上的,至今仍不十分清楚。获得性膜组成成分有蛋白质、碳水化合物和脂肪。其功能包括修复和保护釉质表面,为釉质提供有选择的渗透性,影响特异性口腔微生物对牙面的附着,作为菌斑微生物的底物和营养等。

2.细菌附着　在获得性膜形成后,即可有细菌吸附其上,开始是单个细菌出现在获得性膜上,而后以平均3～4小时更新一代的速度繁殖,24～48小时便可形成肉眼可以观察到的菌斑。最初附着至牙面的细菌为球菌,其中主要是血链球菌。不同的菌种以不同的速率吸附至获得性膜上。细菌选择性吸附的实质是菌体表面黏附素与牙表面获得性膜上受体的分子结合。由于细菌团块是不稳定的实体,因此能连续无限制地形成,在这一阶段,微生物总量仍然相对恒定,但其组成变得更为复杂。总的模式是早期以链球菌为主,继之有较多厌氧菌和丝状菌丛,特别是放线菌数量增加。丝状菌与牙面垂直排列,扩大了细菌附着的面积,在靠近牙面的部位氧气密度降低,适宜兼性厌氧菌繁殖。

(二)牙菌斑的结构

牙菌斑结构有显著的部位差异,平滑面菌斑和窝沟菌斑的结构各具特征。

1.平滑面菌斑　平滑面菌斑一般分为3层,即菌斑-牙界面、中间层和菌斑表面层。

(1)菌斑-牙界面:为菌斑的最内层,常见的排列是细菌位于获得性膜的上方。获得性膜可以是完整的一层,并有相当厚度和连续性,细菌呈扇贝状排列于获得性膜表面。

(2)中间层:包括稠密微生物层和菌斑体部。该层为3～20个细胞深度。在界面外方有稠密的球菌样微生物覆盖。稠密微生物层外方为菌斑体部,占菌斑的最大部分。由各种不同的微生物构成,通常呈丛状。有时丝状微生物排列呈栅栏状,垂直于牙面。

(3)菌斑表层:菌斑表层较其他部分松散,细胞间间隙较宽,菌斑的表面微生物差异很大,可能是球菌状、杆菌状、玉米棒或麦穗样形式的微生物。以丝状菌为主,其外方绕以大量的球菌。

牙菌斑中除了细胞成分外,还有细胞间基质。基质可以呈颗粒状、球状或纤维状,由蛋白质和细胞外多糖构成,其中一些在细菌附着过程中具有重要作用。在菌斑-牙界面,菌斑基质与获得性膜连续。

2.窝沟菌斑　窝沟中的菌斑与平滑面菌斑显著不同,窝沟中滞留微生物和食物分子,微生物类型更为有限。在均质性基质中以 G^+ 球菌和短杆菌为主。缺少栅栏状排列的中间层,丝状菌罕见。在一些区域仅见细胞躯壳,在细菌细胞内及周围可能发生矿化。

(三)牙菌斑微生物学

口腔存在着天然菌群,其种类繁多,目前已知至少有50种以上的不同种属。在正常的口腔生理活动中,细菌与宿主之间保持着平衡状态,当某些因素使有关细菌发生异常的生态变化,就会出现平衡失调。失控的细菌毒素使牙体出现慢性病理性损害,而产生牙体破坏性疾病,也就是龋病。因此,在龋病发生的过程中,细菌是多因素中的主要生物因素。

1.微生物与龋病

与大多数感染性疾病不同,龋病不是由某一种细菌所致,牙面上存在的多种细菌均与龋病发生有关。在早期受化学细菌学说的影响,致龋菌的寻找是在龋洞内,认为龋损的发生是产酸菌(如乳酸杆菌等)使牙硬组织酸蚀的结果。口腔内存在30种产酸菌,仅酸蚀并不能真实反映致龋菌的存在。自20世纪50年代后,大体上从以下几个方面研究确定相关致龋菌:

(1)用单菌种感染确定致龋菌:Orland(1955)、Fitzgerald(1966)、Keys(1960)等研究用无

菌动物和悉生动物感染单菌试验,确定了8～9个有致龋性的菌种。

(2)从牙表面早期龋损分离有关菌种:Stoppelar(1971)、Duchin(1978)等人,从患龋者的牙釉质表面脱钙的白垩色斑点区分离发现,变形链球菌数比正常部位高10～100倍。

(3)从动物模型中,寻找食物种类与龋的关系:Fitzgerald(1968)、Dennis(1975)等人,在动物试验中选择不同的含糖食物进行喂养试验,结果发现蔗糖在龋病发生中的作用,同时发现依赖蔗糖的致龋菌。在以上试验的基础上加入抑菌剂则使龋病发生率减少。

(4)通过流行病学研究寻找有关致病菌:大量的龋病流行病学研究证实了有龋、龋活性以及龋好发年龄和变形链球菌数量成正相关。当采取了控制致龋菌的措施后就可以使龋发生减少。

通过上述一系列的研究,公认的致病菌是:变形链球菌群、放线菌属、乳酸杆菌属。

2.主要致龋菌

(1)变形链球菌群:它是链球菌属里口腔链球菌部分内的一个菌群。能利用蔗糖产生细胞外多糖,并能在厌氧、兼性厌氧环境中生长,在微氧环境中生长最好。其中的变形链球菌是主要致龋菌,产生的细胞外多糖和其他附着功能,促进菌斑形成,产酸耐酸,致龋性强。

(2)乳酸杆菌属:在口腔内有8～9种,与致龋相关的是乳酪乳酸杆菌和嗜酸性乳酸杆菌。在龋洞内牙颈部的菌斑比唾液中检出的多,能在厌氧、微氧环境中生长。可单独导致窝沟龋,也可与变形链球菌协同,在菌斑形成后,起到促进龋发展的作用。

(3)放线菌属:为人类口腔正常菌群,可在牙本质龋损中检出该菌,其中的黏性放线菌和溶牙放线菌与牙邻面、根面龋有关。

3.致龋菌的作用特点

致龋菌的主要作用是:黏附、产酸、耐酸。

(1)黏附:是细菌在口腔内的定植能力,是菌斑形成的核心。黏附的实质是菌体表面黏附素与牙表面获得性膜上受体的分子结合。致龋菌通过细胞外多糖、表面附着蛋白和钙桥蛋白等物质附着在牙面上。另外,致龋菌与其他细菌间还有结合,促使细菌在牙面堆积而促进菌斑形成。

(2)产酸:菌斑细菌致龋的基础是以酸为代谢产物的糖代谢。致龋菌能产生乳酸、甲酸、乙酸、丙酸等多种酸性物质,其中主要是乳酸,乳酸脱钙取决于产酸菌的产酸量,而致龋菌合成和分解糖的代谢能力是决定因素,特别是合成细胞内多糖的能力,是其重要的毒力因素。

(3)耐酸:随着菌斑内细菌代谢的酸性产物的增多,pH持续下降,当pH降到5.0以下时,多数产酸菌不能继续生长,而乳酸杆菌、变形链球菌仍能继续生存并产酸,从而促使脱矿发生。

4.菌斑液与脱矿和再矿化 菌斑液是菌斑细菌细胞间质物,也是直接与牙面接触的液体物质。菌斑代谢的产物及胞外酶产物都存于菌斑液中,它的成分变化,特别是pH及钙离子饱和度的变化,与龋的发生直接相关。pH低,钙饱和度下降,促使釉质脱矿,反之有利于再矿化。因此在脱矿和再矿化之间有一个临界pH,它的范围是5.0～5.5。在这个临界值以下釉质易脱矿,所以临界值对观察龋活性有一定意义。临界pH变化,受到口腔缓冲系统的调节,同时也反映出唾液的缓冲能力。

【口腔环境】

口腔是牙齿的外环境,与龋病的发生密切相关,其中起主导作用的主要是食物和涎液。

(一)食物

主要是碳水化合物,既与菌斑基质的形成有关,也是菌斑中细菌的主要能源。细菌能利用碳水化合物(尤其是蔗糖)代谢产生酸,并合成细胞外多糖和细胞内多糖,所产的有机酸有利于产酸和耐酸菌的生长,也有利于牙体硬组织的脱矿,多糖能促进细菌在牙面的黏附和积聚,并在外源性糖缺乏时,提供能量来源。因此,碳水化合物是龋病发生的物质基础。

(二)涎液

在正常情况下,有以下几种作用:

1.机械清洗作用　减少细菌的积聚。

2.抑菌作用　直接抑菌或抑制菌斑在牙面的附着。

3.抗酸作用　由所含重碳酸盐类等物质起中和作用。

4.抗溶作用　通过所含钙、磷、氟等增强牙齿抗酸能力,减少牙质溶解。

涎液的量和质发生变化时,均可影响龋患率。临床上,口干症或有涎液分泌障碍的患者龋患率明显增加。颌面部放射治疗患者可因涎腺被破坏而产生多数牙龋坏的猛性龋;另一方面,当涎液中乳酸量增加时,或重碳酸盐含量减少时,也有利于龋的发生。

【宿主】

(一)牙齿

牙齿是龋病发生中的靶器官,牙齿及牙弓的形态、矿化程度和组织结构与龋病发生有直接关系,如牙齿的窝沟处、拥挤和重叠以及矿化不良的牙较易患龋,而矿化程度较好、组织内含氟量适当的牙抗龋力较强。

另一方面,牙齿的形态和结构又与机体的全身状况有密切关系,而全身状况又受到营养、内分泌、遗传、机体免疫状态和环境因素的影响,尤其是在发育过程中,不仅影响到牙齿的发育和结构,而且对涎液的流量、流速及其组成也有很大影响,因而也是龋病发生中的重要环节。只有在牙齿结构、形态存在某种缺陷或不足,牙齿对龋病的敏感性增高的前提下,龋病才会发生。

(二)遗传和环境因素

在同一家族中龋病的流行具有相类似的模式,然而目前还难以区分造成这种现象的原因是遗传因素还是早期就具有相同的生活习惯,或对口腔保健持有相同的态度所致。

通过对同卵和双卵双胞胎的龋病流行情况的调查表明,遗传因素对龋病的发生和发展只产生一定的影响,而环境因素更为重要。

(三)人的行为和生活方式

人的行为首先是对疾病的认识,在此基础上,人可以改变生活方式,采取措施,防止和减少龋病的发生。在人的生活习惯、饮食结构里存在着有利或不利于龋病发生的因素,例如,不良的口腔卫生可以使口腔菌斑过量堆积,从而增加了龋的危险因素。饮食中精制的含糖食物增多,吸烟等不良习惯也有利于菌斑聚集,促使龋发生发展。良好的口腔卫生习惯,合理的膳食,改变不良嗜好,则可以减少龋的发生。由此可见,人的行为和生活方式同样是龋病发生发展的重要因素。

【时间】

龋病的发生有一个较长的过程,从初期龋到临床形成龋洞一般需 1.5～2 年,因此即使致龋细菌、适宜的环境和易感宿主同时存在,龋病也不会立即发生,只有上述三个因素同时存在相当长的时间,才可能产生龋坏。在此过程中,任何一个因素的作用减弱或消失,都可能导致致龋性的减弱,从而减慢甚至使龋损过程终止。所以时间因素在龋病发生中同样具有重要意义。

【病因学说】

龋病的病因学研究,早在中国殷商时代(公元前 13 世纪)甲骨文中就有了关于龋病的记载,到汉代淳于意(公元前 180 年)提出了"食而不漱"的最初病因。在国际上,最早的病因理论探讨是在 1819 年以后,如 Parmly(1918)、Roberson(1935)、Regnart(1938)为代表的化学学说以及 Erdl(1843)、Dubos(1954)的寄生腐败学说。但有影响的研究是 Miller(1890)的化学细菌学说、Gottlieb(1944)等人的蛋白溶解学说和 Schatz 和 Martin(1955)的蛋白溶解-螯合学说。然而,获得广泛认可的理论是 Keys(1960)等人的细菌、食物、宿主三因素学说。

(一)化学细菌学说

1890 年,Miller 在前人工作的基础上,将酸和细菌学说结合起来,提出了化学细菌学说,内容归纳如下:

口腔中的微生物,通过酶的分泌和自身代谢,降解能发酵的碳水化合物而产酸,酸使牙齿脱矿,釉质遭到破坏,微生物沿着牙本质小管进入,造成牙本质溶解。由于蛋白溶解酶的分泌,使牙本质有机基质溶解,最终使牙本质崩溃,形成洞腔。

Miller 的化学细菌学说是现代龋病病因学的基础,但该学说不能解释龋病的特异性部位、个人的易感性和静止龋现象,具有一定的局限性。

(二)蛋白溶解学说

Gottlieb(1944)等人根据所观察到的一种龋样损害,这种损害是在轻度碱性条件下,通过蛋白溶解活动所造成的。在这个过程中涉及有机基质的溶解和液化,提出了蛋白溶解学说:通过蛋白溶解酶的溶解作用,微生物通过釉质的有机途径侵入并使龋病过程开始,随后,无机盐由产酸菌所溶解。

上述结论是在早期组织学观察的基础上作出的,至今尚无人在生理条件下成功地证实通过蛋白溶解活动可使釉质组织丧失。釉质是一种结构完整的组织,在牙脱矿之前,釉质只有在酸、螯合剂作用时才会发生溶解。

(三)蛋白溶解-螯合学说

一种无机离子,如钙离子与有机分子上的富含电子的功能集团结合产生螯合。

由于釉质的无机成分可以在中性或碱性条件下被降解,由此,Schatz 和 Martin 于 1955 年提出蛋白溶解—螯合学说。该学说认为:细菌及其产物造成牙的破坏首先从有机成分开始,破坏后的有机产物具有螯合特性,可溶解釉质中的矿物质,使釉质中的有机成分和无机结构同时被破坏。

在天然状况下,釉质中的有机基质含量低于 1%,这样少量的有机基质要使 96% 以上的矿物质溶解,目前还缺乏实验证据支持,同时也没有可靠证据支持龋病从有机质破坏(即蛋白溶解)开始。然而蛋白溶解—螯合龋病是发生在中性或碱性条件下的一种生物学现象,它们在龋病病因学方面所起的真正作用还有待进一步研究。

(四)龋病病因的现代概念

Keys(1960)等人提出了龋病的三联因素学说。该学说认为龋病是一种多因素疾病,有 3 种相互作用的主要因素在疾病发生过程中起作用,这 3 种因素包括细菌、食物和宿主,只有 3 种因素同时具备的情况下龋病才有可能发生。1978 年 Newbrun 又补充了时间因素,强调还必须有充分的作用时间,即为四联因素理论,进一步完善了三联因素学说。

概括起来,这一学说的基本内容是致龋食物(特别是蔗糖和精制碳水化合物)进入口腔后,通过细菌的作用,形成高黏度不溶性多糖,黏附于牙面由涎液蛋白所形成的获得性膜上,在这种由牙齿表面解剖结构和生化、生物物理特点形成的生态环境中,构成一个复杂的生态系统——牙菌斑。使细菌不仅得以牢固地附着在牙面,而且可以在适宜的温度、湿度下,有足够的时间在菌斑深层产酸,侵蚀牙齿,使之脱矿,进而破坏有机基质,产生龋洞。

三、龋病的临床病理学

龋病是牙齿硬组织的细菌性疾病,其特点是牙齿无机成分脱矿和有机成分破坏。龋病的发生是一种复杂的动态过程,其主要因素是致龋细菌、可酵解性食物(糖)以及敏感的宿主(牙),即三联因素学说中的三要素。龋病的发生不仅与微生物聚集的分布一致,而且还与时间相关。

【釉质龋】

釉质龋常发生在牙齿邻接面,相邻牙接触点下方,又称平滑面龋。开始发生于窝沟处的,则为窝沟龋,肉眼观呈白垩色不透明状。探诊病变区釉质,其硬度与正常釉质相同。反射光观察病变表面,可见规则的牙面平行线。龋病早期,釉质表面多无明显改变,但在表层下方表现为显著脱矿。在组织病理学上,釉质龋由内向外分为 4 个带(区):

1.透明带:是病变前沿。

2.暗带:位于透明带与病变体部之间。

3.体部。

4.釉质表面层。

以上 4 层病变是釉质龋进展的连续性改变,是一种伴随着脱矿和再矿化相互交替的动态发展过程。这一过程又分为以下 6 期:

1.釉质内出现表层下透明带,但临床和 X 线不能识别。

2.表层下透明带扩大,部分区域有再矿化现象,其中心区可见暗带形成。

3.随着脱矿的进行性发展,暗带中心出现病损体部。体部相对透明,釉质横纹、柱间区和 Retzius 线明显。临床上可见白色龋斑。

4.病变区被食物、烟或细菌性色素等外源性色素着色,临床上表现为棕色斑。

5.龋病进展到釉牙本质界时,龋坏沿釉牙本质界侧向发展,发生潜行性破坏,临床上表现为蓝白色。侧向扩展与其有机成分多,含氟量低有关。

6.釉质表层破坏和龋洞形成。第3期之前也可出现龋洞。

窝沟龋的损害性质与平滑面龋相同,但由于窝沟特殊的解剖形态和周围釉柱的排列方向与平滑面龋不同,当龋发生时,病损常从窝沟的侧壁开始,然后沿着釉柱长轴方向向深部发展。当其超过窝沟底部时,则侧壁的病损相互融合,其结果是形成三角形的病损区。由于其底部朝着釉牙本质界,顶部围绕着窝沟壁,而且窝沟底部的釉质较薄,龋损可很快发展至牙本质,并沿着釉牙本质界向两侧扩展,结果形成口小底大的潜行龋。

【牙本质龋】

牙本质龋通常是釉质龋进一步发展所致,也可因牙根部牙骨质龋发展而成。由于牙本质与釉质在结构生物学上存在的差异,其病变进展与釉质龋有着明显的不同。首先,牙本质内所含有机成分多于釉质,而其矿化程度不如釉质,因此,除了无机晶体的溶解外,有机物的酶解破坏也是重要的方面。其次,牙本质中牙本质小管内含成牙本质细胞突起,牙本质龋沿牙本质小管进展,其发展较快。第三,牙髓和牙本质为一生理结构复合体,牙本质龋损时可发生一系列防御性反应。牙本质龋的病变表现为首先是酸引起的脱矿,随后是有机基质的溶解。防御反应可出现在牙本质龋坏之前,这可能是由于致龋刺激物通过龋坏的釉质,刺激成牙本质突起,引起反应性牙本质形成和牙本质硬化。但在快速进展性病变中,龋坏发展迅猛,则反应性牙本质形成不明显。

牙本质龋通常由内到外分为四层(带):透明层(硬化层)、脱矿层、细菌侵入层(感染层)和坏死崩解层。

对活动性龋损,坏死崩解层由结构遭到破坏的牙本质小管、混合性口腔菌群以及被降解的无结构基质所构成。该层质地较软,易于去除。坏死层下方为细菌侵入层,该层中细菌已渗透至牙本质小管,但管周牙本质无大的破坏。靠近感染层的是脱矿层,该层矿物盐已被溶解,留下相对完整的牙本质小管。在脱矿层表面可发现少量细菌,但深层的大部分组织无菌。这一部分组织,由于其硬度的原因亦称为骨样牙本质。虽然牙本质龋的前沿有脱矿层,但相对完整的硬化层的存在具有重要的临床意义。

当牙本质龋进展较慢时,在脱矿区的下方可形成硬化层。该层的管腔比正常牙本质腔狭小,可能是由于晶体堵塞之故。硬化层的牙本质小管可因钙化而完全封闭,使该层的渗透性降低,矿化水平增高且超过正常牙本质。在硬化层的下方,成牙本质细胞继续形成一层修复性牙本质,一方面增加了牙本质的厚度,另一方面使成牙本质细胞退到牙髓腔中远离损害区。

【牙骨质龋】

牙骨质龋损过程与牙本质龋相同。临床上牙骨质龋呈浅碟状,常发生在牙龈退缩、根面自洁作用差的部位。在病理形态上,早期的牙骨质龋表面的凹陷内有大量的细菌及菌斑。显微放射摄影显示表层下脱矿,而表层矿化相对增高。由于牙骨质较薄,脱矿的牙骨质很容易沿生长线崩裂、缺失,而使病变很快地累及牙本质形成类似于冠部牙本质龋的组织学改变,或形成牙骨质下的潜行性龋。同样,牙骨质龋进展缓慢时,在相应的髓腔侧可出现修复性牙本质形成。

牙骨质龋的发生同样是由于细菌酸的作用。酸首先使颈部牙骨质发生脱矿,酸和细菌代谢产物进一步可通过穿通纤维侵入深层牙骨质,并可沿着牙骨质的生长线或层板状结构向上、下扩展,使牙骨质脱矿、有机物分解,形成牙骨质的潜行性龋。

当牙骨质龋进展缓慢时,龋损表面同样形成相对完整的表层结构,其形成的机制与釉质龋表层的形成类似,其中矿物盐可能来自唾液或由表层脱矿游离出的矿物离子在此沉积而成。

四、龋病的临床表现、分类和诊断

龋病是在以细菌为主的多种因素的影响下,牙体硬组织发生慢性进行性破坏的一种疾病。其病理改变涉及牙釉质、牙本质和牙骨质,其基本变化是无机物的脱矿和有机物的分解。龋病病变始于牙表层,随着病变的发展,病损深入,逐渐扩展到牙本质深层,同时,机体会出现防御反应。牙髓-牙本质复合体是敏锐的感受器,当其遭到龋病侵袭时,可引发一系列的临床症状和体征。了解龋病的临床特征、表现和诊断,对龋病的治疗和预防具有重要意义。

【龋病的临床基本特征】

龋病首先发生在牙齿表层,其过程经历色、形、质的改变,质变是关键,色、形变化为其结果。随着病程的发展,病变由釉质进入牙本质,组织不断被破坏、崩解而逐渐形成龋洞。龋病临床基本特征包括:

(一)牙色泽的改变

龋病初始,受累及的牙釉质表层因羟基磷灰石晶体溶解,局部脱矿会发生折光率的变化而表现为肉眼观察时的无光泽的白垩色。脱矿后釉质表层微孔增大、增多,易于吸附外来食物色素,局部呈黄褐色或棕褐色。病变进入牙本质时,可表现为灰白色、黄褐色甚至棕褐色。龋洞暴露时间愈长,病程进展愈慢,病变颜色愈深。外来色素、细菌代谢的色素产物和牙本质蛋白质分解后的变色物质,共同导致了龋坏区的颜色变化。

(二)牙光滑度和硬度的改变

牙体硬组织在龋病发生后都会出现硬度下降。随着组织脱矿,有机质破坏分解的不断进行,牙釉质和牙本质逐渐疏松变软。临床用探针检查时可以发现,釉质龋坏区有粗糙感,失去原有的光滑度。

(三)组织缺损

龋病由于不断地使牙体组织脱矿和溶解,随着时间的推移,临床可出现由表及里的组织缺损。早期龋在釉质表面造成微小的损害,然后逐步沿釉柱方向发展,形成圆锥状病损区。釉柱排列的方向在光滑面呈放射状,在点隙窝沟区呈聚合状。

当龋病侵入牙本质后,其发展变快,常常沿着釉牙本质界扩展,并形成从顶部向内的圆锥状病损区。早期牙本质龋损的表面,由于表层釉质的覆盖,临床尚未见到明显的龋洞,但表层釉质由于失去正常牙本质支持,成为无基釉,在咀嚼过程中易破损、碎裂,直至形成龋洞。随着龋病的进展,组织缺损逐渐增多,龋洞亦会变得越来越大。

(四)进行性破坏

龋病一旦发生,若环境因素不发生变化则会不断地进展,龋损由小至大,由浅入深,逐渐破坏牙体组织,直至使牙齿成为残冠、残根。在牙体组织遭到破坏的同时,牙髓组织也会受到侵犯，出现牙髓炎症，甚至牙髓坏死，进而导致根尖周病变。这一进行性发展过程可能因机体反应的不同、个体持续时间长短会有所差异，但若不经过治疗，这一过程就不会自动停止，所缺损的牙体组织更不会自行修复。

（五）龋病好发部位

1.好发牙面和位点　龋病的好发部位与食物是否容易滞留有密切关系。牙齿表面一些不易得到清洁，细菌、食物残屑易于滞留的场所，菌斑积聚较多，容易导致龋病的发生，这些部位就是龋病好发部位，包括：窝沟、邻接面和牙颈部。

牙齿的窝沟是牙齿发育和矿化过程中遗留的一种缺陷，也是龋病的首要发病部位。牙齿的邻接面是仅次于窝沟的龋病好发部位，一般因邻面接触面磨损或牙间乳头萎缩导致食物嵌塞所致。牙颈部是釉质与牙本质的交界部位，即利于滞留食物和细菌，也是牙体组织的一个薄弱环节，尤其是在釉质与牙骨质未接触、牙本质直接外露时更容易发生龋坏。

2.好发牙齿　由于不同牙齿解剖形态和生长部位的不同，龋病在各牙的发生率上存在着差别。大量流行病学调查资料表明，龋病的牙位分布是左右侧基本对称，下颌多于上颌，后牙多于前牙。在乳牙列中，患龋最多的是下颌第 2 乳磨牙，其次是上颌第 2 乳磨牙，以后依次为下颌第 1 乳磨牙、上颌第 1 乳磨牙。在恒牙列中，下颌第 1 磨牙的患龋率最高，其次是下颌第 2 磨牙，以后依次是上颌第 1 磨牙、上颌第 2 磨牙、前磨牙、第 3 磨牙。下颌前牙患龋率最低。

【龋病的分类和诊断】

（一）按病变程度分类

龋齿有色、形、质的变化，临床上常根据龋坏程度分为浅、中、深三个阶段。

1.浅龋　患者一般无主观症状，遭受外界的物理和化学刺激（如冷、热、酸、甜刺激）时亦无明显反应。浅龋位于牙冠部时，一般均为釉质龋或早期釉质龋，但若发生于牙颈部时，则是牙骨质龋和（或）牙本质龋，亦有一开始就是牙本质龋者。位于牙冠的浅龋又可分为窝沟龋和平滑面龋。临床初期于平滑面表现为脱矿所致的白垩色斑块，以后因着色而呈黄褐色，窝沟处则呈浸墨状弥散，一般无明显龋洞，仅探诊时有粗糙感，后期可出现局限于釉质的浅洞，无自觉症状，探诊也无反应。

浅龋诊断应与釉质钙化不全、釉质发育不全和氟牙症相鉴别。

2.中龋　龋坏已达牙本质浅层，临床检查有明显龋洞，可有探痛。患者对酸甜饮食敏感，过冷过热饮食也可能导致酸痛感觉，冷刺激尤为显著，但刺激去除后症状立即消失，无自发性痛。龋洞中除有病变的牙本质外，还有食物残渣、细菌等。由于个体反应的差异，有的患者可完全没有主观症状。颈部牙本质龋的症状较为明显，这是由于该部位距牙髓较近。当龋病进展到牙本质时，龋病进展较快，容易形成龋洞，这是由于牙本质中含无机物较釉质少，而有机物较多，在构造上又有很多小管，有利于细菌入侵，因此牙本质因脱矿而软化，随色素侵入而变色，呈黄褐或深褐色，同时出现主观症状。

3.深龋　由于深龋与牙髓的特殊关系，因此无论有无症状，必须加以考虑：①牙髓-牙本质器官变化的类型、程度与恢复能力。②洞底与洞壁牙本质的完好性。③已受龋影响的牙本质的恢复可能。④由窝洞制备、修复材料以及其他修复措施可能产生的刺激性质与程度。

龋病进展到牙本质深层时为深龋，临床上可见很深的龋洞，易于探查到。但位于邻面的深龋洞以及有些隐匿性龋洞,外观仅略有色泽改变,洞口很小而病变进展很深,临床检查较难发现,因此应结合患者的主观症状,仔细检查。必要时需在处理过程中去除无基釉,然后再进行诊断。

若龋洞洞口开放,则常有食物嵌入洞中,食物压迫使牙髓内部压力增加,产生疼痛。遇冷、热或化学刺激时,产生的疼痛较中龋时更加剧烈。深龋时一般均能引起牙髓组织的修复性反应,包括修复性牙本质形成,轻度的慢性炎症反应,或血管扩张、牙本质细胞层紊乱等。

根据患者主观症状、体征,结合 X 线片易于确诊,但应注意与可复性牙髓炎和慢性牙髓炎相鉴别。对难以确诊者(如邻面龋),可借助 X 线片(殆翼片)协助诊断。

(二)按发展速度分类

1.慢性龋　龋病一般均进展缓慢,尤其是成人,多数为慢性。因病程较长、质地较干而软龋较少,此类患者有较长的修复过程,通常洞底均有硬化牙本质层。

2.急性龋　多见于儿童、青少年、孕妇或健康状况不佳者,时间短而进展快,软龋较多,质地松软,着色也浅,呈浅黄或白垩色,易被挖除,洞底缺乏硬化牙本质层。

3.静止性龋　由于局部致龋因素被消除,导致龋坏进展非常缓慢或完全停止,称静止性龋。静止性龋常发生于邻牙被拔除后的邻面釉质龋,由于环境的改变,龋病进程自行停止,日久成为褐色斑块,检查时质硬且光滑。静止性龋还可来源于咬合面的龋损,由于咀嚼的作用,可将龋损部分磨平,菌斑不易堆积,病变因而停止。

4.继发性龋　多见于龋病治疗过程中龋坏组织未去净或修复体边缘不密合,形成裂隙以致再次发生龋坏。

五、治疗原则

龋病治疗的目的是终止病变的发展,保护牙髓,恢复牙齿的形态、功能及其外观,并维持与邻近牙齿软硬组织的正常解剖生理关系。针对不同程度的龋损,应采用不同的治疗方法。

【浅龋】

牙冠部的浅龋由于只累及牙釉质,一般无自觉症状。如浅龋呈白垩色,没有形成硬组织缺损,可使用再矿化、窝沟封闭或预防性树脂充填以及形成自洁区等方法阻止龋病的进展;当牙面已有硬组织缺损、龋洞形成时,则可根据不同的情况,选用非修复性或修复性方法进行治疗。

由于牙颈部牙骨质较薄或无牙骨质覆盖,牙颈部的浅龋常会累及牙本质,患者可出现冷、热、酸、甜激发痛。根面浅龋多见于中老年患者,发生在牙骨质层时,一般无自觉症状,临床可见变黑的龋损区。由于牙骨质和牙本质对酸的抵抗力弱于釉质,加上老年人唾液分泌量较少,一旦发生龋坏,龋损进展较快。较浅的根面龋可通过局部涂氟促进再矿化,使龋静止;较深的根面龋需要修复性治疗并配合预防措施,防止继发龋的发生。

【中龋】

龋损达牙本质浅层,患者可出现主观症状,如激发性疼痛。多数情况下,中龋需要进行修复性治疗,在某些情况下也可以不治疗,如即将被替换的乳牙,必须拔除的第三恒磨牙和错位牙,以及因正畸治疗需要拔除的牙齿。中龋治疗时,原则上应去除所有的龋坏牙体组织,临床上可根据牙本质的颜色和硬度判断牙本质去除是否适当,注意区分急、慢性龋。一般情况下,急性龋着色的牙本质应去除,慢性龋洞底坚硬的着色牙本质可保留。

【深龋】

与浅龋和中龋比较,深龋的治疗有其特殊性。由于龋损已达牙本质深层,治疗时可根据牙体组织破坏的程度、牙髓状态及其修复能力来确定治疗方案。

1.如果患牙对冷热刺激敏感但程度较轻,刺激去除后疼痛立即消失,龋洞内的龋坏组织能去除干净,则可立即修复治疗。

2.如果患牙对冷热刺激敏感且程度较重,刺激去除后疼痛立即消失,洞内的龋坏组织能去除干净,可先安抚1~2周。复诊时如果症状消失,牙髓活力正常,则完成窝洞的修复。

3.如果在上述情况下去除洞底软化的牙体组织可能造成牙髓暴露时,临床上有2种处理方法。细菌学研究发现,在把大部分龋坏组织去除后,剩余软化牙本质中细菌含量甚微,环境的改变及牙髓的防御能力使之在一定时间内即渐趋死亡,或失去活力,方法之一是保留接近髓腔的软化牙本质,其上放置有抑菌和促进修复性牙本质形成的药物[目前常用$Ca(OH)_2$]。也可以观察3个月确定有修复性牙本质形成后,再去除洞底遗留的软化牙本质,作永久性修复。另一方法是彻底去除软化的牙本质,如果牙髓暴露,则使用直接盖髓术进行处理;如果牙髓未暴露,则选用间接盖髓术,可直接修复或观察一段时间视情况而定。目前大多数人倾向于第一种方法。

4.如果患牙有不可复性牙髓炎症,可在完成牙髓治疗后再行牙体修复。如患牙龋损严重不能保留,则应拔除。在药物的作用下,对无或少量组织缺损的静止性龋可不治疗。对无明显缺损的浅龋,用药物疗法、再矿化法治疗,在窝沟处者用窝沟封闭疗法。对已有牙体缺损的静止性龋、浅龋、中龋和慢性龋,进行填充治疗。对急性龋和猖獗性龋,在窝洞制备后,作暂时充填或封药,应先作再矿化法治疗,然后再进行永久性充填治疗。猖獗性龋应进行全口患牙治疗和全身疾病的治疗。对龋病易感者和猖獗龋患者在治疗的同时,给予防龋措施,如清除菌斑、控制糖食、窝沟封闭、再矿化治疗等,术后进行定期追踪观察。对浅而宽的牙合面缺损可用嵌体或高嵌体修复外形和功能,大面积缺损的龋损,可用嵌体修复或充填治疗后全冠修复。对继发龋的治疗,原则上应去除原充填体或修复体,再按浅、中、深龋治疗原则处理,如果不影响抗力型和固位型,也可只在龋洞的局部进行充填治疗,不必除去全部充填体或修复体。对牙髓病和根尖周病患牙的继发龋或再发龋,应在完善牙髓治疗后,重新充填或修复。

近年来,随着龋病研究的深入及修复材料和技术的发展,龋病的治疗也在不断地改进和发展,治疗的适应证也扩大了,牙体修复更趋向于强调保存式修复,要求尽最大可能保存牙体组织,尤其是牙本质,以取得最大限度的修复效果。

【护理要点】

1.**减轻疼痛** 正确评估患者疼痛的性质程度,给予合理解释,嘱其多听音乐,以分散注意力;避免冷热刺激,尽早处理龋坏部位,必要时遵医嘱使用止痛药。

2.**消除恐惧心理** 与患者建立良好的信任关系;保持环境的清洁、舒适的环境。耐心向患者解释病情和治疗方法,减轻患者对治疗的恐惧心理;提供治疗方案供患者自主选择,治疗中不断鼓励、安慰患者,减轻其畏惧情绪。

3.保持口腔卫生 养成饭后漱口、早晚刷牙的习惯。尤其是睡前刷牙,以减少菌斑及食物残渣的滞留时间。正确的刷牙方法是防龋的一项重要措施。应使用保健牙刷采用上下竖刷法,达到清除软垢、菌斑及按摩牙龈的目的。拉锯式的横刷法会导致牙龈萎缩及楔状缺损。

4.定期进行口腔检查 一般2～12岁半年1次,以便早期发现龋病,及时治疗。

5.采取特殊的防护措施 如饮水、饮食中加氟的药物防龋,使用含氟牙膏,以及点隙窝沟封闭防龋等,提高牙齿的抗龋能力。

6.限制蔗糖的摄入 特别是儿童和青少年要建立少吃零食、合理饮食的习惯。可使用蔗糖代用品,如木糖醇、甘露醇等,防止和降低龋病的发生。

7.保护牙齿 不可用牙齿咬坚硬带壳的食物及开启啤酒瓶盖,防止牙齿损伤。

龋病的分型如下。

(1)浅龋:一般无主观症状,窝沟处有弥散墨浸状染色,平滑面有黄色或白垩色斑点,探查有粗糙感。

(2)中龋:对酸甜冷热刺激敏感,尤对冷刺激敏感,龋洞形成,牙本质脱钙软化,呈黄褐色或黑褐色染色。

(3)深龋:对酸甜冷热刺激更敏感,并有食物嵌入痛,可见较深窝洞。

【健康教育】

1.定期进行口腔检查,一般2～12岁每半年1次,12岁以上每年1次以便早发现、早治疗。

2.成人定期洁牙,6个月至1年洁牙1次,减轻牙周感染,减少并发症根尖炎、牙髓炎的发生。

3.避免进甜食太多或在三餐进食时同时甜食,少吃零食,多食富含维生素和含钙的食物,供给牙齿营养,合理饮食习惯。

4.指导患者正确的刷牙方法,避免横刷牙和刷牙时间不足。

第二节 舌癌

【疾病概述】

舌癌是最为常见的口腔癌,按照 UICC 的分类,舌前2/3(舌体)癌属于口腔癌,舌后1/3(舌根)属于口咽癌,这里讨论的舌癌是指舌体癌。舌癌多数为鳞癌,其中高分化者占60%,其发生与长期锐利的残根、残冠的局部刺激、白斑、扁平苔藓等癌前病变,尤其是舌腹部白斑的存在,以及烟、酒嗜好等因素有关。

【临床表现】

舌癌多见于40～60岁,男性多于女性,但近年来有年轻化和女性增多的趋势。舌癌好发于舌中1/3侧缘部,占70%以上;发生于舌腹部约20%,舌背部约7%;发生于舌前1/3近舌尖部者最少。

舌癌常为溃疡型或浸润型。舌部溃破伴疼痛,久不愈合,中央凹陷,边缘隆起,表面坏死,下方浸润硬块,边界不清。少数为外生型,可来自乳头状瘤恶变。

晚期舌癌可直接越过中线或侵犯口底,向后侵及舌根、咽侧壁,也可侵及下颌骨舌侧骨膜、骨板或骨质。常波及舌肌,致舌运动受限,伸舌时偏一侧或舌体不能上抬,严重者可使全舌固定,说话、进食及吞咽均感困难。如继发感染或侵犯舌根常发生剧烈疼痛,疼痛可反射至耳颞部及整个同侧的头面部。

因舌体淋巴管、血管丰富,舌机械运动频繁,舌癌易发生早期颈淋巴结转移,且转移率较高,为 40%～80%。临床检查颈部淋巴结直径超过 1cm,质地偏硬,转移的可能性大;如淋巴结直径超过 1.5cm、质地偏硬、固定或与周围组织粘连者视为阳性,尤其对于呈持续长大、经抗感染治疗体积无明显缩小者,更应视作淋巴结转移。舌癌局部继发感染可引起下颌下淋巴结肿大,但常有触痛。

位于不同部位的舌癌,有不同的转移好发途径。舌尖部癌可转移至颏下或直接至颈深中淋巴结;舌侧缘部癌多向下颌下、颈深上、颈深中淋巴结转移。舌背部或越过舌体中线的癌可以向对侧淋巴结转移。如果颈外静脉周围的颈浅淋巴结转移,常常预示肿瘤已属晚期。舌癌远处转移多至肺部。

【诊断要点】

舌癌的诊断主要根据病史和临床表现,结合影像学检查和取材活检获得的病理结果。

1.影像学检查　采用 X 线曲面体层片和下颌骨前、后、斜位片等,主要评估肿瘤侵犯下颌骨的情况。CT 上显示的舌癌多为软组织异常增生和肿块形成,有时增生的肿块和周围舌肌密度相等,不易区分。静脉注入造影剂后,肿块多有强化表现,可显示其与周围组织的分界,但肿瘤内的液化和坏死、鳞癌的分化程度等可影响肿瘤造影增强的均匀性。舌癌一般不做常规 CT 检查,如果肿瘤范围广、累及下颌骨等,可行 CT 检查。MRI 上,舌癌的软组织肿块信号在 T_1 加权像上多和周围舌肌组织信号相等,在 T_2 加权像上多为混合信号或高信号。MRI 在显示软组织的影像方面比 CT 更具优势,如舌癌侵犯咽旁间隙,应首选 MRI 检查。

2.活体组织检查　取材要取足量的、有代表性的组织,最好在肿瘤边缘与正常组织交界处取 0.5～1cm 的一块楔形组织,不要在坏死部位切取;如取材量太少或太表浅,可能会漏诊侵袭性病变。对于临床上高度怀疑为恶性病变而活检不支持,应重复活检,直至组织学诊断证实。

【鉴别诊断】

舌癌应与创伤性溃疡、结核性溃疡等相鉴别。

1.舌创伤性溃疡　有残根、锐利牙尖、不良修复体等长期摩擦,凹陷性溃疡,边缘隆起,下方有炎性浸润块,基底部较软,有自发疼痛。去除刺激物,抗感染治疗后逐步好转。

2.舌结核性溃疡　浅表、微凹的溃疡,表面有少许脓性分泌物,溃疡边缘微隆,呈鼠啮状,向中央卷曲,呈潜掘状,边缘有时可见黄褐色粟粒状小结节,基底部可见红色桑葚样肉芽肿。结核菌素试验阳性。X 线胸片有时可见结核灶。活检可确诊。抗结核药物治疗后逐步好转。

【治疗措施】

(一)治疗原则

尽量早期发现,及早确诊,行以手术为主、辅以化疗和放疗等的综合治疗。

(二)治疗要点

1.$T_{1\sim2}N_0M_0$ 原发灶可以采用手术切除,间质内放疗或低温治疗。间质内放疗主要适用于舌背、舌侧缘或舌腹部较小的(直径 2cm)病变,瘤体越小,效果越好。低温治疗适用于舌尖、舌背和舌侧缘部分的小而分化良好的肿瘤。

颈部淋巴结的处理有 3 种方法:密切随访观察,颈淋巴清扫术和放疗。由于舌癌的颈淋巴结转移率高,早期易发生隐匿性转移,临床上除了 T_1N_0 可考虑密切随访观察外,一般应在原发灶切除的同期做选择性颈淋巴清扫术,其预防性治疗的效果可能要比淋巴结出现转移再行颈淋巴清扫的效果更好。当然,有学者提出:原发灶垂直浸润深度作为颈淋巴清扫术的指标,浸润深度小于 1.5cm 者可以不做颈淋巴清扫术;达到或超过 1.5cm 者,就应做颈淋巴清扫术。另外,舌癌易发生颈深中群淋巴结转移,故一般不建议采用肩胛舌骨上颈淋巴清扫术式。肿瘤位于中线或累及双侧,原则上应行双侧选择性颈淋巴清扫术;也可以选择主要侧手术,而对侧留待二期进行。

$T_{3\sim4}N_0M_0$:原发灶、下颌骨切除±单(双)侧选择性颈淋巴清扫术。肿瘤位于中线或累及双侧,原则上应行双侧选择性颈淋巴清扫术;也可以选择主要侧手术,而对侧留待二期进行。

$T_{1\sim4}N_{1\sim3}M_0$:N_1、$N_{2a\sim b}$、N_3,原发灶、下颌骨切除＋同侧根治性颈淋巴清扫术±对侧选择性颈淋巴清扫术,N_{2c}行原发灶、颌骨切除＋双侧根治性颈淋巴清扫术。

上述情况中,对原发灶、下颌骨切除,同期行颈淋巴清扫术者称为舌颌颈联合根治术,有利于保持淋巴通道根治的连续性。$T_{3\sim4}$、切缘阳性或邻近切缘、神经血管或淋巴管受侵犯、有 1个或多个淋巴结阳性、包膜外扩散者应辅助放疗、化疗或化放疗。

辅助放疗可以在术前或术后进行,但术前放疗会影响组织愈合,对于需用显微外科技术修复组织缺损者,可能损伤受伤区的血管,引起术后血管危象的发生,因此术后放疗更为常用。

辅助化疗可以在术前或术后进行。

术前放疗或化疗后,缩小的瘤体并不是单纯的向心性缩小,一些残存的肿瘤细胞还可能存在于邻近肉眼下正常的组织内,因此;手术切除的范围和切缘必须与放疗或化疗前相同。由于放疗或化疗容易造成瘤体边缘界定不清,在放疗或化疗前,一定要将瘤体边缘标记清楚。术中切缘要常规做快速冰冻切片检查,避免切除不干净造成肿瘤残留。

M_1 或无法手术切除者:主要采用放疗、化疗、低温治疗、生物治疗等姑息治疗。近年来,将放射性粒子如^{125}I植入组织内进行近距离治疗,其优点是创伤小,目前在临床上已取得了一定的近期疗效。

2.下颌骨切除的原则 肿瘤未侵犯口底者应保留下颌骨;已侵犯口底,但未侵犯下颌骨舌侧黏骨膜者,行下颌骨帽檐式或矩形切除,以保持下颌骨的连续性;已侵犯下颌骨舌侧黏骨膜者,下颌骨不应保留,应做颏孔(或中线)至下颌角部的下颌体切除术。舌癌侵犯口底者口底应连同病灶一并切除。

3.舌、下颌骨缺损的修复 切除舌体或侧缘小范围缺损,仅做创缘直接拉拢缝合即可,不做舌再造。缝合时将舌创缘对缝,或舌创缘与口底创缘对缝,但后者有时会导致患侧舌部下沉而影响舌体运动。行下颌骨帽檐式或矩形切除者,则将舌创缘与颊黏膜创缘对缝,但也可不同程度地影响舌体的运动。现已证实:大于 1cm 以上的舌缺损直接缝合会影响患者的吞咽、进食和语言功能。

舌缺损较大者,一般用组织瓣修复来恢复舌的外形和体积。舌缺损达 1/2 者,可采用前臂皮瓣修复;如伴有口底缺损者,亦可用胸大肌皮瓣、背阔肌皮瓣修复。舌缺损达 2/3 以上、伴口底缺损者,,宜用胸大肌皮瓣、背阔肌皮瓣或带状肌皮瓣修复。舌缺损达 2/3 以上、伴下颌骨体大部缺失者,可选用肋骨-背阔肌皮瓣或肋骨-胸大肌皮瓣修复。如有条件可用双瓣修复。功能性舌再造术常将支配皮瓣肌肉的运动神经与舌下神经吻合。

【手术操作规范与技巧】

1.舌癌原发灶较小,单纯行原发灶切除术者可在局麻下手术;一般均在全麻下手术。

2.舌癌原发灶切除时,除 $T_1 \sim T_2$ 患者的舌部分切除可直接在口内进行外,其余的原发灶切除均需行下唇或下颌中线切开手术。

3.遵循"无瘤"操作原则:保证切口在距肿瘤 1～2cm 的正常组织内进行;避免切破肿瘤或挤压瘤体;整体切除肿瘤而不是分块挖除;肿瘤外露部分用纱布缝包;表面溃破处,行电灼或化学药物处理;采用电刀切除;缝合前用大量低渗盐水及化学药物(如 5％的氮芥)冲洗湿敷创面;缝合时更换手术器械等。

4.颈淋巴清扫术中应注意保护迷走神经、膈神经、臂丛神经、舌下神经、舌神经和面神经,如原发灶累及舌神经,则不宜保留该神经。对颈内静脉、颈外静脉、颌外动脉等重要血管的处理要牢靠。在清扫锁骨上三角区时,应注意保护胸导管、胸膜顶、颈内静脉和锁骨下静脉,以免发生乳糜漏、气胸、不可控制的大出血和空气栓塞。

5.行双侧颈淋巴清扫术时,尽量保护一侧颈内静脉,如结扎切除双侧颈内静脉,需低温(30～32℃)、降压麻醉,监测脑压[不超过 2.5kPa(250mmH₂O)],脱水处理和气管切开术。

6.切缘做快速冰冻切片检查,了解手术切除的彻底性。舌、颌骨的即刻修复,应在肿瘤完整切除、切缘阴性的情况下进行。

7.口腔术创要严密缝合。

【围手术期处理】

(一)术前准备

1.手术指征 全身情况能够耐受手术、无远处脏器转移而原发灶能彻底切除的舌癌患者。

2.禁忌证 癌灶范围广无法切净,已有远处脏器转移,全身情况不能耐受手术的患者。

3.常规准备

(1)常规全身检查,了解心、肺、肝、肾功能及血常规情况。有其他脏器轻度病损、无手术禁忌证者,采取预防、保护性治疗,如纠正低蛋白血症、贫血等。

(2)术前戒烟、洁齿、保持口腔卫生。

(3)面颈部皮肤准备以及组织瓣供区皮肤准备。

(4)取模型做斜面导板。

(5)术前已做活体组织检查者,应复查病理切片。性质不明者,宜先行活体组织检查术。

(6)详细检查肿瘤侵犯的范围,预测肿瘤切除后软组织及骨缺损量,设计供区皮瓣大小范围。

(7)采用游离组织瓣修复者,保护受区和供区血管,术前用多普勒仪探测供、受区血管。

(8)配血备用。

(9)术前2小时内应用抗生素。

（二）术后处理

1.一般处理

(1)严密观察生命体征,特别要注意保持呼吸道通畅,及时清除口腔内分泌物,以免误吸。行预防性气管切开者,按气管切开术后常规护理;未行气管切开术者,应做好紧急气管切开的准备。

(2)仰卧头侧位。

(3)持续或间断低流量吸氧12~24小时。雾化吸入,减轻插管引起的咽喉部反应。

(4)术后24小时禁食,舌、颌骨修复者24小时后鼻饲流质,7~10日后停止鼻饲,改为口饲流质,14日后可进半流质。未行修复者,口饲流质。每天清洗口腔,保持清洁。

(5)根据当日需要量、丧失量和排出量酌情补液,一般补液2500~3000ml,气管切开者每日需增加补液500ml。注意水、电解质平衡,及时补钾。

(6)未行组织瓣修复者,术后可适量用止血药物,但高龄患者忌用大剂量止血药。

(7)常规应用抗生素1周,根据患者体温、血常规、术创反应等情况调整抗生素的用量、用法。

(8)保持引流通畅。放置于皮瓣下的引流条一般在术后48小时后抽除。颈部持续负压引流3~4日,注意观察引流量、引流液颜色,引流管有无脱落、漏气或堵塞,颈部皮瓣的贴合状况。术后12小时内引流量一般不超过250ml,超过者表明创口内有活跃出血点,应进行局部适当加压包扎或重新打开创口止血。显微外科术后扩血管、防血栓药物的应用使引流量增多,但一般不超过350ml。引流量少于30ml方可拔除引流管。

(9)采用带蒂或游离皮瓣行舌再造者则术后头部需制动并稍偏向患侧5~7日。保持室温20~25℃;观察皮瓣颜色,最好利用自然光线观察,早期2日内皮瓣苍白,但皮纹存在,毛细血管充盈试验不超过5秒;如仍无法准确判断皮瓣的血运情况时也可用消毒针刺入皮瓣;如有鲜红血液流出则表示血运良好。游离皮瓣需全身抗凝治疗7~10日,带蒂皮瓣则抗凝治疗5~7日,常使用扩张血管和抗凝药物,如低分子右旋糖苷和阿司匹林治疗,其用量则根据患者的全身状况而定,一般每天静脉滴注低分子右旋糖苷500ml,不超过1000ml,防止引起其他脏器的出血,有出血倾向者则减少用量。有些患者抗凝治疗期间会出现头皮下出血而形成血肿,抬高头部,局部冷敷即可。术后8~9方可在局部轻度加压包扎,过早加压可能影响皮瓣血管蒂和血管吻合口。

(10)因手术中使用了电刀,口外缝线术后第7日开始间断拆线,2~3日拆完,口内缝线在10日左右拆除为妥,以免拆除过早导致术创裂开。

2.并发症处理

(1)术创出血:大部分为原发性的出血,继发性出血较为少见。常常由于术中对较大管径的血管仅做电凝止血而未结扎止血或结扎线脱落所导致。表现为口腔内肿胀、隆起,颈部皮瓣贴合不好并鼓起,有波动感;短时间内负压袋内可见大量的血液引出;严重时患者出现呼吸困难可引起窒息。迅速打开手术创口,找到出血点并重新止血,特别要注意检查皮瓣蒂部有无出血;如有呼吸困难等危急情况,可在床边打开颈部创口,找到并结扎活跃出血点后再进手术室处理。

(2)乳糜漏:主要因左侧颈淋巴清扫时损伤胸导管所致,也有右侧颈淋巴清扫时损伤淋巴导管而发生。禁食时引流液可为水样液体,进食后,负压引流呈白色混浊,量增多,颈部下端切口有炎性反应。可拔除负压引流管,放置橡皮片引流。行颈中下部、锁骨上凹加压,背肩部"8"字包扎,必要时打开颈部创口,找到淋巴管的残端行缝扎。因淋巴管组织非常脆弱,不宜钳夹结扎。

(3)肺部感染:常发生于全麻手术后,特别是老年和嗜烟患者,因手术中误吸、手术后分泌物或痰液排出困难而引起。手术后应鼓励患者咳嗽,并注意变换体位,拍击其胸背部,助其将痰液咳出,及时吸出口腔、咽部分泌物,配合雾化吸入,气管切开的患者更要注意。选择有效抗生素,静脉用药。

(4)皮瓣血运障碍:显微外科术后发生的血管危象一般在术后 24～72 小时出现,动脉缺血为苍白或蜡色,针刺不出血表现,静脉回流受阻不同程度可呈现血红、暗红、紫红色和紫黑等颜色变化。一般在危象后 6～8 小时处理为佳,即打开创口,剪断吻合口,清除血栓或血凝块,重新吻合血管。抢救愈早,成功率愈高。带蒂皮瓣出现血运障碍时,一般在其周围及蒂部采用松解或减压的方法处理,但效果较差。

(5)创口感染:主要是局部引流不畅而致局部积血或积液(包括舌癌手术时行下颌骨方块截骨而未行舌部缺损修复者,其缝合口内创口后在骨块与口底之间形成死腔)、口内创口缝合不严密、涎瘘、乳糜漏、皮瓣坏死(有些带蒂皮瓣可为局部或部分坏死)和抗生素使用不当而引起。这些均可通过手术中的正确处理和手术后的密切观察、及时处理而得到预防和纠正。感染早期可表现为创口局部或颈部皮瓣皮肤充血、水肿,轻度压痛,有时可及波动感;进一步发展则局部疼痛加重,出现跳痛,体温升高,白细胞计数及中性粒细胞比例升高,创口有脓液溢出。一般经过充分引流,消灭死腔,合理应用抗生素而痊愈。如果创口内有大量血性液体排出时,要考虑厌氧菌感染的可能,局部可用 1％过氧化氢、甲硝唑注射液等冲洗。

(6)口腔真菌感染:术后抗生素和激素等药物的长期应用,常使机体发生菌群失调或免疫力下降,使栖息在口腔中的真菌成为机会致病菌而导致真菌感染,其中最常见的为口腔念珠菌感染。如发现患者口腔黏膜充血糜烂,有散在的白色假膜,舌背乳头呈团块萎缩,表面光滑,或呈结节状或颗粒状增生,应考虑有发生口腔念珠菌感染的可能。有些霉菌感染表现为舌苔变黑。涂片检查见芽生孢子和假菌丝,分离培养见乳黄色圆形突起的菌落,可确诊。治疗包括含漱 2％～4％碳酸氢钠液,含化西地碘,或含服制霉菌素片等。

(7)皮下气肿:常常发生于气管切开后局部创口缝合过紧的患者。表现为颈前部肿胀,触诊皮下有握雪感,而负压引流通畅。拆除气管切开处的缝线,一般能自行吸收。也可先标记出皮下气肿的范围,如处理得当,气肿范围不扩大或缩小;否则须重新处理。

(8)涎瘘:均为手术中腮腺下部缝扎处理不当所致。术后 3～4 日可见负压引流由淡红色或淡黄色转呈水样液体,内见大量泡沫,引流量渐增多,颈部切口和皮瓣处可有充血、压痛等炎症反应。一旦确诊,先调低负压强度,腮腺下部行加压包扎,三餐前半小时口服阿托品 0.3mg。必要时重新打开下颌下切口行腮腺下部缝扎,术后需放疗者可对腮腺区放疗 8～10 次,使腮腺萎缩。

【术前护理】

1.按口腔颌面外科疾病术前一般护理指南。

2.给患者做好全面的检查,心电图、胸部 X 线摄片、血常规、肝肾功能、出血时间及凝血时间均应在正常范围。

3.进食高蛋白、高热量、高维生素、易消化食物,提高机体和组织修复能力。术前晚 22:00 开始禁饮食,使胃肠充分排空,避免术中呕吐引起误吸。

4.术前 1d 做好皮肤准备,青霉素皮试及普鲁卡因皮试。

5.术前 3d 用漱口液漱口,保持口腔清洁。

6.术前 1d 做牙周清洁,检查排除化脓性感染病灶及口腔炎。

7.术晨起床后穿好病员服,排空大小便等待手术。

8.判断患者有无焦虑、恐惧,做好心理疏导。

【术后护理】

1.按口腔颌面外科疾病术后一般护理指南。

2.做好全麻患者术后护理,及时清除口、鼻腔分泌物,保持呼吸道通畅,严密观察生命体征的变化。

3.做好气管插管或气管切开的护理。

(1)保持气管切开局部的清洁干燥:在气管导管的外套管下垫纱布垫,根据局部分泌物多少及污染程度每日行 1 次至数次换药。气管导管口用双层无菌生理盐水纱布覆盖,保持空气湿润。

(2)妥善固定气管导管:系带应根据颈部软组织肿胀消退情况,及时调整,以免导管脱出。

(3)及时吸出气道分泌物并准确记录量:注意事项见吸痰护理。

(4)内导管应按时清洗、消毒更换。

(5)湿化气道:气管内滴湿化液;超声雾化吸入湿化;蒸气吸入湿化;气道冲洗。

(6)拔管:呼吸道梗阻解除后或者口底、舌部肿瘤手术后呼吸道症状解除,病情好转后可试堵内套管。若堵塞内套管后患者呼吸平稳,无缺氧症状,痰能从口内吐出,睡眠安稳,24h 后可拔管。

4.做好皮下负压引流管的护理。

(1)注意管道连接方法正确,保持管道通畅。注意保持负压状态,观察有无漏气,如有异常及时更换。

(2)保持负压通畅,注意患者体位变化,不得压迫负压引流管或任何原因折叠引流管。保持从高到低的引流通道,随时检查引流管内有无血凝块阻塞。

(3)密切观察记录引流量,一般术后 12h 内不超过 250ml。若量超过 250ml 或短时间内引流过快、过多,呈鲜红色,应考虑有无颈内静脉或小血管出血,若无引流物流出或流出甚少而面颈部肿胀明显,可能为引流管阻塞、折叠,或放置于伤口部分的引流管位置不佳影响引流所致,应通知医师及时处理。

(4)观察引流物颜色。正常情况下,引流物颜色有暗红—深红—淡红色逐渐变淡,若引流液为乳白色,考虑为乳糜漏(术中损伤胸导管所致),应及时报告,拔除负压引流管,局部加压包扎,严重者需再次手术,缝合胸导管。

(5)根据伤口情况,一般在术后 3d,24h 引流量少于 30ml 时,即可拔除引流管,并行伤口加压包扎。拔除引流管后继续观察伤口肿胀情况。

(6)更换管道时注意无菌,防止引流瓶内容物逆流,引流瓶的引流量不应超过引流瓶的 2/3,应注意适时倾倒,以免阻塞中心负压吸引系统。

5.做好移植皮瓣的护理。

(1)颜色:皮瓣颜色应与供皮区颜色相一致。个别病例术后 1～2d 颜色稍显苍白,多属正常现象,结合其他征象加以判断。如皮瓣颜色变暗、发绀,则说明静脉淤血;如为灰白色,则提示动脉缺血,应及时探查。

(2)温度:因口腔内的温度比较恒定,在口腔内游离皮瓣移植并非主要,对温度的要求不如四肢皮瓣要求高,尤其在寒冷季节皮瓣移植后温度有下降现象,但一般不应低于皮温 3～6℃。为使术后有较好的血液循环,在术后 72h 内可用烤灯照射患者头颈部,以提高患者的皮温,对提高皮瓣成活率有一定帮助。以保证正常的血液循环。如温度过低,加上颜色的变化(暗紫或灰白),则应探查抢救。

(3)皮纹:皮瓣表面应有正常的皮纹皱褶。如果发生血管危象,皮纹消失,可见皮纹肿胀。

(4)质地:皮瓣移植后仅有轻度的肿胀,往往比周围组织程度轻。如果发生皮瓣区域的明显肿胀,质地变硬时,则可判断血管危象的发生,应予以抢救。

(5)观察皮瓣血供情况:密切观察皮瓣血供情况,如皮瓣苍白、发绀,应检查是否有蒂部缝合过紧、张力过大、蒂部受压等情况,并及时做相应处理。

(6)毛细血管充盈试验:在皮瓣血管危象发生早期或程度较轻时,可表现为轻度的肿胀或淤血现象,以手指按压,放开后可见变白的区域再度泛红,泛红的过程越快,说明循环状况越好。如果该过程超过 5s,多提示微循环功能很差,抢救成功的可能性较小。

(7)针刺出血试验:对一些皮瓣颜色苍白,无法马上判断是否为动脉所致时,可采用此法。在无菌状态下,以 7 号针头刺入皮瓣深达 5mm,适当捻动针头,拔起后轻挤周围组织,如见鲜红血液流出,提示小动脉血供良好,否则提示动脉危象。

(8)皮瓣移植术后患者,可适当应用扩血管药。

6.饮食护理。

(1)插胃管前了解患者目前病情,胃管有无破损、是否通畅、粗细软硬是否合适。

(2)插管动作要轻柔,特别是在通过食管 3 个狭窄处时,以免损伤食管黏膜。

(3)每次鼻饲前检查胃管是否在胃内,方可注食。注入饮食时应注意速度、温度、容量和间隔时间。

(4)每当取下注射器抽洗流食或药物时,均需夹闭管外口,以免胃内容物流出或空气进入胃内。

(5)长期鼻饲者应每周更换胃管 1 次,每日进行口腔护理,并给予雾化吸入。

7.口腔护理。用漱口液漱口,勤用 75% 乙醇消毒擦拭伤口。

8.按医嘱给予抗生素防止感染,必要时输血或清蛋白,以增强抵抗力。

9.伤口愈合后,指导患者进行舌功能锻炼。

【术前健康指导】

1.交代患者注意口腔卫生,用漱口液漱口。

2.注意保暖,预防感冒。

3.积极预防全身疾病的发生。

4.向患者讲解疾病的相关知识,使其了解治疗过程。

【术后健康指导】

1.戒烟、酒等不良嗜好,尽早治疗残根、残冠、不良修复体等癌前病变。

2.做好口腔护理,进食无刺激性食物。

3.做好舌功能锻炼,如舌前伸、上卷、侧伸、下抵、转动等,每日 4~5 次,每次 5~10min,语音训练从单句到复杂语言。

4.术后进行化学治疗或放射治疗。

5.术后 1 个月复查,以后视病情而定。

6.经常进行口腔普查。

第三节 牙龈癌

【疾病概述】

牙龈癌在口腔鳞癌中居第二位或第三位,发生于上、下牙龈,唇颊侧牙龈与颊黏膜以龈颊沟为分界线;下颌舌侧牙龈与口底以颌舌沟为分界线;上颌腭侧牙龈与腭黏膜相连续,尚无明确分界线,粗糙的定位为上颌腭侧龈缘以下 1~1.5cm 之内为牙龈部。牙龈癌多为分化程度较高的鳞癌,下牙龈癌较上牙龈癌为多见。牙龈癌的发生可能与口腔卫生不良、不良义齿修复、癌前病变等因素有关。

【临床表现】

牙龈癌发病年龄多为 40~60 岁,男性多于女性。好发于前磨牙区及磨牙区。起初多源于牙间乳头及龈缘区,以牙龈疼痛、出血、牙齿松动等为首要症状。牙龈癌一般表现为溃疡型或外生型,以溃疡型多见。浅表的溃疡可生长为菜花状或大小不等的肉芽粒状,表面糜烂、出血,生长较慢。由于黏骨膜与牙槽突附着甚紧,早期常侵犯牙槽突及颌骨,使骨质破坏,牙齿松动、脱落。牙龈癌可通过牙间隙向对侧蔓延,在外侧向龈颊沟侵犯。下牙龈癌可向内侧侵及口底,向下侵及下颌骨,向后发展到磨牙后区及咽部,引起张口困难。上牙龈癌内侧向腭部侵犯,向上可破坏上颌窦底。

牙龈癌颈淋巴结转移早期为 13%~31%,晚期为 41%~58%,平均约为 35%。下牙龈癌较上牙龈癌转移早且多,下牙龈癌颈淋巴结转移率为 32%,而上牙龈癌颈淋巴结转移率为 14%。下牙龈癌多转移到患侧下颌下、颏下、颈深淋巴结,上牙龈癌多转移到患侧下颌下、颈深淋巴结。位于前牙区的牙龈癌多转移到颏下、下颌下或双侧颈淋巴结。牙龈癌远处转移比较少见。

【诊断要点】

牙龈癌的诊断主要根据病史和临床表现,结合影像学检查和取材活检获得的病理结果。

1.影像学检查 X线片上,多显示为牙槽突破坏吸收,下牙龈癌继续发展,可使颌骨呈扇形骨质破坏,边缘可较光滑,也可凹凸不平;对生长缓慢者,其破坏区边缘可有骨增生现象。CT和MRI上,牙龈癌仅表现为不规则形软组织密度增生和异常信号,并可见其向周围组织浸润。下牙龈癌可侵及口底和颊部,上牙龈癌可侵犯腭和上颌窦。

2.活体组织检查 较为方便容易,属定性检查,也是肿瘤治疗前的关键一步。

【鉴别诊断】

早期牙龈癌局限于牙间乳头或牙龈缘者,容易误诊为牙龈炎或牙周炎,少数患者因牙齿松动拔牙后出现日渐扩大的溃疡或增生组织前来就诊。早期呈弥散性牙龈边缘溃疡伴疼痛的牙龈癌患者还可误诊为牙龈结核。

晚期牙龈癌应与中央性颌骨癌、上颌窦癌鉴别。

1.下牙龈癌与中央性下颌骨癌的鉴别 中央性颌骨癌好发于下颌骨。早期多无自觉症状,以后可出现牙痛、局部疼痛,并出现下唇麻木。多为骨性膨胀;牙松动、脱落较早,常为多个牙;脱落牙牙槽窝内可见新生物。X线片示下颌骨破坏从中央向四周蔓延。而下牙龈癌牙龈部多有溃疡或增生隆起,牙松动、脱落较晚。肿瘤侵及颏孔或下牙槽神经管时伴有下唇麻木。X线片示下颌骨可呈扇形骨质破坏,边缘可较光滑,也可凹凸不平。

2.上牙龈癌与上颌窦癌的鉴别 上颌窦癌先有鼻阻塞、鼻出血、溢液等鼻部症状,后有牙痛、牙松动等牙槽部症状;肿瘤位于下部者也可同时有鼻部和牙槽部症状。牙龈或腭部先有肿胀,后破溃;牙松动、脱落较早,常为多个牙。X线片示上颌窦占位性病变及广泛骨质破坏。早期不易发现,易误诊为牙槽脓肿、牙周脓肿等。而上牙龈癌先出现牙槽部症状;晚期侵犯上颌窦可出现鼻部症状。牙龈部初始就有溃疡,常波及整个肿瘤生长区,牙松动、脱落较晚。X线片示上颌窦无破坏或底壁破坏。

【治疗措施】

(一)治疗原则

以手术为主,辅以化疗和放疗等的综合治疗。

(二)治疗要点

1.下牙龈癌的治疗

(1)$T_{1\sim2}N_0M_0$:原发灶、下颌骨切除。颈部淋巴结可行选择性颈淋巴清扫术。

$T_{3\sim4}N_0M_0$:原发灶、下颌骨切除±单(双)侧选择性颈淋巴清扫术。病灶接近或超越中线时应考虑行双侧选择性颈淋巴清扫术。

$T_{1\sim4}N_{1\sim3}M_0$:N_1、$N_{2a\sim b}$、N_3,原发灶、下颌骨切除+同侧根治性颈淋巴清扫术±对侧选择性颈淋巴清扫术,N_{2c}行原发灶切除十双侧根治性颈淋巴清扫术。

上述情况中,$T_{3\sim4}$、切缘阳性或邻近切缘、神经血管或淋巴管受侵犯、有1个或多个淋巴结阳性、包膜外扩散者均应辅助放疗或化放疗。

M_1或无法手术切除者:采用放疗、化疗、生物治疗等姑息治疗。

(2)原发灶、下颌骨切除:下牙龈癌原发灶仅局限于牙龈,未累及颌骨者,应行下颌骨帽檐式或矩形切除。原发灶波及牙槽骨,但未累及下牙槽神经管应行下颌骨节段性切除。原发灶累及下牙槽神经管(下唇麻木),应行一侧下颌骨切除或超越中线的下颌骨切除。

(3)缝合时将颊部创缘与口底创缘相缝合。下颌骨缺损可行一期或二期植骨术,多采用自体单纯髂骨、肋骨移植、血管化自体髂骨、腓骨移植以及钛板植入等。

2.上牙龈癌的治疗

(1)$T_{1\sim2}N_0M_0$:原发灶、上颌骨切除。一般不同期行选择性颈淋巴清扫术,但应严密随访观察,一旦发现可疑转移应行治疗性颈淋巴清扫术。

$T_{3\sim4}N_0M_0$:原发灶、上颌骨切除±单(双)侧选择性颈淋巴清扫术。

$T_{1\sim4}N_{1\sim3}M_0$:N_1、$N_{2a\sim b}$、N_3,原发灶、上颌骨切除+同侧根治性颈淋巴清扫术±对侧选择性颈淋巴清扫术,N_{2c}行原发灶、上颌骨切除+双侧根治性颈淋巴清扫术。

上述情况中,$T_{3\sim4}$、切缘阳性或邻近切缘、神经血管或淋巴管受侵犯、有1个或多个淋巴结阳性、包膜外扩散者均应辅助放疗或化放疗。

M_1或无法手术切除者:采用放疗、化疗、生物治疗等姑息治疗。

(2)原发灶、上颌骨切除:上牙龈癌原发灶手术时可先行上颌窦前壁开窗探查,结合术中快速冰冻切片检查,确定上颌窦是否受累。对于未累及上颌窦黏膜者,行上颌骨部分切除术;已累及上颌窦底部黏膜者,行上颌骨次全切除术;已侵犯到上颌窦腔内者,行上颌骨全切除术;已累及上颌窦后壁、上壁及眶内容物者,行上颌骨扩大根治术。

(3)上颌骨缺损可行赝复体修复,其优点在于可早期恢复面部外形,便于观察肿瘤有无早期复发;其缺点是固位差,可引起继发性创伤等。近年来多采用各种组织瓣修复上颌骨缺损,包括颞肌筋膜瓣、颞肌筋膜-喙突复合瓣、颞肌-下颌升支骨肌瓣、前臂皮瓣加游离植皮、胸大肌肌皮瓣、腓骨肌皮骨瓣、带腹内斜肌的旋髂深动脉髂骨肌皮瓣、背阔肌单蒂双岛肌皮瓣、背阔肌-前锯肌单蒂双岛肌皮瓣等修复方法,其中应用CAD设计、快速原型技术制作的上颌骨缺损重建钛网支架更加精确、可靠。应用组织瓣同期修复上颌骨缺损应掌握好手术指征。对于侵及上颌窦、切缘阳性或高度恶性的上牙龈癌,上颌骨封闭式修复不利于局部复发灶的早期发现和及时治疗,故一般不主张行立即修复。

【手术操作规范与技巧】

1.根据病变范围选用局麻或全麻。原发灶较小,单纯行原发灶切除术者可在局麻下手术。一般宜采用全麻。下颌骨切除术宜选用经鼻腔内进路、气管插管。如为单侧上颌骨切除术,以采用健侧鼻腔内进路、气管内插管为妥。全上颌骨切除术,包括梨状孔在内,以选用口内进路气管内插管比较安全。如需同期行上颌骨重建术,可考虑行气管切开麻醉。

2.下颌骨帽檐式、矩形切除或下颌骨节段性切除术,可由口内进路以及下颌下缘下1.5~2cm处做口外切口;一侧下颌骨切除术为有利于显露术野,可附加下唇切口。

3.上颌骨部分切除或次全切除术,可由口内进路,不需按照Weber手术切口切开唇面部;如为上颌骨全切除术,需按Weber切口由唇面部进路。

4.术中在上颌骨各骨性联结断离时,动作要快,以避免过多失血;凿骨时慎勿弄破气管内插管。如行扩大根治术,则将水平凿横放于翼突根部,予以凿断。注意用力方向应平行于颅底,用力不可粗暴,以避免损伤颅底骨。

5.遵循"无瘤"操作原则,保证切口在距肿瘤 1～2cm 的正常组织内。

6.切缘做快速冰冻切片检查,了解手术切除的彻底性。

7.根据手术对呼吸道的影响情况决定是否气管切开。

【围手术期处理】

(一)术前准备

1.手术指征　全身情况能够耐受手术、无远处脏器转移而原发灶能彻底切除的牙龈癌患者。

2.禁忌证　癌灶广泛无法切净、已有远处脏器转移或全身情况不能耐受手术的患者。

(二)术后处理

1.一般处理

(1)严密观察生命体征,特别要注意保持呼吸道通畅,及时清除口腔内分泌物,以免误吸。

(2)仰卧头侧位,行显微外科组织修复者应制动。

(3)持续或间断低流量吸氧 12～24 小时。雾化吸入,减轻插管引起的咽喉部反应。

(4)术后 24 小时禁食,行颌骨修复者,24 小时后插入胃管,鼻饲流质,7～10 日后停止鼻饲,行口饲流质,14 日后可进半流质。未行颌骨修复者,行口饲流质。

(5)一般补液 2500～3000ml,根据进食量调整补液量,注意电解质变化,及时补钾。

(6)密切观察皮瓣色泽。行显微外科手术者给予扩血管、防血栓形成的药物 7～10 日,药物用量要根据患者的全身状况而定,防止引起其他脏器出血。未行组织瓣修复者,术后可适量用止血药物,但高龄患者忌用大剂量止血药。

(7)注意口腔卫生,多漱口。常规应用抗生素 1 周,根据患者体温、血常规、术创反应等情况调整抗生素的用量、用法。

(8)口内填塞纱布或纱条一般在 7～10 日拆包或更换,逐日拆除,完全拆除后应仔细检查术创、清点纱布或纱条,避免残留。

(9)因手术中使用了电刀,术后第 7 天开始间断拆线,2～3 日拆完,口内缝线在 10 日左右拆除为妥,以免拆除过早导致术创裂开。

(10)创口初步愈合后,应早期锻炼张口;未做即刻修复者应及早戴上斜面导板、腭护板或做赝复体,防止瘢痕挛缩,尽早恢复外形和语言、咀嚼功能。

2.并发症处理　参见本章"舌癌"。

【术前护理】

1.按口腔颌面外科疾病术前一般护理指南。

2.给患者做好全面的检查,心电图、胸部 X 线摄片、血常规、肝肾功能、出血时间及凝血时间均应在正常范围。

3.进食高蛋白、高热量、高维生素、易消化食物,提高机体和组织修复能力。术前晚 22:00 开始禁饮食,使胃肠充分排空,避免术中呕吐引起误吸。

4.术前 1d 做好皮肤准备,除面颊部外,需要口内植皮者需做好供皮区皮肤准备,青霉素皮试及普鲁卡因皮试。

5.术前 3d 用漱口液漱口,保持口腔清洁。

6.术前 1d 做牙周清洁,检查排除化脓性感染病灶及口腔炎。

7.修复体准备。一侧下颌骨截除者需做好健侧的斜面导板,上颌骨截除者必要时备腭护板或预成赝复体。

8.术晨起床后穿好病员服,排空大小便等待手术。

9.判断患者有无焦虑、恐惧,做好心理疏导。

【术前健康指导】

1.交代患者注意口腔卫生,用漱口液漱口。

2.注意保暖,预防感冒。

3.积极预防全身疾病的发生。

4.向患者讲解疾病的相关知识,使其了解治疗过程。

【术后护理】

1.按口腔颌面外科疾病术后一般护理指南。

2.做好全麻患者术后护理,及时清除口、鼻腔分泌物,保持呼吸道通畅,严密观察生命体征的变化。

3.做好气管插管或气管切开的护理。

(1)保持气管切开局部的清洁干燥:在气管导管的外套管下垫纱布垫,根据局部分泌物多少及污染程度每日行 1 次至数次换药。气管导管口用双层无菌生理盐水纱布覆盖,保持空气湿润。

(2)妥善固定气管导管:系带应根据颈部软组织肿胀消退情况,及时调整,以免导管脱出。

(3)及时吸出气道分泌物并准确记录量:注意事项见吸痰护理。

(4)内导管应按时清洗、消毒更换。

(5)湿化气道:气管内滴湿化液;超声雾化吸入湿化;蒸汽吸入湿化;气道冲洗。

(6)拔管:呼吸道梗阻解除后或者口底、舌部肿瘤手术后呼吸道症状解除,病情好转后可试堵内套管。若堵塞内套管后患者呼吸平稳,无缺氧症状,痰能从口内吐出,睡眠安稳,24h 后可拔管。

4.做好口腔护理,勤用漱口液漱口,上颌骨截除口内植皮者,应注意包扎的敷料或填塞的碘纺纱布的固定情况,防止松脱。

5.饮食护理。

(1)插胃管前了解患者目前病情,胃管有无破损、是否通畅、粗细软硬是否合适。

(2)插管动作要轻柔,特别是在通过食管 3 个狭窄处时,以免损伤食管黏膜。

(3)每次鼻饲前检查胃管是否在胃内,方可注食。注入饮食时应注意速度、温度、容量和间隔时间。

(4)每当取下注射器抽洗流食或药物时,均需夹闭管外口,以免胃内容物流出或空气进入胃内。

(5)长期鼻饲者应每周更换胃管 1 次,每日进行口腔护理,并给予雾化吸入。

6.做好移植皮瓣的护理。

(1)颜色:皮瓣颜色应与供皮区颜色相一致。个别病例术后 1~2d 颜色稍显苍白,多属正常现象,结合其他征象加以判断。如皮瓣颜色变暗、发绀,则说明静脉淤血;如为灰白色,则提示动脉缺血,应及时探查。

(2)温度:口腔内的温度比较恒定,在口腔内游离皮瓣移植并非主要,对温度的要求不如四肢皮瓣要求高,尤其在寒冷季节皮瓣移植后温度有下降现象。为使术后有较好的血液循环,在术后 72h 内可用烤灯照射患者头颈部,以提高患者的皮温,对提高皮瓣成活率有一定帮助。以保证正常的血液循环。

(3)皮纹:瓣表面应有正常的皮纹皱褶。如果发生血管危象,皮纹消失,可见皮纹肿胀。

(4)质地:瓣移植后仅有轻度的肿胀,往往比周围组织程度轻。如果发生皮瓣区域的明显肿胀,质地变硬时,则可判断血管危象的发生,应予以抢救。

(5)观察皮瓣血供情况:密切观察观察皮瓣血供情况,如皮瓣苍白、发绀,应检查是否有蒂部缝合过紧、张力过大、蒂部受压等情况,并及时做相应处理。

(6)毛细血管充盈试验:皮瓣血管危象发生早期或程度较轻时,可表现为轻度的充血或淤血现象。以手指按压,放开后可见变白的区域再度泛红,泛红的过程越快,说明循环状况越好。如果该过程超过 5s,多提示微循环功能很差,抢救成功的可能性较小。

(7)针刺出血试验:一些皮瓣颜色苍白,无法马上判断是否为动脉所致时,可采用此法。在无菌状态下,以 7 号针头刺入皮瓣深达 5mm,适当捻动针头,拔起后轻挤周围组织,如见鲜红血液流出,提示小动脉血供良好,否则提示动脉危象。

(8)皮瓣移植术后患者,可适当应用扩血管药。

7.遵医嘱用抗生素预防感染,对立即植骨者在拆线及创口愈合后还应继续使用 1 周。

8.做好心理护理,多与患者交谈,缓解其紧张、焦虑的情绪。

【术后健康指导】

1.戒烟、酒等不良嗜好,尽早治疗残根、残冠、不良修复体等癌前病变。

2.做好口腔护理,进食无刺激性的食物。

3.做好功能锻炼,下颌骨截除后的患者使用斜面导板应维持在 6 个月以上;上颌骨截除者待创口初步愈合应尽早进行张口训练,及时进行颌面部义颌修复。

4.术后进行化学治疗或放射治疗。

5.术后 1 个月复查,以后视病情而定。

6.经常进行口腔普查。

第四节　儿童年轻恒牙外伤

一、牙撞伤

外力使牙周和牙髓组织受到损伤,而未出现牙体硬组织缺损或牙齿脱位者称为牙撞伤。

【临床表现】

1.牙周组织损伤后出现急性创伤性牙周膜炎的症状,患牙有咬合痛、伸长感或漂浮感,并有不同程度的松动、叩痛和触痛。

2.牙髓损伤后出现冷热刺激敏感症状。有时出现感觉迟钝,活力试验无反应现象,这可能是牙髓失去感觉的暂时现象,通常可以恢复。但牙周膜创伤后可因根尖血管损伤而使牙髓发生渐进性坏死、牙髓钙化、根尖牙体外吸收或髓腔牙体内吸收等,此种牙髓变化过程较长,有的达数年之久。

【检查】

1.牙齿松动和叩痛。

2.釉质是否有裂纹,这种裂纹是从釉质表面开始与釉柱方向平行的折断线,可止于釉质内,也可达釉牙本质界。

3.X线片检查可见牙周膜无明显异常或牙周膜增宽,同时注意有无根折和牙齿脱位现象。

4.软组织是否损伤。

【治疗】

1.调𬌗 以消除𬌗创伤,或作𬌗垫升高咬合,以使患牙脱离接触。让患牙充分休息,至少2周内避免用患牙咀嚼食物。

2.患牙松动明显者应结扎固定 固定时间一般为4～6周。

3.定期观察 如果出现牙髓、根尖周病症状则应及时治疗。

所有牙齿外伤后都可出现牙齿撞伤后的牙周或牙髓组织损伤,其预后与患牙的牙根发育状况有关。年轻恒牙的牙周膜间隙宽、牙周膜纤维和牙槽骨骨质疏松,血液供应丰富,因而牙周组织损伤较易恢复。

二、牙齿折断

牙齿折断有牙冠折断、牙根折断和冠根折断。

（一）牙冠折断

为牙齿折断中最常见者,按其折断部位分为牙冠折断牙髓未暴露和牙冠折断牙髓暴露等类型,前者又有釉质折断、牙本质折断等。

【临床表现】

1.釉质折断 一般无明显症状,仅感折断面粗糙不光滑。

2.牙本质折断 由于牙本质暴露,可出现牙本质感觉过敏症状,有时可见近髓处透红、敏感。

3.牙冠折断牙髓暴露 症状较为明显,常出现冷热刺激痛和触痛。如果未及时就诊,露髓处可出现增生的牙髓或出现牙髓炎症症状。

牙冠折断多数伴有牙撞伤,患牙除以上表现外,还可出现牙周或牙髓组织损伤的症状。

【检查】

1.牙冠折断的部位和折断类型:有切角、切缘折断,牙冠中部折断,牙冠颈部折断或釉质折断,牙本质折断等。

2.牙齿松动和叩痛情况。

3.牙髓是否暴露,探诊是否出血、疼痛等。

4.X 线片检查是否有根折和根折的部位,根尖是否发育完成,是否有牙槽骨骨折,根尖周组织是否有异常。

5.软组织是否损伤。

6.陈旧性牙冠折断是否有牙髓、根尖周病。

【治疗】

1.釉质折断可不作处理,或将粗糙面磨光。有碍美观者,待牙髓、牙周组织损伤症状消失后再用光敏树脂修复。

2.牙本质暴露者需施行间接盖髓术,以保护牙髓,防止外界刺激通过牙本质小管损伤牙髓,且在盖髓后做即刻带环、临时壳冠或选用树脂冠保护,待修复性牙本质形成或牙根发育后再取下壳冠作永久性修复。接近露髓而盖髓困难者也可选用切髓术,以保存根部生活牙髓,有利于牙根继续发育。

3.冠折露髓孔不大者,可施行直接盖髓术,并在盖髓后做即刻带环、临时壳冠或选用树脂冠保护盖髓剂,待修复性牙本质形成和牙根发育完成后再作永久性修复。

4.冠折露髓不宜行直接盖髓者,可在局麻下施行切髓术,治疗成功后再进行永久修复。

外伤牙齿的活髓保存治疗,术后可能出现髓室和根管钙变,因而在根尖发育完成之后,为了避免根管闭锁,应及时进行去髓术,充填根管,以利修复。

5.冠折露髓的患牙如果牙根已发育完成,也可行根管治疗。

6.牙髓已经坏死或切髓术失败的年轻恒牙应作根尖诱导成形术,如果牙冠在牙颈部折断,则可在根管治疗后进行接冠术,利用钉固位和黏结法将牙冠黏结复位。

总之,年轻恒牙冠折的治疗应根据折断类型、牙髓状况和牙根发育情况而选择不同方法。牙冠的永久性修复应在牙根发育完成之后,并根据牙冠折断类型而进行。

(二)牙根折断

牙根折断多发生在牙根基本发育完成的牙齿。根据折断的部位,大体分为根上 1/3、根中 1/3 和根尖 1/3 折断三种情况。

【临床表现】

1.根折后可出现牙齿松动、咬合痛或叩痛。

2.根折后的症状与根折部位有关,越近牙颈部的根折症状越明显,而近根尖处的根折常无明显症状。

【检查】

1.牙齿的松动和叩痛情况。

2.X 线片检查根折的部位和牙根发育的状况,X 线片可显示在牙根的不同部位出现 X 线透射的折裂线。

3.牙槽嵴或软组织是否损伤。

【治疗】

1.调𬌗 消除创伤性咬合,大多数需作𬌗垫升高咬合使患牙脱离接触。

2.根上 1/3 折断 折裂线位于龈下不超过 2mm 时,可摘除断端冠,施行去髓术,然后作龈切除术,以备接冠或桩冠修复;如果折裂线位于龈下超过 2mm 时,可在去髓术之后,采用正畸牵引方法将牙根拉出,使牵引拉出的长度能够达到做桩冠修复的要求为止。牵引完成之后再用细钢丝结扎固定,待根尖周组织完全修复后拆除固定钢丝,一般约需固定 3 个月。

3.根中 1/3 如折断时间不长、牙髓活力尚好、断端无移位,则可尽快固定患牙,调整咬合,定期观察;如牙根发育完成,断端无移位,可施行去髓术,并于根内加固位钉;如果折断时间较长,断端分离移位,常需拔除。

4.根尖 1/3 如牙髓状况良好,可调𬌗,定期观察。有的折断可自行愈合,且牙髓保持活力。当牙髓发生坏死或根尖出现病变时,需做根管治疗术或根尖切除术。

(三)冠根折断

是贯穿牙冠和牙根的斜行折裂,有斜折和纵折,斜折为近远中向,从牙冠向牙根斜行;纵折与牙长轴平行,自切缘裂向根方。

【临床表现】

1.牙齿叩痛,折裂片松动,因与牙龈和根面相连,松动而不脱落,探触折裂片常见龈沟溢血,或裂缝溢血。

2.牙髓多已暴露,症状较为明显,常出现冷热刺激痛和触痛。

【检查】

1.冠根折断的类型,斜折或纵折,折裂线位于龈下的深度。

2.牙齿叩痛、松动情况。

3.牙髓是否暴露,暴露者探诊出现疼痛、出血。

4.X 线片检查折裂类型,冠根斜折可见牙冠和牙根的冠 1/3 处出现连续或分离的 X 线透射线,冠根纵折可见贯穿牙冠和牙根的纵行或斜行的折裂线。

【治疗】

局部麻醉下摘除断冠,检查根部断面距离龈缘的深度。

1.根部断面在龈缘附着线以上,或断面位于龈下不超过 2mm 时,可施行去髓术,以备接冠或桩冠修复。

2.根部断面位于龈下超过 2mm 时,可行去髓术,以后采用正畸牵引方法将牙根拉出,使牵引拉出的长度能够达到桩冠修复的要求为止。

3.根部断面位于龈下深部者,常需拔除。

三、牙齿脱位

牙齿脱位是由于外力的作用使牙齿脱离了正常位置。根据外力的方向和大小可发生不完全脱位、完全脱位、侧方脱位和牙齿嵌入。不完全脱位为牙齿外伤后部分脱出牙槽窝。完全脱位是牙齿完全脱出牙槽窝。侧向脱位是牙齿外伤后发生唇舌向或近远中向错位。牙齿嵌入是牙齿向根尖方向嵌入牙槽窝内。

【临床表现】

1.不完全脱位的牙齿伸长,松动明显,咬合时有创伤,X线片显示根尖周膜间隙增宽,甚至出现半圆形透射区,而硬骨板较为完整。

2.完全脱位的牙齿游离于牙槽窝,或仅有软组织相连,或已脱落,就诊时同时带来已脱落的牙齿。

3.侧向脱位的牙齿偏离长轴,唇舌向或近远中向错位,不松动或微松动。X线片显示移位受压侧的牙周膜间隙消失,而移位牵拉侧的牙周膜间隙增宽。此种脱位有时并发牙槽骨折断。

4.牙齿嵌入后临床牙冠变短,不松动,X线片显示根尖进入牙槽窝内,根尖周膜间隙和硬骨板消失。

【检查】

1.牙齿的松动度、临床牙冠的长短、长轴方向等是否异常。

2.X线片检查:牙周膜间隙是否增宽或消失,增宽或消失的部位,是否有牙槽骨骨折的影像。

【治疗】

1.不完全脱位应尽快在局麻下将脱出牙槽窝内的牙齿复位、固定,通常固定3~4周,并定期复查牙周情况。

2.侧向脱位应及时局麻下患牙复位、固定,并定期复查牙髓、牙周情况和牙根状况。

3.牙齿嵌入:轻度嵌入的牙齿不必强行拉出复位,待牙根继续发育时,可自行萌出;严重嵌入的牙齿应在局麻下复位、固定,或采用正畸牵引方法渐渐复位。

4.完全脱位的牙齿应立即做再植术,其步骤如下:

(1)用生理盐水彻底冲洗脱位牙齿,冲洗后浸泡于生理盐水中备用,而不要将牙齿浸泡于抗生素液内,因已证实,如果将牙齿浸泡于抗生素内会损伤根面的正常生活组织,不利于再植成功。

(2)清理牙槽窝,清除牙槽窝内的异物和过多的血凝块。局麻下将牙齿植入牙槽窝内。临床观察表明:牙齿脱位的时间越短,再植成功的可能性越大。最好在脱位后2小时内完成再植。

可采用釉质黏结,钢丝夹板固定或全牙列殆垫固定,通常固定3~4周。固定后定期复查牙髓、牙周和牙根的情况。

【注意事项】

1.外伤脱位、嵌入的牙齿,在复位、固定之前不必急于处理牙髓。年轻恒牙有宽阔的根尖孔、丰富的血运和较强的抗感染能力,是保存活髓的有利条件。

2.牙齿外伤后牙髓可能暂时失去感觉,因此,须定期观察,不宜过早地轻易去除牙髓。

3.在定期观察中,一旦出现牙髓坏死,则应进行根管治疗术或根尖诱导成形术。

四、护理配合

1.牙齿储存患者就诊后把完全脱出的牙齿立即放入生理盐水中。

2.清洁患牙植入前将脱出的牙齿用生理盐水清洗,污染较重时用沾有生理盐水的纱布轻拭,切不可刮擦牙根面,然后置于生理盐水中备用。

3.再植牙的牙髓处理协助医师准备好牙胶尖和根充糊剂,根充糊剂一般选用氧化锌糊剂,氧化锌与丁香油按粉液比的比例调拌成稀糊状,以备根充时用。

4.冲洗牙槽窝准备生理盐水,3%双氧水以备医生冲洗牙槽窝内的血凝块,污物及其他异物,清洗后植入患牙。

5.及时排唾准备吸唾器,及时排唾,防止术区污染。

6.器材准备准备好镊子,镍钛钢丝,光固化机,协助医生选择合适的前牙专用光固化复合树脂,以备固定患牙使用,必要时帮助医师准备局部麻醉,区域消毒的药物。

7.使用抗生素告知家长应全身使用抗生素1周,执行医生医嘱,解释抗生素的使用目的和用法。

五、对患儿的卫生宣教

1.保持口腔卫生嘱患儿除早晚刷牙外,进食后用口洁素漱口以保持脱出部位及口腔的清洁卫生。

2.候诊宣教就诊前与患儿进行交谈,如何尽可能避免碰撞,跌倒等意外事故,如同学问不要玩一些危险的游戏,要闹时不可伤及面部,如果发生了牙齿外伤,要及时就诊,越早越有利。

3.准确反映病史诱导启发患儿,尽可能详细,准确地反映外伤发生的时间,疼痛,出血情况及有无进行过其他治疗,进行牙体治疗后有无疼痛等不良反应。

4.要求患儿配合治疗,消除患儿的恐惧心理牙科畏惧症是儿童牙病就诊率低的主要原因,害怕疼痛是每位患儿初来就诊时最突出的表现,医务人员接诊时应态度和蔼,亲切耐心地向患儿及家长解释再植术的目的和重要性,要多采用诱导,鼓励,夸奖的方法,尽量少用责备,威胁的话语,待患儿消除紧张情绪后再进行治疗。

第五节 乳牙拔除术

距离替换期尚远的乳牙,原则上应尽可能予以保留。如果过早拔除,恒牙尚未萌出,不仅咀嚼能力下降,而且缺牙区的邻牙会向缺牙间隙移动,使间隙变小,造成恒牙异位萌出或萌出困难,影响牙列和咬合以及儿童牙颌系统的发育等。

一、拔除的适应证

乳牙承担着儿童的重要咀嚼功能,且对颌骨的发育、咀嚼肌的锻炼以及恒牙的正常排列均有较大影响,特别是乳磨牙和乳尖牙。因而,对于龋病或牙髓感染的乳牙,应尽可能通过治疗予以保留,如果需拔除,最好在治疗无效之后再进行。

1.乳牙滞留 乳牙脱落的年龄,往往因个体差异较大而不便统一掌握。因此,杨富生教授认为:接近换牙年龄,恒牙已萌,乳牙未脱落;或者恒牙未萌,但已超正常换牙年龄极限仍未脱落的乳牙,均应视为乳牙滞留。前者为早期滞留,后者为晚期滞留。早期滞留,原则上都应拔除。如为非残根,牙体状况完好,无症状,X 线片示继承恒牙牙根发育不足 1/2 的也可待其自行脱落。晚期滞留,首先应照 X 线片判明有无恒牙。如果恒牙先天缺失,或恒牙胚异位、阻生,尚不能萌出,滞留乳牙牙体状况尚好,或虽有龋病但仍可保存的应予保留,否则应拔除后行义齿修复。如果恒牙能用正畸辅助方法萌出的应拔除滞留乳牙。

2.接近替换期的乳牙通常可以拔除 乳牙在脱落前期,牙根已吸收,牙周附着基本消失,咀嚼食物时压迫软组织,可有咬合痛,影响进食,此时可拔除。

乳牙是否接近替换,不仅需根据儿童的年龄,而且需根据 X 线片,观察继承恒牙是否已接近萌出。其 X 线片显示如下:

(1)乳牙牙根吸收一半或大部分吸收。

(2)继承恒牙牙根已形成一半或大部分形成。

(3)恒牙胚位置已接近乳磨牙根分叉,分叉处牙槽骨极少或已消失,特别是牙囊骨腔硬骨板已消失。

3.无法修复的患牙 ①牙冠破坏严重、髓室底穿通难以修复并影响咀嚼或乳磨牙髓室底缺损过大并接近替换期者,可考虑拔除患牙并置间隙保持器。②乳牙残根因感染而使吸收受影响,在继承恒牙萌出力的推压下,根尖刺破黏膜露于龈外,使局部黏膜发生创伤性溃疡,并影响修复和功能者,可予以拔除。③牙槽脓肿反复发作,影响机体健康,或因病灶引起全身疾病者,应予拔除。

4.早萌牙 诞生牙和新生牙多见于下颌中切牙,多数是正常牙,少数是多生牙。早萌牙的牙根大多发育很少,临床上极为松动的应拔除,以防吸乳时脱落误入气管。如牙齿松动不很明显,则可保留。

5.低位乳牙 牙冠咬合面低于𬌗平面的乳牙称为低位乳牙,也叫做乳牙下沉或乳牙固连。常因乳牙牙根发生吸收,而后吸收过程中沉积的牙骨质和牙槽骨粘连,形成骨性愈合导致的。低位乳牙常导致继承恒牙迟萌或异位萌出,接近脱落期时可拔除。

6.外伤牙 乳牙外伤,牙根于近颈部 1/2 处折断,或在骨折线上的不能治愈的乳牙也应拔除,或牙根已大部分吸收接近替换的乳牙。乳牙嵌入牙槽窝不能自行萌出,说明可能有牙根与牙槽产生黏连,这样会影响恒牙的萌出,应该拔除。乳牙部分脱出牙槽窝时,如果复位后牙极松动或又自行下垂时,应拔除。如果乳牙外伤的患儿太小,不能合作,无法完成牙髓治疗时,可以拔牙。

7.因咬合诱导需拔除的乳牙　在确认牙槽骨的大小与牙的大小不协调时,可为一个恒牙的排列而拔除其先行乳牙外,多拔除 1 个邻近的乳牙,常用于顺序拔牙法时。在前牙区,若因一侧乳牙的脱落,将导致前牙区中线发生偏位时,可以拔除对侧的同名乳牙。

以上患牙虽需拔除但也要考虑患儿的身体状况,若伴有急性广泛性牙龈炎或严重的口腔黏膜疾病时,应消炎、控制症状后再拔牙。局部根尖周组织和牙槽骨有急性化脓性炎症时,也应在药物控制后再拔除,以免炎症扩散。儿童全身情况不良,例如,患内分泌疾病、肾脏疾患、先天性心脏病和血液病等,为了避免形成病灶或引起严重后果,应与儿科或专科医师会诊,考虑是否拔除牙髓病、根尖周病的患牙或难以治愈的患牙。急性感染、发热时也应避免拔牙。

二、乳牙拔除的注意事项

1.麻醉　乳牙拔除时应根据牙齿具体情况选择麻醉方法,一般上颌牙多采用局部浸润法,下颌牙多用阻滞麻醉法。牙根大部分已经吸收,只有牙龈黏连时,可采用表面麻醉法。麻醉注射前应向家长询问患儿是否有药物过敏史,或先天性疾患,必要时需做药物过敏试验。应避免在患儿过累、空腹或食后过饱时作拔牙术。

2.保护恒牙胚　乳牙牙槽窝一般不作搔刮,以免损伤下方恒牙胚,但需去除残留的残片和肉芽组织。拔除乳牙一般不必使用牙挺,拔除残根时可使用大号挖匙代替根挺,如果断根片在牙槽窝深处,切勿盲目使用根挺。

3.对不合作的患儿　拔牙时应在患牙的舌侧或腭侧垫一纱条或棉条,防止拔出的牙齿滑脱被吸入呼吸道。

4.拔牙后应向家长、患儿说明注意事项　由于对象是儿童,应告之勿因好奇或异样感而以手指触摸伤口,以免感染。注射过麻药的儿童,尤其应防止儿童不自主地咬唇、颊等,造成不必要的损伤。

三、乳牙拔除术护理

1.乳牙拔除术后,护理帮助取下护目镜,调整牙椅至病人舒适体位,嘱病人紧咬棉球,协助清洁面容。

2.整理用物撤围巾,去防污膜,摘头套,冲洗痰盂、牙椅排水管道,弃吸唾管、水杯、三用枪工作头,整理治疗盘及器械,更换手套,消毒使用后的外用药的外包装并归位。

3.牙椅清洁消毒从洁到污为原则,取消毒液,分别清洁工作手柄接头、手接触处、牙椅污染处、医学教、育网整理、排水管道接头、痰盂外周,最后弃手套。

第六节 急性乳腺炎

急性乳腺炎是乳腺的急性化脓性感染,病人多是产后哺乳期的初产妇,往往发生在产后3～4周。

【病因与发病机制】

(一)乳汁淤积

乳头发育不良、乳汁过多或婴儿吸乳过少、乳管不通畅等原因都可引起乳汁的淤积。

(二)细菌侵入

致病菌主要为金黄色葡萄球菌。乳头破损或皲裂是使细菌沿淋巴管入侵感染的主要途径。细菌还可直接侵入乳管而致感染。6个月以后的婴儿牙齿已萌出,易致乳头损伤而感染。

【护理评估】

(一)健康史

评估病人是否为初产妇,有无乳头发育异常的情况,哺乳是否正常。

(二)身体状况

1.局部表现 患侧乳房体积增大,局部红、肿、热、痛,触及压痛性包块。数天后形成脓肿,脓肿可以是单房或者多房,脓肿向外破溃,可见脓液自乳头或皮肤排出,深部脓肿可穿至乳房与胸肌间的疏松结缔组织中,形成乳房后脓肿。患侧腋窝淋巴结肿大、压痛。

2.全身表现 病人可有寒战、高热、脉率加快、食欲下降等症状。感染严重者可并发脓毒症。

(三)心理-社会状况

在发病期间因不能正常进行母乳喂养、疼痛、担心乳房的功能或形态的改变而产生焦虑、紧张的心理变化。

(四)辅助检查

1.实验室检查 血常规检查示白细胞计数及中性粒细胞比例升高。

2.诊断性穿刺 在乳房肿块压痛最明显的或波动最明显的部位穿刺,抽出脓液表示脓肿已形成,并将脓液做细菌培养及药物敏感试验。

(五)治疗与反应

1.非手术治疗 脓肿未形成时应用抗生素,患侧乳房暂停哺乳并排空乳汁,局部理疗,药物外敷或热敷等。

2.手术治疗 乳房脓肿形成后及时行切开引流术。切口的选择因脓肿所在的部位不同而不同,乳房浅脓肿选放射状切口,乳晕脓肿沿乳晕周围弧形切口,乳房深部及乳房后脓肿乳房下缘弧形切口。脓肿切开后分离脓肿的多房间隔膜以利引流,为保证引流充分,引流条应放在脓腔最低部位,必要时切口可做对口引流。

【护理诊断及合作性问题】

1.体温过高 与乳房炎症反应有关。

2.急性疼痛　与乳房炎症、肿胀、脓肿切开引流有关。

3.知识缺乏　缺乏围产期乳房保健的有关知识。

【护理目标】

感染得到控制,体温降至正常;疼痛缓解或消失;了解围产期乳房保健的有关知识。

【护理措施】

1.一般护理　给予病人高蛋白、高维生素、高热量、低脂肪、易消化的食物,保证充足水分的摄入,注意休息,适当运动。加强哺乳期乳房的清洁护理。

2.病情观察　观察局部肿块有无变化,定时检测生命体征,并定时查血常规,了解白细胞计数及中性粒细胞比例的变化情况。

3.防止乳汁淤积　患侧乳房停止哺乳,用吸乳器吸净乳汁;健侧乳房不停止哺乳,应注意保持乳头清洁,观察乳汁的颜色。

4.促进局部血液循环　用宽松的乳罩托起乳房,局部热敷或理疗减轻疼痛,局部水肿明显者,用 50％硫酸镁溶液外敷。

5.用药护理　按医嘱早期、足量应用抗菌药;局部金黄散或鱼石脂软膏外敷。

6.对症护理　高热者给予物理降温,必要时按医嘱用解热镇痛药。

7.切口护理　脓肿切开引流后,每天换药,保持引流通畅。

8.心理护理　解释不能进行母乳喂养和疼痛的原因,让病人了解,炎症消退后,乳房的功能及形态均不会受到明显影响,消除病人的思想顾虑,保持心情舒畅。

【护理评价】

病人的乳房疼痛是否缓解;体温是否降至正常;是否掌握了排空乳汁和正确哺乳的方法。

【健康指导】

1.纠正乳头内陷　乳头内陷者可在分娩前 3～4 个月开始每天挤、捏、提拉乳头,使内陷得到纠正。

2.保持乳房清洁　妊娠期经常用温水、肥皂水清洗两侧乳头,后期每日清洗 1 次;产后每次哺乳前后均需清洁乳头。

3.治疗乳头破损　有乳头破损或皲裂者,暂停哺乳,用吸乳器吸出乳汁;局部用温水清洗后涂抗生素软膏,待痊愈后再哺乳。

4.养成良好哺乳习惯　每次哺乳时尽量吸净乳汁,如有乳汁淤积,可用吸乳器或手法按摩帮助排空乳汁。勿让婴儿含乳头睡觉,预防和治疗婴儿口腔炎症。

第七节　乳腺良性肿瘤

一、乳腺纤维腺瘤病人的护理

乳腺纤维腺瘤是乳腺较为常见的良性肿瘤,为乳腺小叶内纤维细胞的良性增生。

【病因与发病机制】

由于小叶内纤维细胞对雌激素的敏感性异常增高,体内雌激素活跃是本病发生的刺激因素,因此,本病好发于卵巢功能旺盛期的妇女。

【护理评估】

乳腺纤维腺瘤多见于 20～25 岁青年妇女,主要表现为乳房肿块,无自觉症状,生长缓慢。好发于乳房外上象限,多为单发,肿块呈圆形或椭圆形,表面光滑,质地坚韧,边界清楚,易于推动,无触痛。月经周期对肿块大小无影响,在妊娠期、哺乳期因雌激素水平增高,可刺激其迅速生长。

乳房纤维腺瘤虽属良性,但有恶变可能,一旦确诊,应尽早手术,将肿瘤连同其包膜整块切除,并常规做病理检查。

【护理诊断及合作性问题】

疼痛:与手术有关。

【护理措施】

教会病人乳房自检的方法,尽早发现病变。注意观察肿块的变化,指导病人尽早手术。病人多在门诊手术治疗,手术后早期局部有肿痛,可进行物理疗法治疗。

二、乳腺囊性增生病病人的护理

乳腺囊性增生病又称为慢性囊性乳腺病(简称乳腺病),是乳腺实质的良性增生,常见于 30～50 岁的妇女。

【病因与发病机制】

该病的发生与内分泌障碍有关。雌激素分泌过多而黄体素分泌减少,使乳腺实质过度增生。增生可发生于腺管周围并伴有大小不等的囊肿形成,或腺管内表现为不同程度的乳头状增生,伴乳管囊性扩张。发生于小叶实质者,主要为乳管及腺泡上皮增生。

【护理评估】

一侧或两侧乳房胀痛、有肿块。部分病人的疼痛具有周期性,在月经前疼痛加重,月经来潮后疼痛减轻或消失。检查可见乳腺肿块呈颗粒状、结节状或片状,质地韧而不硬,与周边组织界限不清,与皮肤和基底组织不粘连,腋窝淋巴结不肿大。病程较长,发展缓慢。

对症治疗为主,缓解疼痛以减轻症状,可用中医中药进行调理。乳腺囊性增生病有无恶变的可能尚有争议,可隔 2～3 个月进行复查。可能恶变的病人,可作单纯乳房切除术并做病理检查。

【护理诊断及合作性问题】

知识缺乏:缺乏乳房自检知识。

【护理措施】

按医嘱用药。指导病人用宽松乳罩托起乳房以减轻疼痛。教会病人乳房自检方法,注意乳房的变化,发现异常尽早治疗。

第八节　乳腺癌

乳腺癌是女性最常见的恶性肿瘤之一,其发病率逐年上升。在我国许多大城市,乳腺癌的发病率已上升为女性恶性肿瘤的第一位或第二位,死亡率占第四位或第五位,成为妇女健康的最大威胁。其中以更年期和绝经后的妇女尤为多见,男性少见。乳腺癌与其他恶性肿瘤相比具有生长缓慢,生长曲线尾端较长的两大生物学特点。乳腺癌可直接浸润向外累及皮肤,向内侵犯胸肌,胸壁组织。转移途径多经淋巴到腋下,胸骨旁,锁骨上、下淋巴结,各期乳腺癌均可发生血行转移,转移常见部位是肺、骨、肝。

【病因与发病机制】

乳腺癌的病因目前尚不清楚,乳腺癌多发生于 40～60 岁,绝经期前后的妇女,有报道指出,雌激素与乳腺癌的发生密切相关,雌酮 E_1 和雌二醇与乳腺癌的发生直接相关。乳腺癌发生的易感因素如下。

1.乳腺癌家族史:乳腺疾病具有较明显的家族遗传性,母系近亲如母亲、外祖母及姐妹中有乳腺癌患者,母女关系高 10 倍,姐妹高 2～3 倍。

2.内分泌因素:雌激素水平较高者。月经初潮早于 12 岁。绝经期迟于 50 岁,40 岁以上未孕或初次足月产迟于 35 岁。

3.部分乳房良性疾病。

4.高脂饮食。

5.环境因素和生活方式。

【临床表现】

1.乳房肿块　是乳腺癌最常见的首发症状,占 80％以上,乳房外上象限是乳腺癌的好发部位,占 36％,其次为内上,内下及外下象限。直径小于 1cm 的小乳腺癌,质地较硬或韧,边界清楚,活动度良好,很少与皮肤粘连,不易被发现和重视。肿块进一步增大时,表面不光滑,质硬,与周围组织粘连,活动度差,增长速度较快,晚期可破溃。

2.乳房外形改变　随着癌肿瘤体积增大,肿瘤侵及周围组织可引起乳房外形改变。表现为两侧乳房外形不对称,病灶局部凸起,患侧乳头抬高或凹陷,皮肤出现橘皮样改变。乳房皮肤发生凹陷称为"酒窝征"。晚期肿块固定,外突明显,出现多发结节围绕原发灶,肿瘤破溃呈菜花状,分泌物恶臭。特殊类型的炎性乳腺癌,表现为乳房明显增大,伴随急性炎症改变,晚期出现乳房内肿块,预后较差。乳头派杰氏病又称乳头湿疹性癌,在乳头和乳晕区呈现湿疹样变化。病变继续发展,可扪及肿块,其预后较好。

3.乳头溢液　其液体以血性分泌物多见。此外出现乳头回缩,乳头瘙痒,脱屑,糜烂,溃疡,结痂等症状。

4.心理状态　患者无意中发现乳房内肿块来就诊,一旦怀疑乳腺癌常表现为焦虑,惶恐。

5.辅助检查

(1)乳腺钼靶 X 线摄影:钼靶 X 线摄影显示乳房软组织结构,乳腺癌呈现密度增高阴影,边缘呈针状、蟹状改变,局部皮肤增厚。硒静电 X 线摄影也称于板摄影,方法简便,经济,显像效果好可用于乳腺癌的普查。

(2)超声扫描:高频超声显示癌肿边缘不光滑,凹凸不平,无明显包膜,其组织或皮肤呈蟹足样浸润,内部多呈低回声区改变,腋下可探及肿大淋巴结。

(3)MRI 扫描:有助于确定肿瘤的大小。

(4)细胞学穿刺检查:一般采用 6～8 号细针头,穿入肿块后抽吸出细胞涂片观察,该方法阳性率高,诊断迅速。但对于肿瘤较小、位置较深的患者容易漏诊。

(5)活体组织切取检查:是确定乳腺良性和恶性肿瘤的最佳方法。常对于位置深并且患者乳房肥大时或局限性腺体增厚时采取此种检查。操作多在手术室进行,同时做好进行根治的准备。先在局部麻醉下将肿瘤及部分周围乳腺组织完整切除送冷冻切片检查,根据结果决定手术方式。

【治疗原则】

1.新辅助化疗　随着医学的发展乳腺癌的治疗越来越规范,对于大于 2cm 的乳腺癌选择新辅助化疗,既可以观察药效,同时又对保乳起到关键的作用。

2.手术治疗　乳腺癌一经确诊,如经 2～4 个疗程的化疗肿块无明显减小和肿块无变化均须马上行手术治疗。手术方式一般为改良根治术。

3.放疗　对保乳及淋巴结有转移的患者必须进行放疗。

4.内分泌治疗　对于乳腺癌免疫组化显示 ER(＋)或 PR(＋)的患者须服用 5 年的他莫昔芬片以减少复发。

5.靶向治疗　对于免疫组化 HER-2(＋＋)的患者做基因扩增检测,有基因扩增者使用注射用曲妥珠单抗,对预防复发或缓解病情发展有一定作用。

【护理评估】

了解患者家族中有无乳腺癌发病者,是否有乳腺良性疾病。了解患者月经初潮或绝经期的具体年龄、妊娠数和生育子女数,生育第一胎年龄等。发现乳腺肿块是由患者自我检查发现还是偶然发现。评估肿块的大小、位置、肿块有无触痛、活动度情况,有无腋窝淋巴结肿大等。评估重要脏器功能状况,有无转移灶的表现及恶病质。

【护理要点及措施】

1.术前护理要点

(1)全面评估患者身体情况:包括健康史及其相关因素、身体状况、生命体征,以及神志、精神状态、行动能力等。

(2)讲解术前准备相关知识:在进行术前教育过程中,医护人员应根据患者理解和接受程度恰当介绍麻醉及手术过程,术前术后应遵循的注意事项,如疼痛的控制及术后胸部和患肢手臂感觉的改变等知识。通过以上这些干预方式,将患者的注意力集中到治疗与护理活动中来,有助于其消除疑虑和恐惧,积极配合医护人员工作。

(3)做好心理护理:通过交流和沟通,了解患者及其家属情绪和心理变化,采取诱导方法逐渐使其接受并正视现实。医护人员应热情、耐心、服务周到,对患者给予同情、理解、关心、帮助,告诉患者不良的心理状态会降低机体的抵抗力,不利于疾病的康复。解除患者的紧张情绪,更好地配合治疗和护理。

(4)皮肤准备:对切除范围大、考虑植皮的患者,需要做好供皮区的皮肤准备。

(5)饮食:鼓励患者进食高蛋白、高能量、富含维生素的食物,为术后创面早日愈合创造条件。

2.术后护理要点

(1)按普通外科术后一般护理常规

(2)密切观察生命体征变化:包括体温、血压、脉搏、呼吸,观察并记录生命体征每 4h 一次。

(3)腋下负压引流管的护理:乳房切除后,皮瓣下常规放置负压引流管,以及时引流皮瓣下的渗液和积血,使皮瓣紧贴创面,避免坏死、感染、促进愈合。护理措施包括:①保持引流管通畅,勿使受压、扭曲、打折或脱出;每小时逆向挤压引流管,保持有效的负压。②观察引流液的颜色及引流量,发现问题及时处理。引流液量每天少于 20ml,创面与皮肤紧贴即可考虑拔除引流管,引流管拔除时间一般为术后 5～7d。③若发现局部积液、皮瓣不能紧贴胸壁且有波动感时,应及时报告医师,可在严格消毒后抽取积液并局部加压包扎。

(4)观察皮瓣颜色及创面愈合:手术部位用弹力绷带加压包扎,使皮瓣紧贴创面,松紧度适宜,以维持正常血供为宜。观察上肢远端血液循环,若患侧皮肤呈青紫色伴皮肤温度降低、脉搏不能扪及,提示腋部血管受压,应及时调整绷带的松紧度;若绷带松脱,应及时加压包扎。

(5)改善呼吸困难:胸部加压包扎使患者因胸部压迫而感到呼吸不畅。麻醉苏醒生命体征平稳后可改半卧位,嘱患者使用腹式呼吸和缩唇呼吸,以减轻胸部压力改善呼吸状况,必要时可给予持续低流量吸氧。

(6)患侧上肢的护理:患侧腋窝淋巴结切除后上肢淋巴液回流不畅、加压包扎、头静脉包扎、腋静脉栓塞、局部积液或感染等因素均可导致患侧上肢肿胀。预防措施包括:①术后禁忌经患侧上肢测血压、抽血、注射、输液等;②指导患者自我保护患侧上肢,平卧时用两垫枕抬高患侧上肢,下床活动时用吊带托扶,需他人扶持时只能扶健侧,以防腋窝皮瓣滑动而影响愈合;③按摩患侧上肢或进行握拳、屈、伸肘运动,以促进淋巴回流,如发生轻度或中度淋巴水肿,应抬高手臂休息,沿淋巴走向自下而上轻推以帮助淋巴回流,如发生重度淋巴水肿时,带弹力袖套(日带夜脱)、物理治疗;如手臂变红或异常硬,或水肿严重时应考虑有感染发生,及时通知医师处理;④指导患者上肢功能锻炼,减少或避免术后残疾。术后第 1 天即可下地活动,进行伸指、握拳、屈腕和屈肘等锻炼手、腕部及肘关节的功能;术后 3～5d,可进行肩部抬高运动,如手指爬墙运动、自行梳理头发等。但要注意逐渐递增幅度,量力而行。功能锻炼不能超前或滞后,防止过早活动影响伤口愈合,滞后锻炼影响肩关节功能的恢复。

(7)体位和饮食:患者术后全身麻醉清醒后取半卧位,有利于呼吸和引流。全身麻醉清醒后可正常进食。

【健康教育】

1.指导患者继续进行患侧上肢功能锻炼,如上肢旋转运动,扩胸运动等。避免负重,术后 3 个月内避免做劳累的活动,避免提、推、拉过重的物品,避免从事重体力劳动或较剧烈的体育活动。患者衣着不可过紧,以免影响血液循环。

2.指导患者定期复查,坚持服药。治疗完成后 2～3 年每 3 个月复查 1 次,以后半年 1 次,

5年后可酌情每年复查1次如需服用他莫昔芬片(阿替洛尔),要遵医嘱持续服用3～5年,并告知患者他莫昔芬可抑制肿瘤细胞生长,不可擅自停药。观察药物治疗的不良反应,若患者出现食欲缺乏、外阴瘙痒、不规则子宫出血等严重不良反应,要及时就诊。

3.遵医嘱按时做放、化疗。放疗期间需要保持照射野皮肤的清洁、干燥,防止溃烂和感染,如发现放射性皮炎及时就诊。化疗期间需要定期复查血常规、肝功能,一旦出现骨髓抑制,需暂停放化疗。

4.指导改善自我形象:①鼓励患者佩戴义乳,佩戴义乳可减少因不相称姿势而导致的颈痛及肩臂疼痛,有助于纠正斜肩、保持平衡、预防颈椎倾斜、恢复良好体态,同时具有保护胸部的作用,并能增强自信心;②选择义乳以及如何佩戴须请专业人员指导,不宜过大或太重,一般在康复一年后佩戴;③对乳腺癌根治术者,术后3个月可行乳房再造术。但有肿瘤转移或乳腺炎者,严禁假体置入;④术后五年应避免妊娠,不要服用避孕药。

5.定期行乳腺自我检查,包括健侧和患侧(方法同乳房纤维腺瘤自查方法)每年X摄片检查1次,以便早期发现复发征象。乳腺癌患者的姐妹和女儿属发生乳腺癌的高危人群,应加强自查,定期体检。

6.加强营养,坚持运动,保持乐观情绪

应进低脂、高蛋白、富含维生素的均衡饮食,保持理想体重。选择一项适合自己并能终生坚持的有氧运动。研究表明均衡饮食、有氧运动及乐观情绪可增强人体免疫系统、有效减轻精神压力、改善睡眠、缓解由癌症及治疗引起的疲劳症状,增强人体的抗病能力。

第九节　胸部损伤

根据胸膜腔是否与外界相通,胸部损伤分为闭合性胸部损伤和开放性胸部损伤;根据损伤暴力性质不同,胸部损伤又分为钝性伤和穿透伤。闭合性胸部损伤多由暴力挤压、冲撞或钝器打击胸部所致。轻者有胸壁软组织挫伤或(和)单纯肋骨骨折,重者可伴有胸腔内器官或血管损伤,导致气胸、血胸。开放性胸部损伤多由锐器或火器引起,多伴有胸腔内组织、器官的裂伤,可引起开放性气胸或血胸。器官组织裂伤所致的进行性出血是病情进展快、病人死亡的主要原因。

【病因与发病机制】

(一)肋骨骨折

肋骨骨折是最常见的胸部损伤,当暴力或钝器撞击胸部,使受伤部位的肋骨向内弯曲折断;胸部前后挤压的间接暴力使肋骨腋段向外弯曲折断。损伤为单根或多根肋骨骨折,亦可为同一肋骨在一处或多处骨折。第1～3肋骨粗短,且有锁骨、肩胛骨保护,不易发生骨折。第4～7肋骨长而薄且固定,最易骨折。第8～10肋前端肋软骨形成肋弓与胸骨相连,第11～12肋前端游离,弹性较大,均不易骨折。骨折断端刺破壁胸膜和肺组织,发生血胸、气胸和皮下气肿。多根、多处肋骨骨折将使局部胸壁失去完整肋骨的支撑而软化,出现反常呼吸运动,即吸气时软化区胸壁向内凹陷,呼气时向外凸出,又称连枷胸,严重影响气体交换。若软化区范围较大,呼吸时两侧胸膜腔压力不平衡,引起纵隔摆动,进一步影响气体交换和腔静脉血液回流,严重时可发生呼吸和循环功能衰竭。

(二)损伤性气胸

创伤后,由于肺组织及支气管的破裂,或因胸壁伤口穿破胸膜,外界空气进入胸膜腔,使胸膜腔积气,称为创伤性气胸。气胸可分为闭合性气胸、开放性气胸、张力性气胸三类。

1.闭合性气胸　受伤后伤口闭合,空气不再进出胸膜腔,胸膜腔内压力低于外界大气压。胸膜腔积气量决定患侧肺的萎陷程度。

2.开放性气胸　外界空气经胸壁的伤口或软组织缺损处,随呼吸自由进出胸膜腔。胸膜腔内压力接近于大气压,患侧肺萎陷,失去呼吸功能。两侧胸膜腔压力不等使纵隔向健侧移位,限制健侧肺的扩张。吸气时,健侧胸膜腔负压增大,纵隔向健侧移位,呼气时,健侧胸膜腔负压缩小,纵隔向患侧移位,导致纵隔随呼吸左右摆动,称为纵隔扑动。纵隔扑动影响静脉回心血流,引起循环障碍。同时,吸气时,健侧肺吸入了由患侧肺排出的含氧量低的气体;呼气时,健侧肺排出的含二氧化碳高的气体进入患侧肺,含氧量低的气体在两侧肺内重复交换,造成机体严重缺氧。

3.张力性气胸　张力性气胸又称高压性气胸,肺组织、支气管损伤处形成单向活瓣,吸气时活瓣开放,空气进入胸膜腔,呼气时活瓣关闭,气体不能排出胸膜腔,导致胸膜腔内压力高于大气压。患侧肺严重萎陷,纵隔明显向健侧移位,腔静脉回流障碍。胸膜腔内的高压气体可进入纵隔或胸壁软组织,形成纵隔气肿或面部、颈部、胸部的皮下气肿。

(三)损伤性血胸

胸部损伤引起胸膜腔积血称为损伤性血胸,与气胸同时存在,称为血气胸。胸膜腔积血来自于肺组织、心脏、心包、膈肌、胸内大血管及其分支、胸壁血管出血。血胸可压迫患侧肺,纵隔向健侧移位,健侧肺也受压,影响呼吸功能,同时腔静脉回流受阻,血容量丢失也会影响循环功能。持续大量出血所致的胸膜腔积血称为进行性血胸。胸膜腔内短期大量出血时,超过了心、肺、膈肌运动所产生的去纤维蛋白作用.胸膜腔内积血可发生凝固,形成凝固性血胸。凝血块机化后形成纤维组织,限制胸廓与肺的运动,影响呼吸功能,称为机化性血胸。细菌在积血中滋生繁殖,引起感染,形成脓胸。

【护理评估】

(一)肋骨骨折

1.健康史　评估病人胸部有无外伤史,受伤时间,受伤经过,以及现场情况等。

2.身体状况　肋骨骨折部位疼痛,深呼吸、咳嗽或变换体位时疼痛加剧。检查时局部淤血、肿胀、压痛、畸形,有时可触及骨擦感。当发生多根多处肋骨骨折时,伤侧胸壁出现反常呼吸运动、发绀、呼吸困难、血压下降,甚至休克。

3.心理-社会状况　病人伤情严重时,会有恐惧、紧张、烦躁等情绪反应。

4.辅助检查　胸部 X 线检查可显示肋骨骨折断裂线和断端错位,并发血气胸时可有肺受压及胸膜腔积气、积液征象。

5.治疗与反应　闭合性单处肋骨骨折采取止痛、固定胸廓、防治并发症的治疗措施。闭合性多根多处肋骨骨折应尽早行包扎固定或牵引固定,消除胸壁反常呼吸运动。开放性肋骨骨折行彻底清创内固定.并做胸膜腔引流术,应用抗菌药防治感染。

(二)损伤性气胸

1.*健康史*　评估病人胸部有无外伤史,致伤物的性质及受伤经过等。

2.*身体状况*

(1)闭合性气胸:胸膜腔少量积气,肺萎陷30%以下,病人可无临床表现。大量积气的病人有明显的呼吸困难、胸闷、胸痛等,体检发现患侧肋间隙饱满,呼吸动度降低,气管向健侧移位,叩诊呈鼓音,呼吸音减弱或消失。

(2)开放性气胸:病人有明显的呼吸困难、口唇发绀甚至休克。体检发现胸壁有伤口,呼吸时能听到空气进出伤口的"嘶嘶"样声音,患侧肋间隙饱满,心脏和气管向健侧移位,叩诊呈鼓音,呼吸音减弱或消失。

(3)张力性气胸:病人有严重的呼吸困难、口唇发绀、大汗淋漓、意识障碍。体检发现患侧胸廓隙饱满,气管明显移向健侧,颈静脉怒张,可触及皮下气肿,叩诊呈鼓音,呼吸音消失。

3.*心理-社会状况*　病人因意外创伤的打击,可产生紧张、恐惧、悲哀、绝望等心理变化,尤其张力性气胸病人因极度呼吸困难有濒死恐惧感。同时对治疗及预后产生担忧。

4.*辅助检查*　胸部X线检查可显示肺受压、胸膜腔积气、纵隔移位等情况,同时可有并肋骨骨折、血胸的相应征象。

5.*治疗与反应*

(1)闭合性气胸:少量气胸无需治疗,1～2周自行吸收。大量气胸可行胸膜腔穿刺抽气或胸膜腔闭式引流术,同时给氧,用抗菌药预防感染。

(2)开放性气胸:现场封闭胸壁伤口,送达医院后按闭合性气胸进一步处理,补充血容量,纠正休克,清创、缝合胸壁伤口。疑有胸腔内器官损伤或进行性出血需行剖胸探查手术。

(3)张力性气胸:紧急穿刺排气减压,然后进一步处理应做胸膜腔闭式引流术,补充血容量,防治休克,吸氧,应用抗菌药物预防感染。持续漏气或进行性出血时可性剖胸探查手术。

(三)损伤性血胸

1.*健康史*　评估病人胸部有无外伤史以及受伤时间、姿势、致伤物的性质等。

2.*身体状况*　少量血胸(成人血胸量≤0.5L)病人可无明显症状,中量血胸(0.5～1.0L)或大量血胸(>1.0L)病人会有不同程度的面色苍白、脉搏细速、血压下降等低血容量休克表现,并有呼吸急促、胸闷、胸痛等。体检可见患侧肋间隙饱满,气管向健侧移位,叩诊浊音,呼吸音减低或消失。

3.*心理-社会状况*　血胸病人因胸闷气急会有焦虑、紧张、烦躁等情绪反应,尤其是大量血胸出现呼吸困难及休克时,病人会有濒死恐惧的强烈反应。

4.*辅助检查*　胸部X线检查可显示胸膜腔积液征象,纵隔向健侧移位,血气胸时可见气液平面。胸穿可抽出不凝固血液。

5.*治疗与反应*　少量血胸可自行吸收,无需特殊处理,血量多时,尽早行胸穿抽血或胸膜腔闭式引流术。进行性血胸边抗休克边剖胸止血。凝固性血胸或机化性血胸,尽早剖胸清除血块或剖胸纤维组织剥除。近年来,随着内镜的临床应用,电视胸腔镜已用于凝固性血胸的处理,具有创伤小、疗效好、恢复快、费用低等优点。

【护理诊断及合作性问题】

1.急性疼痛 与胸部损伤有关。

2.低效性呼吸形态 与胸部损伤引起的疼痛、胸廓活动受限、肺受压有关。

3.恐惧 与严重胸部外伤和担心预后有关。

4.潜在并发症 呼吸衰竭、脓胸、休克。

【护理目标】

疼痛缓解或消失;恢复正常的呼吸功能;恐惧心理消除,能配合医护人员的治疗与护理。

【护理措施】

(一)急救护理

配合医生做好现场急救处理。①首先抢救生命,给予吸氧及建立静脉通道,防治休克。②多根多处肋骨骨折:先用厚辅料覆盖胸壁软化区,然后用绷带加压包扎固定。③开放性气胸:用凡士林纱布与呼气末封闭伤口,并加厚敷料覆盖,然后用胶布或绷带包扎固定,使开放性气胸变为闭合性气胸。④张力性气胸:用一根粗针头在患侧锁骨中向第二肋间穿刺入胸膜腔,排气减压,并外接单向活瓣装置。

(二)一般护理

给予病人高蛋白、高维生素、高热量容易消化的食物,保证充足水分的摄入。告知病人注意休息,适当运动。病情稳定后取半卧位。

(三)病情观察

严密观察生命体征,观察呼吸频率、节律、幅度及缺氧症状,注意神志、瞳孔、腹部体征和四肢活动等情况的变化,及时发现多发性损伤和感染。病人若出现以下情况之一者,提示有进行性血胸,则应立即告知医生并配合做好剖胸止血术前准备。①持续脉搏加快、血压降低,或虽经补充血容量血压仍不稳定;②胸膜腔闭式引流出的血性引流物每小时超过200mL,持续3h;③血红蛋白量、红细胞计数和红细胞比容进行性降低;④胸穿抽出的血液很快凝固或血液凝固抽不出来,X线检查显示胸部阴影持续扩大。

(四)保持呼吸道通畅

常规吸氧,鼓励和协助病人深呼吸和有效咳嗽排痰,及时清除呼吸道血液、呕吐物、异物。不能有效排痰或呼吸衰竭者,气管插管或气管切开吸氧、吸痰和辅助呼吸。

(五)减轻疼痛

肋骨骨折配合医生行胸带或宽胶布固定胸壁;遵医嘱用止痛剂或2%利多卡因肋间神经阻滞或封闭骨折处;指导病人在咳嗽时双手按住患侧胸壁。

(六)预防感染

遵医嘱用抗菌药,严格无菌操作,保持胸膜腔闭式引流通畅。

(七)胸膜腔闭式引流

1.目的与适应证 引流的目的:①排出胸膜腔气体、液体;②恢复和保持胸膜腔负压,使肺复张;③平衡胸膜腔压力,预防纵隔移位。胸膜腔闭式引流主要用于气胸、血胸、脓胸和胸腔手术后的引流。

2.置管的位置、种类和方法 引流气体时在锁骨中线第2肋间插管,可选择质地较软、管径为 1cm 的塑料管;引流液体时在腋中线或腋后线的第 6～8 肋间插管,选择质地较硬、管径为 1.5～2cm 的硅胶或橡胶管。

置管时,病人取坐位或半卧位,消毒后在局部胸壁全层做局部浸润麻醉,切开皮肤,钝性分离肌层,沿肋骨上缘置入带侧孔的胸膜腔引流管,其外端经引流连接管连接于无菌引流瓶。缝合切口,固定引流管。

3.引流装置 传统的胸膜腔闭式引流装置有单瓶、双瓶及三瓶 3 种。目前临床广泛使用的是一次性的硅胶胸膜腔引流装置。

(1)单瓶水封闭式引流:由容量为 2000～3000mL 的广口瓶、安装长短 2 根玻璃管的橡胶瓶塞以及 1 根长约 100cm 的橡胶连接管组成。引流瓶中盛无菌生理盐水约 500mL,长玻璃管的上口连接橡胶连接管,下口插入液面下 3～4cm,短玻璃管上口与外界相通,下口以穿出瓶塞为度。使用时长玻璃管的上口的橡胶连接管与病人胸膜腔引流管相连接。

(2)双瓶水封闭式引流:在单水封瓶旁连接一个密封的空引流瓶,在引流胸腔液体时水封下的密闭系统不受引流量的影响,便于观察引流液的性状、颜色和量。

(3)三瓶水封闭式引流:在双水封瓶的基础上增加一个负压调节瓶。负压调节瓶瓶塞上插有 3 根玻璃管,两根短管分别连接水封瓶和负压吸引,长管上端与大气相通,下端插入液面 10～20cm。

4.护理要点

(1)正确连接管道,保持密封:正确连接引流装置,衔接紧密。水封瓶长玻璃管插入液面下 3～4cm,并保持直立。胸膜腔引流管口周围用油纱布严密包盖。搬动病人或更换引流瓶时,应双重夹闭引流管。若引流管从胸膜腔脱出,应立即用手指捏闭伤口皮肤,消毒后用凡士林纱布封闭伤口,并通知医生进一步处理。

(2)妥善固定引流装置:用别针或胶布将引流连接管固定于床上。引流瓶应放置在低于胸膜腔引流口水平面 60～100cm。搬运病人时,双钳夹闭引流管后将水封瓶放在病人的两腿之间。

(3)保持引流通畅:引流通畅时有气体或液体排出,或引流瓶长管中的水柱随呼吸上下波动。病情稳定后取半卧位,鼓励病人咳嗽和深呼吸。定时挤捏引流管,防止引流管折叠、扭曲、受压。若引流量过少或玻璃水住不动,应查看引流管是否堵塞,若堵塞,应由近端向远端挤捏引流管或用无菌等渗盐水冲洗。

(4)预防感染:每日更换引流瓶及引流连接管 1 次,严格无菌操作。保持胸膜腔引流口处的敷料干燥、清洁。水封瓶不可倒置、倾斜,不可高于胸部。

(5)观察并记录:观察并记录引流液的量、颜色和性状。开胸术后 24h 内引流出的血性液体不超过 500mL,而且颜色逐渐变淡,量逐渐变少。若每小时持续性引流出 200mL 以上的血性液体,提示有胸腔内出血;若有大量气泡持续逸出,可能有肺裂伤或支气管胸膜瘘,应立即报告医生。

(6)拔管:引流管无气体逸出或引流量明显减少且颜色变淡,24h 引流液少于 50mL 或脓液少于 10mL,X 线片显示肺膨胀良好,病人无呼吸困难,可拔出胸膜腔引流管。拔管时,先用血管钳夹紧胸膜腔导管,再将胸膜腔导管与引流装置分离,常规消毒后,拆除固定缝线,嘱病人深吸气后屏气,迅速拔管,拔管后立即用凡士林厚纱布覆盖,宽胶布封闭,胸带包扎。拔管后,还应注意观察病人是否有胸闷、呼吸困难,伤口渗血、渗液、漏气等,发现异常及时报告医生。

(八)心理护理

加强与病人和家属的沟通,解释各种症状的原因及预后,说明手术治疗和护理操作的必要性、安全性,关心、体贴、理解病人,取得病人的信任并使其积极配合治疗和护理。

【护理评价】

病人的疼痛是否缓解或消失;是否恢复了正常的呼吸功能;恐惧心理是否消除,是否能配合医护人员的治疗与护理。

【健康指导】

1.向病人解释说明胸穿、胸膜腔闭式引流等操作的目的及注意事项,以取得合作。

2.指导病人练习腹式呼吸及有效咳嗽,鼓励病人早期活动并说明其意义。

3.胸部损伤的病人若出现肺功能能下降或严重肺纤维化,嘱病人戒烟,避免刺激物的吸入。

4.告知病人肋骨骨折恢复期胸部仍有轻微疼痛,但不会影响患侧肩关键的功能锻炼。3个月后复查胸部 X 线检查。

5.出院后注意合理休息,加强营养。心肺损伤严重者需定期来院复诊。

第十节　脓胸

脓胸是指脓性渗出液积聚于胸膜腔的化脓性感染。脓胸按病理发展过程分为急性脓胸、慢性脓胸;按致病菌的不同分为化脓性脓胸、结核性脓胸、特异病原性脓胸;按病变波及范围分为全脓胸、局限性脓胸。

【病因与发病机制】

(一)急性脓胸

致病菌多来自肺内感染病灶,常见的致病菌是金黄色葡萄球菌,其次是肺炎球菌、大肠杆菌等。致病菌进入胸膜腔途径如下。①直接由化脓病灶侵入或破入胸膜腔,或因手术、外伤污染胸膜腔而感染。②经淋巴途径,如膈下脓肿、肝脓肿、化脓性心包炎等。③血源性播散,脓毒症时致病菌可经血液循环进入胸膜腔。

感染侵犯胸膜后,胸膜充血、水肿、渗出。早期渗出液含白细胞和纤维蛋白,呈浆液性。病情加重后,脓细胞及纤维蛋白增多,渗出液呈脓性。随后纤维蛋白沉积在脏、壁胸膜表面形成纤维素膜。

(二)慢性脓胸

慢性脓胸多由急性脓胸就诊太晚或未及时治疗;急性脓胸处理不当;脓腔内有异物存留,使胸膜腔内感染难以控制;胸膜腔毗邻有慢性感染病灶;有特殊病原菌存在等原因引起。

随着病情发展,毛细血管及炎性细胞形成肉芽组织,纤维蛋白沉着在胸膜上机化形成致密的纤维板,构成脓腔壁,腔内有脓性沉淀物和肉芽组织。纤维板紧束肺组织,牵拉胸廓内陷,牵拉纵隔移向患侧,使肺的膨胀和胸廓的活动受限,从而影响呼吸功能。

【护理评估】

(一)健康史

评估病人胸部有无感染病灶、有无手术史、外伤史。

(二)身体状况

1.急性脓胸　常有高热、胸痛、气促、全身乏力、咳嗽、咳痰、胸闷等症状。体检患侧胸部语颤减弱,胸廓饱满,肋间隙增宽,叩诊浊音,脓气胸叩诊上部鼓音,下部浊音。听诊呼吸音减弱或消失。严重者出现发绀和休克。

2.慢性脓胸　有长期低热、食欲不振、消瘦、贫血、低蛋白血症等全身慢性感染中毒症状,有时还有胸部隐痛、气促、咳嗽、咳脓痰。体检患侧胸壁塌陷,气管向患侧移位,肋间隙变窄,呼吸运动受限,叩诊实音,呼吸音减弱或消失,脊柱侧弯,杵状指(趾)。

(三)辅助检查

1.急性脓胸　X线显示患侧胸膜腔有致密阴影。血白细胞计数及中性粒细胞比例增高。胸膜腔穿刺抽出脓液。

2.慢性脓胸　X线显示患侧胸膜腔有密度增高的阴影,患侧胸壁塌陷,气管移向患侧,肋间隙变窄,脊柱侧弯。血红蛋白、血细胞、血浆蛋白、白蛋白降低。

(四)治疗与反应

1.急性脓胸　应用抗菌药控制感染,去除病因,加强全身支持治疗,胸膜腔穿刺或胸膜腔闭式引流排除脓液。

2.慢性脓胸　改善全身情况,消除中毒症状,纠正营养不良,积极对因治疗,必要时手术治疗以消灭脓腔,促使肺复张,恢复肺功能。

【护理诊断及合作性问题】

1.低效性呼吸型态　与脓液压迫肺组织、纤维板束缚肺组织牵拉胸廓有关。

2.体温过高　与感染有关。

3.营养失调:低于机体需要量　与摄入不足、消耗增加有关。

【护理目标】

病人呼吸功能改善;体温恢复正常;营养状况改善。

【护理措施】

(一)一般护理

鼓励病人进食高蛋白、高热量、富含维生素的饮食,必要时少量多次输血,多饮水。病情稳定后,取半卧位,多做深呼吸,有效咳嗽、排痰。有支气管胸膜瘘者取患侧卧位,防止脓液流向健侧或引起窒息。高热者给予物理降温,必要时按医嘱用药。

(二)胸膜腔穿刺护理

每日或隔日1次做胸膜腔穿刺抽脓,并向胸膜腔内注入抗菌药。穿刺中及穿刺后注意观察病人的反应。

(三)手术后护理

胸廓成形术后,取术侧向下卧位,定时检查调整胸带。胸膜纤维板剥除术后,应严密观察生命体征及引流液的性质和量,以便及早发现出血。若有出血,按医嘱输血、用止血药,必要时做好再次剖胸止血准备。

【护理评价】

病人呼吸功能是否改善;体温是否恢复正常;营养状况是否改善。

【健康指导】

指导胸廓成形术后的病人.在生活、工作中采取躯干直立的姿势,坚持练习头部前后左右回转运动,练习上半身的前屈运动及左右弯曲运动。指导病人合理营养,注意休息。出院后循序渐进进行增加肺活量的锻炼。

第十一节　胸部肿瘤

一、食管癌病人的护理

食管癌是消化道常见的恶性肿瘤,多见于男性,发病年龄多在 40 岁以上。我国是世界上食管癌高发地区之一。

【病因与发病机制】

(一)病因与发病机制

病因尚不清楚。可能的致病因素如下。①不良生活习惯:长期饮烈性酒、吸烟,进食过快,吃的食物过热、过硬等。②化学因素:亚硝胺致癌性强,在高发区的膳食、饮水、酸菜中亚硝胺的含量高。③微量元素及维生素缺乏:食管癌高发区的调查显示,饮水、食物中的钼、锰、铁等微量元素含量低,维生素 A、B_2、C 等缺乏。④食管癌具有遗传易感性。⑤癌前病变:慢性食管炎、食管狭窄、食管白斑等。⑥生物因素:在某些高发区的粮食中、食管癌病人的上消化道中或切除的食管癌标本上,均能分离出多种真菌,其中某些真菌有致癌作用。

(二)病理

食管癌胸中段较多见,下段次之,上段较少。大多为鳞癌,食管癌的大体病理分型包括髓质型、蕈伞型、溃疡型、缩窄型,髓质型最常见,恶性程度高。食管癌转移主要经淋巴途径,血行转移发生较晚。

【护理评估】

(一)健康史

评估病人的家族史、饮食习惯、有无长期酗酒、吸烟史等。

(二)身体状况

病人早期症状不明显.在吞咽粗硬食物时有不适感,包括进食时有轻微的哽噎感,吞咽时食管内刺痛或隐痛感,胸骨后闷胀、隐痛、烧灼感。食物通过缓慢,并有停滞感或异物感。

中晚期食管癌的典型症状是进行性咽下困难,先是难咽干硬食物,继而半流质,最后水和唾液也不能咽下。病人逐渐出现消瘦、贫血、营养不良、脱水、声音嘶哑、呕血、食管气管瘘、进食时呛咳及肺部感染。肿瘤可压迫气管,造成咳嗽、呼吸困难、发热、咯血及肺部感染等。当癌肿侵蚀气管形成食管气管瘘;侵犯胸壁的肋间神经,引起持续性胸背部疼痛;侵犯喉返神经造成声嘶。此外,还可出现锁骨上淋巴结肿大、肝大、胸水等转移表现。

(三)心理-社会状况

食管癌是恶性肿瘤,病人对疾病的预后产生恐惧、焦虑心理;食管癌病人治疗效果不好,预后很差,也会出现悲哀、绝望等情绪反应。

(四)辅助检查

1.食管吞钡 X 线检查　了解食管黏膜的改变、充盈的缺损、龛影的形成、管腔的狭窄等改变。

2.脱落细胞学检查用带网气囊食管细胞采集器,做食管拉网检查脱落细胞,阳性率可达90％以上。

3.纤维食管镜检查　在直视下钳取活组织做病理组织学检查。

(五)治疗与反应

食管癌首选手术治疗。早、中期的病人做食管癌根治术,切除癌肿和上下 5cm 范围的食管及所属区域的淋巴结,以胃、结肠或空肠代食管。晚期病人,可做姑息性手术,如食管胃转流吻合术、食管腔内置管术、胃造瘘术置支架等。手术前后辅以放疗和化疗。

食管癌手术后可出现吻合口瘘、乳糜胸等并发症。

吻合口瘘是由于吻合口破裂所致,是最严重的并发症,也是引起死亡的主要原因。多发生于术后 5～10 天。病人出现呼吸困难、胸腔积液、全身中毒症状、休克、脓毒症。

乳糜胸是胸导管损伤所致。多发生于术后 2～10 天,少数病例发生于术后 2～3 周。早期胸膜腔内为淡血性或淡黄色液,进食后为白色乳状液体或小米饭汤样。病人出现胸闷、气急、心悸、血压下降,若不及时处理,病人可在短时间内由于水、电解质、脂肪、蛋白质、酶、抗体等的丢失而引起全身消耗、衰竭而死亡。

【护理诊断及合作性问题】

1.营养失调:低于机体需要量　与进食不足、呕吐及消耗增加有关。

2.体液不足　与吞咽困难、呕吐、水分摄入不足等有关。

3.潜在并发症　吻合口瘘、乳糜胸等。

【护理目标】

病人营养状况得到改善;体液维持平衡;及时预防和护理术后并发症。

【护理措施】

(一)手术前护理

术前常规做好营养支持、口腔护理、呼吸道准备及心理护理,并重点做好消化道准备①餐后饮水,术前 1 周按医嘱口服抗生素溶液。②术前 3 天进流质饮食,术前 1 天禁食。③食管梗阻者,术前 3 天每晚用生理盐水 100mL 加抗生素经鼻胃管冲洗食管。④拟结肠或空肠代食管者,术前做好肠道准备。⑤手术日晨常规置胃管或十二指肠营养管。

(二)手术后护理

术后常规做好病情观察、呼吸道护理、胸膜腔闭式引流的护理、心理护理、胃肠减压护理放疗和化疗护理,并重点做好饮食护理。①术后 3～4 天内,严格禁饮食。②术后 3～4 天,肛门排气,拔除胃管。拔管 24h 后,少量饮水。术后 5～6 天,给予少量流质饮食,每 2 小时给 100mL,每天 6 次,如无异常,渐至全量。术后 10 天左右进半流质饮食,3 周试进普食。③注意少食多餐,防止进食过多、过快,避免生、冷、硬食物。④留置十二指肠营养管者,在拔除胃管后,经营养管注入 40℃ 左右的营养液,术后 7～10 天拔除营养管,经口进流质饮食。

（三）手术后并发症的护理

1.吻合口瘘　术后 5～10 天严密观察病人有无吻合口瘘的症状。一旦出现,应立即报告医生并做好护理措施。①禁饮食;②行胸膜腔闭式引流;③遵医嘱应用抗菌药及肠外营养支持;④必要时做好术前准备。

2.乳糜胸　一旦出现乳糜胸的表现,立即报告医生,做好以下护理措施。①胸膜腔闭式引流;②禁饮食,肠外营养支持;③输血及白蛋白;④行胸导管结扎术。

【护理评价】

病人营养状况是否得到改善;体液能否维持平衡;术后并发症能否及时得到预防和护理。

【健康指导】

1.嘱病人术后由少到多、由于到稀,逐渐增加食量,防止进食过多、过快,避免生、冷、硬、刺激性食物,质硬的药片碾碎后服用。

2.告知食管胃吻合术的病人,由于术后胃部上提人胸腔,肺部受压,因此进食后可能有胸闷、呼吸困难,应少食多餐,进食后 2h 勿平卧,睡眠时将枕头垫高。一般经 1～2 个月可缓解。

3.告知病人定期到医院复查。术后 3 周有咽下困难时,可能为吻合口狭窄,应及时复诊。

二、肺癌病人的护理

肺癌大多数起源于支气管黏膜上皮,故亦称为支气管肺癌。发病年龄多在 40 岁以上,男女之比为（3～5）：1。在欧美某些国家和我国大城市中,肺癌已处于男性恶性肿瘤的首位。

【病因与发病机制】

（一）病因与发病机制

病因不完全明确。长期大量吸烟是肺癌的一个重要致病因素。某些工业部门和矿区职工,长期接触石棉、铬、镍、铜、锡、砷、放射性物质等致癌物质,肺癌的发病率较高。大气污染与肺癌的发病密切相关。人体内在因素如免疫状态、代谢活动、遗传因素、肺部慢性感染等对肺癌的发病有影响。

（二）病理

肺癌的分布是右肺多于左肺,上叶多于下叶。起源于主支气管、肺叶支气管,位置靠近肺门者称中心型肺癌。起源于肺段支气管以下,位置在肺的周围的称周围型肺癌。1998 年 7 月国际肺癌研究协会与世界卫生组织对肺癌的病理类型作了修订,按细胞类型将肺癌分为 9 种,临床上常见的有鳞状细胞癌、小细胞癌、大细胞癌、腺癌。其中鳞癌最常见,小细胞癌恶性程度最高。肺癌的转移有直接扩散、淋巴转移、血行转移 3 条途径,淋巴转移是最常见的途径。

【护理评估】

（一）健康史

评估病人的个人生活史、职业史、其他相关病史。

（二）身体状况

肺癌症状取决于发生部位、大小、是否压迫邻近器官及有无转移。早期可无明显症状。癌肿增大后,常出现刺激性咳嗽(干咳),并有痰中带血,大量咯血很少见。癌肿引起支气管阻塞时,出现胸闷、气促、发热、胸痛、脓痰等症状。

晚期肺癌除了消瘦、贫血、营养不良、乏力等全身症状外,还可出现压迫、侵犯邻近器官、组织或转移症状,如膈肌麻痹、声音嘶哑、上腔静脉综合征、胸腔积液、气促、呼吸困难、剧烈胸痛、颈交感神经综合征(Horner 征)。此外,由于癌肿产生内分泌物质,出现非转移性肺外症状.如关节病综合征(杵状指、骨关节痛、骨膜增生)、男性乳腺增大、库欣综合征、重症肌无力、高钙血症等。

（三）心理-社会状况

肺癌是恶性肿瘤,病人对疾病的预后会产生恐惧、焦虑心理;同时,由于手术及其他治疗带来的不良反应和高额费用会使病人产生悲哀、绝望等情绪反应。

（四）辅助检查

1.X 线　块影轮廓不规则、边缘不清或呈分叶状、周围有毛刺,肿瘤中心液化坏死,可见偏心性空洞。如果有支气管梗阻,可出现肺不张。

2.CT、MRI　可发现微小病变,还可显示淋巴结转移情况和邻近器官受侵犯情况。

3.痰细胞学检查　肺癌表面脱落的癌细胞可随痰液咯出。伴有血痰的中心型肺癌,痰中找到癌细胞的机会更多。痰检查的准确率为 80% 以上。

4.支气管镜检查　中心型肺癌诊断阳性率较高。可直视肿瘤,并可取活组织做病理切片检查,也可刷取肿瘤表面细胞或吸取支气管内分泌物进行检查。

（五）治疗与反应

手术治疗仍是肺癌最重要和最有效的治疗手段,但必须辅以放疗、化疗、中医中药治疗及免疫治疗等进行综合治疗以提高治疗效果。

1.手术治疗　肺切除术的范围,决定于病变的大小、部位。可根据病情施行肺叶切除术或一侧肺切除术。肺切除术后并发症有肺炎、肺不张、胸腔内出血、支气管胸膜瘘、心律失常等。

支气管胸膜瘘是肺切除术后较严重的并发症,多发生于术后 1 周。病人突然出现发热、呼吸急促、刺激性咳嗽,伴血痰或痰中带血,患侧出现液气胸的体征。若将亚甲蓝溶液注入胸膜腔,病人咳出带有蓝色的痰液即可确诊。

2.放射治疗　在各种类型的肺癌中,小细胞癌对放射治疗最敏感,鳞癌次之,腺癌对放疗敏感性最低。临床上常采用的是术后放疗,多在术后 1 个月进行。有些病例术前放疗可提高肺癌病灶的切除率。晚期肺癌可行姑息性放疗,以缓解症状。

3.化学治疗　与手术、放疗联合应用,可防止癌肿转移复发,提高治愈率。它也可单独应用于晚期肺癌,以缓解症状。对小细胞癌,疗效较好。

4.中医中药治疗及免疫治疗　可改善症状,激发和增强人体的免疫功能,延长寿命。

【护理诊断及合作性问题】

1.气体交换受损　与肺部病变、手术切除肺组织有关。

2.恐惧　与担心手术、预后等因素有关。

3.潜在并发症　肺炎、肺不张、胸腔内出血.支气管胸膜瘘、心律失常。

【护理目标】

恢复至正常的气体交换;减轻或消除恐惧;及时预防和护理术后并发症。

【护理措施】

(一)手术前护理

术前做好常规准备、营养支持及心理护理,并重点做好呼吸道管理。①术前2周戒烟。②注意口腔卫生,有口腔慢性感染、口腔溃疡应给予治疗。③指导病人进行腹式深呼吸、有效咳嗽排痰练习。④伴有慢性支气管炎、肺内感染、肺气肿的病人,按医嘱用抗菌药、支气管扩张剂、祛痰剂,必要时吸痰、吸氧。呼吸功能失常的病人,根据病情应用机械通气。

(二)手术后护理

1.一般护理　病人全麻清醒、血压平稳后取半坐卧位,肺叶切除后可取侧卧位,全肺切除应避免完全侧卧位,防止纵隔移位和压迫健侧肺,可采取1/4侧卧位。按医嘱静脉输液,严格掌握输液速度和输液量,全肺切除者,24h补液量不超过2000mL,速度以每分钟20～30滴为宜。加强营养,给予高蛋白、高热量、丰富维生素饮食,必要时肠内或肠外营养。

2.观察病情　术后每15min测1次体温、脉搏、心率、呼吸、血压,病情稳定后改为0.5～1h测1次。同时观察病人的神志、面色、末梢循环情况。

3.呼吸道护理　这是术后护理的重点。保持呼吸道通畅,常规给予吸氧。术后24～48h内,每隔1～2h叫醒病人做深呼吸5～10次。同时鼓励并协助病人有效咳嗽、排痰,必要时行叩背排痰。痰液黏稠不易咳出者,可行雾化吸入,咳痰无力者可行鼻导管吸痰,必要时协助医生行支气管镜下吸痰或气管切开术。

4.胸膜腔闭式引流护理　按胸腔闭式引流常规护理。全肺切除后胸膜腔引流管一般呈钳闭状态,使术侧胸膜腔有一定量的积气积液,防止纵隔移位。根据胸膜腔内的压力酌情间断开放引流管,每次放液量不超过100mL,速度宜慢,以维持气管、纵隔居于中间位置。

5.指导功能锻炼　指导病人早期活动并进行患侧上肢功能锻炼。

6.手术后并发症的护理　一旦发生支气管胸膜瘘应立即报告医生,并协助进行胸膜腔闭式引流,按医嘱用抗菌药,必要时做好手术修补瘘口的准备。

7.心理护理　关心体贴病人,取得病人的信任,启发引导病人说出产生心里问题的原因,有针对性地进行心理护理,帮助病人树立战胜疾病的信心,积极配合治疗与护理。

【护理评价】

气体交换能否恢复正常;能否减轻或消除恐惧;术后并发症能否及时得到预防和护理。

【健康指导】

1.让病人认识到吸烟的危害,劝其戒烟。

2.改善工作环境,防止空气污染。

3.告知上肢康复锻炼的意义,让病人出院后继续坚持。

4.告知病人预防呼吸道感染的重要性。术后一段时间内避免出入公共场所或与呼吸道感染者接触,避免与烟雾、化学刺激物接触。

5.出院后定期复查。如出现伤口疼痛、剧烈咳嗽、咯血等症状,应及时返院复诊。

第十二节　腹外疝

一、概论

机体内脏器官或组织离开其正常解剖部位,通过先天或后天形成的孔隙、薄弱点或缺损进入另一部位,称为疝,多见于腹部。腹部疝分为腹外疝和腹内疝,以腹外疝多见。腹外疝是由腹腔内脏器或组织连同壁腹膜,经腹壁孔隙或薄弱点向体表突出所形成,是最常见的外科疾病之一。腹内疝则是腹腔内脏器或组织在腹腔内进入某一间隙而形成,如小网膜孔疝。

【病因】

腹壁强度降低和腹内压增高是形成腹外疝的两个主要原因。

(一)腹壁强度降低

引起腹壁强度降低的原因有:①腹壁先天存在的一些薄弱部位,如精索或子宫圆韧带穿过腹股沟管、股动静脉穿过股管、脐血管穿过脐环以及腹白线发育不全;②腹壁受后天性因素的影响,如手术切口愈合不良、外伤、感染、腹壁神经损伤、年老、久病、肥胖、肌肉萎缩等。

(二)腹内压力增高

引起腹内压力增高的常见原因有:慢性咳嗽、便秘、排尿困难、大量腹水、妊娠、举重、婴儿经常啼哭等。正常人若腹壁强度正常,尽管有腹内压增高情况,也不致发生疝。

【病理生理】

典型的腹外疝是由疝环、疝囊、疝内容物和疝外被盖组成。疝囊是壁层腹膜经疝环向外突出的囊袋,由疝囊颈和疝囊体组成;疝囊颈是疝囊比较狭窄的部分,是疝环所在的部位,又称疝门,它是疝突向体表的门户,疝通常以疝门所在部位命名,如腹股沟疝、股疝、脐疝、切口疝等;疝内容物是进入疝囊的腹腔内脏器或组织,以小肠最为多见,大网膜次之,其他如盲肠、阑尾、乙状结肠、横结肠、膀胱等均可作为疝内容物进入疝囊,但较少见;疝外被盖是指疝囊以外的腹壁各层组织。

【临床分类】

(一)易复性疝

疝内容物很容易回纳入腹腔,称为易复性疝。

(二)难复性疝

疝内容物不能或不能完全回纳入腹腔内,称难复性疝。疝内容物反复突出,致疝囊颈受摩擦而损伤,并产生粘连是导致疝内容物不能回纳的常见原因。其内容物多数为大网膜。

（三）嵌顿性疝

疝门较小而腹内压骤然增高时,疝内容物可强行通过囊颈而进入疝囊,随后因囊颈的弹性回缩将内容物卡住,使其不能回纳,称为嵌顿性疝或箝闭性疝。其内容物如果是肠管,肠壁及其系膜可在疝门处受压,先是静脉回流受阻,导致肠壁淤血和水肿,肠壁颜色由正常的淡红逐渐转为暗红,囊内可有淡黄色渗液积聚;若能及时解除嵌顿,上述病变可恢复正常。

（四）绞窄性疝

嵌顿若不及时解除,肠管及其系膜受压程度不断加重可使动脉血流减少直至完全阻断,称为绞窄性疝。此时肠壁逐渐失去原有的光泽、弹性和蠕动能力,最终坏死变黑。疝囊内渗液变为淡红色或暗红色。若继发感染,疝囊内的渗液则为脓性。

嵌顿性疝和绞窄性疝实际上是一个病理过程的两个阶段,临床很难截然区分,所以在临床护理此类患者过程中,要注意密切观察。

二、腹股沟疝

腹股沟区是前外下腹壁的一个三角形区域,上界为髂前上棘至腹直肌外缘的水平线,下界为腹股沟韧带,内界为腹直肌外缘。发生在这个区域的腹外疝,即称为腹股沟疝。

腹股沟疝分为腹股沟斜疝和直疝两种。疝囊经过腹壁下动脉外侧的腹股沟管深环(内环)突出,向内、向下、向前斜行经过腹股沟管,再穿出腹股沟管浅环(皮下环),并可进入阴囊者,称为腹股沟斜疝。疝囊经腹壁下动脉内侧的直疝三角直接由后向前突出而形成的疝,为腹股沟直疝,其不经过内环,也不进入阴囊。斜疝是最多见的腹外疝。腹股沟疝男女发病的比例约为15∶1,右侧比左侧多见。

【解剖概要】

1.腹股沟区的解剖层次　由浅至深有:①皮肤、皮下组织和浅筋膜;②腹外斜肌;③腹内斜肌和腹横肌;④腹横筋膜;⑤腹膜外脂肪和腹膜壁层。

2.腹股沟管的解剖　腹股沟管位于腹前壁、腹股沟韧带内上方。成人腹股沟管长 $4\sim5cm$。腹股沟管的内口即深环,外口即浅环。它们的大小一般可容一指尖。腹股沟管以内口为起点,由外上走向内下、由深向浅斜行。女性腹股沟管内有子宫圆韧带通过,男性则有精索通过。

3.直疝三角　直疝三角的外侧边是腹壁下动脉,内侧边为腹直肌外侧缘,底边为腹股沟韧带。此处腹壁缺乏完整的腹肌覆盖,且腹横筋膜又比周围部分薄,故易发生疝。腹股沟直疝即在此由后向前突出,故称直疝三角。

【发病机制】

腹股沟斜疝的发生有先天性和后天性因素之分。

1.先天性鞘突未闭　胚胎早期,随着睾丸逐渐下降,在未来的腹股沟深环处带动腹膜下移,并推动皮肤形成阴囊,下移的腹膜也形成一鞘突;婴儿出生后,若鞘突不闭锁或闭锁不完全,则与腹腔相通;当小儿啼哭、排便等使腹内压力增加时,肠管、大网膜等即可进入鞘突形成疝,鞘突成为疝囊。由于右侧睾丸下降比左侧略晚,鞘突闭锁也较迟,故右侧腹股沟斜疝较多见。

2.后天性腹壁薄弱或缺损　腹股沟疝都存在腹横筋膜不同程度的薄弱或缺损。此外,腹横肌和腹内斜肌发育不全对发病也起着重要作用。

3.腹股沟直疝　直疝三角处腹壁缺乏完整的腹肌覆盖,且腹横筋膜又比周围部分薄,故易发生疝。老年人由于肌肉组织的退行性变而更容易发生。

【临床表现】

（一）腹股沟斜疝

主要临床表现是腹股沟区有一突出的肿块。开始时肿块较小,局部仅有轻度坠胀感,此时诊断较为困难;当肿块明显,如斜疝穿过浅环进入阴囊时,诊断就比较容易。

1.易复性斜疝　腹股沟区有肿块和偶有胀痛。肿块常在站立、行走、咳嗽或劳动时出现,可降至阴囊或大阴唇。若平卧休息或用手将肿块向腹腔推送,肿块可消失。

2.难复性斜疝　疝块不能完全回纳。滑动性斜疝除了疝块不能完全回纳外,可伴有消化不良和便秘等症状,并以右侧腹股沟区多见。

3.嵌顿性疝　多发生于强力劳动或排便等腹内压骤增时。表现为疝块突然增大,伴有明显疼痛,平卧或用手推送不能使疝块回纳。疝块有明显触痛,紧张发硬。得不到及时处理时,可发展成绞窄性疝。

4.绞窄性疝　是嵌顿性疝的延续过程,临床表现更为严重。但如果发生肠襻坏死穿孔时,由于疝内压力突然下降,疼痛可暂时缓解。绞窄时间较长者,由于疝内容物发生感染,可侵及周围组织而引起疝外被盖的急性炎症,严重者可出现脓毒症。

（二）腹股沟直疝

当患者站立时,在腹股沟内侧端、耻骨结节外上方出现一半球形肿块,不伴有疼痛或其他症状,极少发生嵌顿。疝内容物常为小肠或大网膜。常见于老年体弱者。

【辅助检查】

1.透光试验　腹股沟斜疝透光试验阴性。

2.实验室检查　当疝内容物继发感染时,血常规检查白细胞计数和中性粒细胞比例升高。

3.X线检查　嵌顿性或绞窄性疝时,X线可见肠梗阻征象。

【诊断要点】

根据病史、临床表现,对此病做出诊断并不难,但应注意腹股沟斜疝和腹股沟直疝各自的特点并加以区别。还需与精索鞘膜积液、精索静脉曲张、睾丸鞘膜积液、交通性鞘膜积液、隐睾、急性肠梗阻等相鉴别。

【治疗要点】

腹股沟疝应尽早施行手术治疗。

（一）非手术治疗

1.半岁以下婴幼儿可暂不手术,因为婴幼儿腹肌可随躯体生长逐渐强壮,疝有自行消失的可能,可采用棉线束带或绷带压住腹股沟管深环,防止疝块突出。

2.伴有其他严重疾病而不能手术或年老体弱者,白天可在疝内容物回纳后,将医用疝带的软压垫顶住疝环,阻止疝块突出。长期使用疝带可反复摩擦疝囊颈致其增厚,增加疝嵌顿的机会,并且容易使疝囊与疝内容物发生粘连。

(二)手术治疗

手术治疗腹股沟疝是最有效的方法。

1.传统疝修补术

(1)疝囊高位结扎术:在内环水平,高位结扎切断疝囊,为单纯的疝囊切除。适用于:①婴幼儿或小儿。②绞窄性斜疝,因肠坏死而局部有严重感染,先选择疝囊高位结扎,待炎症消退后再择期进行修补手术。

(2)疝修补术:在疝囊高位结扎的基础上,加强或修补腹股沟管管壁或整个腹股沟薄弱区,是最常用的治疗方法。常用方法有:①加强腹股沟前壁,以 Ferguson 法常用;②修补或加强腹股沟后壁,常用 Bassini 法、Halsted 法、McVay 法和 Shouldice 法。

2.无张力疝修补术 近年来,强调无张力疝修补术。用人工合成纤维网片材料(聚四氟乙烯、Prolene、Mersilene、Marlex 网片及填充式材料等),在无张力的情况下进行疝修补术。该方法最大优点是创伤小、下床早、恢复快。但人工材料属体内异物,有潜在排异反应和感染。

3.经腹腔镜疝修补术 属于微创外科范畴,在腹腔镜下,于腹膜前间隙植入网片(TAPP或 TEP),或将网片直接固定在腹膜上(IPOM),加强腹壁缺损处。该手术具有创伤小、痛苦少、恢复快、美观等优点,但其对技术设备要求较高。

4.嵌顿性和绞窄性疝的处理原则 嵌顿性疝具备下列条件是可先试行手法复位:①嵌顿时间发生在 3～4h 内,无明显局部压痛,无腹膜刺激征者;②年老体弱或伴有其他严重疾病而肠襻尚未绞窄坏死者。复位方法:使患者头低足高卧位,注射吗啡或哌替啶止痛镇静、松弛腹肌,然后用手托起阴囊缓慢地将疝内容物推向腹腔。手法复位后 24h 内必须严密观察腹部体征,若出现腹膜炎或肠梗阻的表现,即应尽早手术探查。

除上述情况外,嵌顿性疝和绞窄性疝原则上应紧急手术治疗,以防疝内容物坏死,同时解除伴发的肠梗阻。

【护理评估】

(一)术前评估

1.健康史 询问患者的职业,是否存在腹外疝的诱发因素;有无手术、切口感染史;有无慢性咳嗽、便秘、排尿困难(如良性前列腺增生、膀胱结石、包茎)、腹水等病史;女性患者注意询问其孕育史;患儿应注意询问是否经常啼哭。

2.目前身体状况 注意询问患者的局部不适症状,有无坠胀感,有无局部疼痛,有无肠梗阻的症状;检查疝块的部位、大小、质地、有无压痛、能否回纳,有无肠绞窄征象。评估有无因疝发生嵌顿或绞窄引起肠梗阻而导致的脱水或电解质紊乱的迹象。

3.心理、社会状况 询问患者有无因疝块出现而感到焦虑不安。了解患者对腹内压升高和腹外疝相关知识的掌握程度,了解对手术有无存在顾虑。

(二)术后评估

评估术后有无切口感染、阴囊水肿等并发症,是否仍然存在腹内压增高的因素。

【常见护理诊断/问题】

1.疼痛 与难复性疝、嵌顿性疝、绞窄性疝及手术创伤有关。

2.有感染的危险 与手术、术中使用人工合成材料有关。

3.体液不足 与疝发生嵌顿或绞窄后引起的机械性肠梗阻有关。

4.知识缺乏 缺乏预防腹内压升高的有关知识。

5.潜在并发症 术后切口感染、阴囊水肿。

【护理目标】

(1)患者疼痛减轻或消失。

(2)患者伤口愈合良好,没有感染发生。

(3)患者未发生水、电解质紊乱和酸碱失衡。

(4)患者能自述腹外疝发病的相关因素和预防复发的措施。

(5)并发症能得到预防、及时发现与处理。

【护理措施】

(一)非手术治疗的护理

(1)腹股沟斜疝患者采用医用疝带治疗时,应指导患者正确佩戴,以防疝带压迫错位而起不到作用,长期佩戴患者会有不舒适感,而产生厌烦情绪,应详细说明佩戴疝带的作用,耐心配合治疗和护理。腹股沟疝患儿采用棉束带压迫治疗时,应注意控制束带的松紧度,束带若被粪尿污染后应立即更换,以防发生皮炎。

(2)嵌顿性疝采用手法复位的患者,应密切观察其腹部情况,若腹痛不缓解或加重,甚至出现腹膜炎体征,应及时报告医生处理。

(二)手术前护理

1.心理护理 术前向患者及其家属解释腹外疝的病因和诱发因素、手术治疗的效果和手术治疗的必要性,稳定患者的情绪。

2.消除腹内压升高的因素 择期手术的患者如有咳嗽、便秘、排尿困难或腹水等症状时,应先处理后再行手术.否则会导致手术失败。积极治疗支气管炎、慢性前列腺炎等,吸烟者应在术前两周戒烟,注意保暖,防止感冒,多饮水,多吃富含纤维素的饮食,防止便秘。

3.严格备皮 目的是预防切口感染,防止疝复发。手术前手术区皮肤如有化脓性感染发生,应暂停手术。手术区剃毛时注意不可划伤皮肤,如有损伤应待伤口愈合、痂皮脱落后方可手术。

4.灌肠与排尿 术前晚给予灌肠,清除肠内容物,防止术后便秘和腹胀。进手术室前嘱患者排尿,必要时留置尿管保持膀胱空虚,防止术中误伤。

5.减轻或缓解疼痛 巨大疝的患者应卧床休息2~3d,减少活动,离床活动时应用疝带压住疝环口,避免发生嵌顿。如突发明显腹痛,伴有疝块突然增大,紧张发硬,不能回纳时,应高度警惕嵌顿疝的发生。

6.嵌顿性及绞窄性腹外疝术前护理 伴有肠梗阻的患者,术前常规禁食、胃肠减压、输液、纠正水、电解质和酸碱平衡失调,使用抗生素。

(三)手术后护理

1.体位与活动 术后平卧位3~5d,膝下垫软垫,髋关节微屈,松弛腹肌,减小腹内压和手术切口处张力,缓解伤口疼痛,利于切口的愈合。对于年老体弱、复发疝、绞窄性、巨大疝的患者卧床时间可适当延长,无张力修补术的患者术后可以提早离床活动。

2.饮食　术后6～12h可进流质,次日进软食或普食,应多食粗纤维食物,利于排便。行肠切除吻合术者术后应禁食,待肠蠕动恢复后方可进流质饮食,禁食期间,应继续补液和给予支持疗法,以维持体液平衡。

3.避免腹内压增高　术后注意保暖,防止受凉咳嗽,若有咳嗽,教患者用手掌按压伤口后再咳嗽。保持大、小便通畅,及时处理便秘或尿潴留。

4.预防阴囊水肿　由于阴囊比较松弛,位置较低,术后应使用丁字带或阴囊托托起阴囊,防止渗血、渗液积聚阴囊。

5.预防切口感染　切口感染是疝复发的主要原因之一。绞窄性疝行肠切除、肠吻合术时,术后遵医嘱使用抗菌药物,并注意保持伤口敷料干燥、清洁,避免大小便污染。术后注意观察体温和脉搏的变化,以及切口处有无红、肿、痛的表现。如有切口感染,应报告医生及时处理。

【护理评价】

(1)患者局部疼痛有无减轻或消失。

(2)患者伤口愈合是否良好,使用人工合成材料有无排异、感染现象。

(3)患者体液代谢是否维持平衡,或已发生的代谢紊乱是否纠正。

(4)患者能否正确描述预防腹内压升高的有关知识。

(5)有无发生阴囊水肿、切口感染;若发生,能否得到及时发现和处理。

【健康教育】

(1)向患者及家属指导腹外疝的相关知识,避免生活和工作中引起腹内压增高的因素。解释嵌顿疝发生的原因和表现,如有异常及时就诊。

(2)手术患者出院后,3个月内应避免重体力劳动或提举重物,逐渐增加活动量。平时生活要有规律,避免过度紧张和劳累。

(3)保持大便通畅,多饮水,多进食高纤维素的食物,养成每日定时排便的习惯。防止感冒,若有咳嗽应尽快治疗予以控制。积极治疗和预防各种能导致腹内压增高的疾病,防止疝的复发。

(4)疝如有复发,应及早诊治。

三、股疝

腹腔内的器官或组织通过股环、经股管向股部卵圆窝突出形成的疝,称为股疝。其发病率约占腹外疝的5%,多见于40岁以上妇女。

【股管解剖概要】

股管是一狭长的漏斗形间隙,长1～1.5cm,内含脂肪、疏松结缔组织和淋巴结。股管有上下两口。上口称股环,有股环隔膜覆盖,前缘为腹股沟韧带,后缘为耻骨梳韧带,内缘为腔隙韧带,外缘为股静脉。下口为卵圆窝,是股部深筋膜上的一个薄弱部分。大隐静脉在此处穿过卵圆窝进入股静脉。

【病因及发病机制】

腹内压增高时,腹内脏器推动对着股管的腹膜向下方移动,经股环向股管突出而形成股疝。疝内容物常为大网膜或小肠。股疝最容易嵌顿。股疝嵌顿后,可迅速发展为绞窄性疝。女性骨盆较宽广,联合肌腱和腔隙韧带比较薄弱,导致股管上口宽大松弛而容易发病。妊娠是腹内压增高引起股疝的主要原因。

【临床表现】

平时无症状,多是偶然发现,疝块在腹股沟韧带下方卵圆窝处形成一半球形的突起,往往不大。易复性股疝的症状较轻,患者常不在意,肥胖者因肿块不明显容易疏忽。股疝若发生嵌顿,除引起局部明显疼痛外,常出现较明显的急性机械性肠梗阻症状。

【治疗要点】

股疝容易嵌顿,可迅速发展为绞窄性。因此,股疝确诊后,应及时手术治疗。最常用的手术是 McVay 修补法,也可采用无张力疝修补术或经腹腔镜疝修补术。

四、其他腹外疝

(一)切口疝

切口疝是腹内器官或组织于腹壁手术切口处突出的疝。在各种腹部切口中,最常发生是经腹直肌切口突出的切口疝,其次为正中切口和旁正中切口。

腹部切口疝的主要症状是腹壁切口处出现肿块,通常在站立或用力时更为明显,平卧休息时缩小或消失。较大的切口疝腹部有牵扯感,常伴有食欲减退、恶心、便秘、腹部隐痛等表现。由于切口疝大多无完整疝囊,疝内容物易与腹膜外腹壁组织粘连而成为难复性疝。如果疝内容物为肠管,常可见肠型和肠蠕动波。切口疝很少发生嵌顿。

治疗原则上以手术治疗为主。对于较小的切口疝,手术切除原手术切口瘢痕,回纳疝内容物后在无张力的条件下拉拢疝环边缘,逐层缝合健康的腹壁组织。对于较大的切口疝,可用自体筋膜组织或合成纤维网片加以修补。

(二)脐疝

腹内脏器通过脐环突出形成的疝称脐疝。可分为婴儿型脐疝和成人型脐疝。以婴儿型脐疝多见,发病原因为脐环闭锁不全或脐部组织不够坚韧,在腹内压增高(经常啼哭或便秘)的情况下即可发生。成人脐疝是后天性的,较少见,多数为中年经产妇女。

婴儿型脐疝极少发生嵌顿和绞窄,多属易复性疝,多在婴儿啼哭时疝块脱出,安静时消失。在小儿 2 岁之前,除了嵌顿或穿破等紧急情况外,可采取非手术治疗。用硬币(外裹柔软棉布)加棉束带或绷带压迫脐环时,要经常检查,防止移位导致压迫无效。2 岁后,若脐环直径还大于 1.5cm,则行手术治疗。成人型脐疝由于疝环狭小,发生嵌顿或绞窄者较多,故应采取手术疗法。手术原则是切除疝囊、缝合疝环。

第十三节　胃、十二指肠

胃、十二指肠溃疡是男性青壮年常见疾病,本病特点是位于胃、十二指肠壁的局限性圆形或椭圆形的缺损,是发生在邻近幽门两侧的慢性溃疡,大部分患者经内科治疗就能痊愈,但仍有部分胃、十二指肠溃疡患者因急性穿孔、急性大出血、瘢痕性幽门梗阻、胃溃疡恶变等并发症需要外科手术治疗。

【临床表现】

1.胃、十二指肠溃疡急性穿孔

(1)腹痛:典型的急性穿孔表现为骤发性剧烈上腹痛,如刀割样或烧灼样,呈持续性或阵发性加重,很快波及全腹,但仍以上腹部为重;常伴有恶心、呕吐,面色苍白,出冷汗,四肢厥冷,呈一过性昏厥或休克。

(2)患者呈急性痛苦面容,被动体位,腹式呼吸减弱或消失。

(3)腹膜刺激征:腹肌紧张呈"木板样"强直,全腹有明显的压痛和反跳痛,以上腹最为明显。

(4)肝浊音界缩小或消失,移动性浊音阳性;肠鸣音减弱或消失。随着腹腔感染的加重,患者可出现发热、脉快,甚至肠麻痹、感染性休克。

(5)X线检查:多数患者膈下有游离气体;腹腔穿刺可抽出白色或黄色浑浊液体。

2.胃、十二指肠溃疡急性大出血

(1)呕血与黑便:突然大量呕血或排柏油样便是其主要症状。呕血前出现心慌、恶心;便血前多突然有便意。呕血或便血前后常有头晕、目眩、无力、心悸甚至昏厥。

(2)休克:若短时间内失血量超过800ml时,可出现休克,表现为面色苍白、出冷汗、脉搏细速、呼吸浅快、血压降低等。

(3)纤维胃镜检查可鉴别出血的原因和部位。

3.胃、十二指肠溃疡瘢痕性幽门梗阻

(1)早期进食后上腹不适、饱胀感及阵发性胃收缩痛,伴有嗳气、恶心与呕吐,嗳气带有酸臭味。

(2)呕吐:为最为突出的症状,常发生在下午或夜间,呕吐物为宿食,含隔餐甚至隔日所进食物。呕吐量大,不含胆汁,有腐败酸臭味;梗阻严重者,有营养不良性消瘦、皮肤干燥等慢性消耗表现。

【评估要点】

1.一般情况

(1)了解患者年龄、性别、职业及饮食习惯。了解患者发病过程、治疗及用药情况,特别是非类固醇性抗炎药和皮质类固醇等药物。患者既往是否有溃疡病史及胃手术病史。

(2)评估患者情绪是否稳定,患者对疾病、术前各种检查、治疗和护理的配合情况;对疾病的认知程度;对术后治疗、护理的配合;对饮食、活动及有关康复等知识的掌握情况。

2.专科情况

(1)了解患者是否有恶心、呕吐、腹痛、腹胀等情况,了解腹痛的性质、程度、发作时间及有无诱因;注意呕吐物的性质、特征。呕吐与腹痛的关系,是否有便血、黑便;评估患者生命体征及其变化,对大出血、穿孔患者尤为重要。

(2)患者对手术的耐受力,如营养状态、重要脏器功能、有无伴发疾病及纠正情况。

(3)腹部检查:上腹隆起,有时可见胃型和蠕动波,手拍上腹可闻振水音。

(4)评估患者生命体征,胃肠减压引流液颜色、性质和量,切口愈合及患者术后恢复情况,有何不适,是否有并发症发生。

3.辅助检查　X线检查可见胃扩张,胃张力减低,排空迟缓;内镜检查可见胃内大量潴留的胃液和食物残渣。

【护理诊断】

1.组织灌注不足　与急性穿孔、大出血、幽门梗阻引起的失血、失液有关。

2.知识缺乏　缺乏术前准备及术后康复知识。

3.疼痛　与手术切口以及腹腔内残余炎症有关。

4.活动无耐力　与手术创伤、体质虚弱、伤口疼痛有关。

5.焦虑　与手术较大或病情较重,担心手术安全、治疗效果及预后有关。

6.潜在并发症　吻合口出血、梗阻,输入段、输出段梗阻,十二指肠残端瘘。

【护理措施】

1.术前护理

(1)心理护理:手术前要安慰患者,耐心解答患者的问题,消除患者的不良心理,增强对手术的信心。

(2)饮食:一般择期手术患者饮食宜少食多餐,给予高蛋白、高热量、高维生素等易消化无刺激的食物。

(3)患者营养状况较差者常伴有贫血,低蛋白血症,术前应予以纠正,注意补充血浆或全血。

(4)合并幽门梗阻者,注意纠正水、电解质紊乱及酸碱平衡失调,术前每晚用300～500ml温盐水洗胃,记录胃潴留量,以减轻胃黏膜水肿,有利于吻合口愈合。

(5)溃疡合并出血,术前应给予输液输血;合并穿孔者应禁食、补液,胃肠减压,另外,还要观察神志、生命体征、末梢循环及尿量情况。若有休克发生,在积极抗休克的同时,做好术前准备。

(6)术前1d为患者手术区备皮、皮试、配血,做好健康教育,如教会患者深呼吸、咳嗽、翻身、肢体活动方法等。术前1d进流质饮食,术前12h禁食、水。

(7)术日晨,放置胃管、尿管并妥善固定,按医嘱给术前用药;手术前协助患者取下义齿、眼镜、首饰及贵重物品,交给家属或为其妥善保管;将病历及术中所用的其他物品准备好,与接患者手术的人员交接一并带入手术室;回房之前要铺好麻醉床,备好吸氧装置(氧气湿化瓶及吸氧管)、综合心电监护仪等。

2.术后护理

（1）患者术毕由复苏室回病房后，值班护士应迅速协同医师将患者搬至病床上，立即监测生命体征并报告医师，妥善固定各引流管，必要时吸氧、心电监护。

（2）体位及活动：全麻患者取去枕平卧位，头偏向一侧，患者清醒且血压平稳后改半卧位。卧床期间，协助患者翻身，病情允许，如无禁忌，术日可活动四肢，术后第 1d 床上翻身或坐起做轻微活动，第 2～3d 视情况协助患者下床在床边活动，第 4d 可在室内活动。患者活动量应根据个体差异而定。

（3）病情观察

1）术后严密观察生命体征变化，根据病情 1～2h 监测 1 次或根据医嘱给予心电监护，待病情平稳后延长间隔时间。注意有无内出血、腹膜刺激征、腹腔脓肿等迹象，发现异常及时通知医师给予处理。

2）观察腹部及伤口情况，注意有无腹痛、腹胀，伤口敷料有无渗血、渗液，有异常要及时处理。

（4）禁食、胃肠减压：可减轻胃肠道张力，促进吻合口愈合。妥善固定，防止松动和脱出；保持引流通畅、持续有效，必要时可用少量生理盐水冲洗胃管，防止堵塞；密切观察胃液的性质和量，术后 24h 内可由胃管引流出血性液体或咖啡样液体 100～300ml，如有较多鲜血，应警惕吻合口出血，需及时与医师联系并处理。胃肠减压一般放置 48～72h，待病情好转，腹胀消失，肠鸣音恢复，肛门排气即可拔管。

（5）营养支持及抗生素的应用：禁食期间，根据医嘱给予肠外营养或肠内营养，加强护理，详细记录 24h 出入量，为合理补液提供依据，必要时输血、血浆或白蛋白；术后 24～48h 病情允许，拔除胃管后当日可给少量饮水，每次 4～5 汤匙，1～2h1 次，第 2d 进半量流食，每次 50～80ml。第 3d 进全量流食，每次 100～150ml，进食后若无不适，第 4d 可进半流食，以稀饭为好，术后第 10～14d 可进软食。以后逐步过渡到普食。术后早期禁食牛奶及甜品，以免引起腹胀。同时应用抗生素预防感染。

（6）引流管的护理：妥善固定各引流管并保持各引流管通畅，防止受压、扭曲、堵塞，严密观察引流液颜色、性质及量，并详细记录。

（7）做好基础护理：禁食期间口腔护理、雾化吸入 2 次/d，会阴护理 1 次/d，每 1～2h 协助患者翻身拍背 1 次，预防并发症。

（8）术后并发症的护理

1）吻合口出血：胃大部切除术后，可有少许暗红色或咖啡色胃液自胃管抽出，一般 24h 以内不超出 300ml，以后胃液颜色逐渐变浅变清，出血自行停止。若术后胃管不断吸出新鲜血液，24h 仍不停止，则为术后出血。立即建立静脉通道，采用静脉给予药物止血、输血等措施，一般可控制。若无效需再次手术止血。

2）吻合口梗阻：患者表现为上腹部不适、恶心、呕吐及腹部胀满等，应即刻禁食，给予胃肠减压和补液等治疗，症状可缓解、消失。

3）空肠输入、输出段梗阻，十二指肠残端瘘：除空肠输入段单纯部分梗阻和输出段梗阻保守治疗可好转外，其他并发症需再次手术治疗。

4)倾倒综合征:患者自觉剑突下不适、心悸、乏力、出汗、头晕、恶心、呕吐以至虚脱,并有肠鸣音亢进和腹泻等,多在进食,特别是进甜的流质饮食时,如服用加糖的牛奶后 10～20min 发生。应嘱患者少食多餐,饭后平卧 20～30min,饮食以高蛋白、高脂肪和低糖类为主。不吃过甜、过咸饮食,多数可在 1 年内自行减轻和消失。

【健康教育】

1.指导患者饮食应定时定量,少食多餐,营养丰富,以后可逐步过渡至正常人饮食。少食腌、熏食品,避免讲食过冷、过烫、过辣及油煎炸食物,切勿酗酒、吸烟。

2.胃大部切除术后 1 年内胃容量受限,宜少食多餐且营养丰富、易消化饮食,以后可逐步过渡至正常人饮食。

3.告知患者及家属有关手术后期可能出现的并发症表现和预防措施,定期随访如有不适及时就诊。

第十四节　肠梗阻

【解剖生理概要】

小肠分为十二指肠、空肠、回肠三部分。小肠的血液供应来自肠系膜上、下动脉。静脉的分布与动脉相似,最后集合成肠系膜上静脉,与脾静脉汇合成门静脉干。小肠是食物消化和吸收的主要部位。

【病因与发病机制】

肠内容物运行和通过障碍统称为肠梗阻,是常见的外科急腹症之一。按发病原因分为机械性肠梗阻、动力性肠梗阻、血运性肠梗阻。机械性肠梗阻最为常见,主要由肠道异物堵塞、肠管受压、肿瘤、肠套叠等肠壁疾病引起;动力性肠梗阻又可分为麻痹性肠梗阻和痉挛性肠梗阻两类;血运性肠梗阻是由于肠管血供障碍,发生缺血、坏死。按梗阻处肠管有无血运障碍分为单纯性肠梗阻和绞窄性肠梗阻。按梗阻部位分为高位(如空肠上段)和低位(如回肠末段和结肠)两种。根据梗阻的程度,又分为完全性肠梗阻和不完全性肠梗阻。按病程分为急性肠梗阻和慢性肠梗阻。

梗阻部位以上肠段蠕动增强、肠腔扩张、肠腔内积气和积液、肠壁充血水肿、血供受阻,发生坏死、穿孔。由于频繁呕吐和肠腔积液,血管通透性增强使血浆外渗,导致水分和电解质大量丢失,造成体液失衡。肠腔内细菌大量繁殖并产生大量毒素以及肠壁血运障碍致通透性增加,细菌和毒素可以透过肠壁引起腹腔内感染,经腹膜吸收引起全身性感染和中毒,甚至发生感染性休克。

【护理评估】

(一)健康史

评估病人的一般情况,发病前有无体位及饮食不当、饱餐后剧烈运动等诱因;有无腹部手术或外伤史,有无各种急慢性肠道疾病病史及个人卫生史等。

（二）身体状况

1.症状　肠梗阻的四大典型症状是腹痛、呕吐、腹胀和肛门排气、排便停止。

（1）腹痛：单纯性机械性肠梗阻表现为阵发性腹部绞痛；绞窄性肠梗阻表现为持续性疼痛，阵发性加剧；麻痹性肠梗阻腹痛特点为全腹持续性胀痛；肠扭转所致闭祥性肠梗阻多为突发性持续性腹部绞痛伴阵发性加剧。

（2）呕吐：呕吐与肠梗阻的部位、类型有关。肠梗阻早期，呕吐多为反射性，呕吐物以胃液及食物为主。高位肠梗阻呕吐出现早而频繁，呕吐物为胃及十二指肠内容物、胆汁等；低位肠梗阻呕吐出现晚，呕吐物为粪样物；绞窄性肠梗阻呕吐物为血性或棕褐色液体；麻痹性肠梗阻呕吐呈溢出性。

（3）腹胀：腹胀程度与梗阻部位有关，症状发生时间较腹痛和呕吐略迟。高位肠梗阻腹胀程度轻，低位肠梗阻腹胀明显。

（4）肛门排气、排便停止：完全性肠梗阻出现肛门停止排气、排便。但高位完全性肠梗阻早期，可因梗阻部位以下肠内有粪便和气体残存，仍存在排气、排便。绞窄性肠梗阻如肠套叠、肠系膜血管栓塞或血栓形成可排出血性黏液样便。

2.体征

（1）腹部体征

①视诊：腹式呼吸减弱或消失。单纯机械性肠梗阻常可见肠型及肠蠕动波，腹痛发作时更明显。肠扭转可见不对称性腹胀；麻痹性肠梗阻腹胀明显，呈全腹部均匀性膨胀。

②触诊：单纯性肠梗阻腹壁软，可有轻度压痛；绞窄性肠梗阻有腹膜刺激征、压痛性包块（绞窄的肠祥）；蛔虫性肠梗阻常在腹中部扪及条索状团块。

③叩诊：呈鼓音。绞窄性肠梗阻腹腔有渗液时，叩诊有移动性浊音；麻痹性肠梗阻全腹呈鼓音。

④听诊：机械性肠梗阻时肠鸣音亢进，有气过水声或金属音。麻痹性肠梗阻肠鸣音减弱或消失。

（2）全身表现：单纯性肠梗阻早期可无全身表现，梗阻晚期或绞窄性肠梗阻者，可有脱水、代谢性酸中毒体征，甚至体温升高、呼吸浅快、脉搏细速、血压下降等中毒和休克征象。

（三）心理-社会状况

评估病人对疾病的认知程度，有无接受手术治疗的心理准备。了解病人的家庭、社会支持情况。

（四）辅助检查

1.X线检查　机械性肠梗阻，腹部立位或侧卧透视、摄片可见多个气液平面及胀气肠祥；绞窄性肠梗阻可见孤立的胀气肠祥。

2.实验室检查

（1）血常规：肠梗阻病人出现脱水、血液浓缩时可出现血红蛋白含量、红细胞比容及尿比重升高。绞窄性肠梗阻多有白细胞计数及中性粒细胞比例的升高。

（2）血气分析及血生化检查：血气分析、血清电解质检查，有助于水、电解质及酸碱平衡失调的判断。

（五）治疗要点与反应

肠梗阻的治疗原则是尽快解除梗阻，纠正全身生理紊乱，防止感染，预防并发症。

1.非手术疗法　禁食、胃肠减压；纠正水、电解质和酸碱平衡失调，必要时可输血浆或全血；及时使用抗生素防治感染；解痉、止痛。

2.手术治疗　适用于各种绞窄性肠梗阻、肿瘤及先天性肠道畸形引起的肠梗阻及非手术疗法不能缓解的肠梗阻。常用的手术方式有肠粘连松解术、肠套叠或肠扭转复位术、肠切除吻合术、肠短路吻合术、肠造口或肠外置术等。

（六）几种常见的机械性肠梗阻

1.粘连性肠梗阻　粘连性肠梗阻是肠粘连或肠管被粘连带压迫所致的肠梗阻，较为常见，多为单纯性不完全性肠梗阻，主要是由于腹部手术、炎症、创伤、出血、异物等所致。多数病人采用非手术疗法可缓解，如非手术治疗无效或发生绞窄性肠梗阻时，应及时手术治疗。

2.蛔虫性肠梗阻　由于蛔虫聚集成团并刺激肠管痉挛致肠腔堵塞，多见于 2～10 岁儿童，常见诱因为驱虫不当。主要表现为阵发性脐周疼痛，伴呕吐，腹胀不明显。腹部可扪及条索状团块。单纯性蛔虫堵塞多采取非手术治疗，如无效或并发肠扭转、腹膜炎，应行手术治疗。

3.肠扭转　肠扭转是指一段肠管沿其系膜长轴旋转而形成的闭襻性肠梗阻，常发生在小肠，其次是乙状结肠。①小肠扭转：多见于青壮年，常在饱餐后立即进行剧烈运动时发病，主要表现为突发腹部绞痛，呈持续性伴阵发性加剧，呕吐频繁，腹胀不明显。②乙状结肠扭转：多见于老年人，常有便秘史，主要表现为腹部绞痛，明显腹胀，呕吐不明显，X 线钡剂灌肠可见"鸟嘴状"阴影。肠扭转可在短时间内发生绞窄、坏死，一经诊断，急诊手术治疗。

4.肠套叠　肠套叠是指一段肠管套入与其相连的肠管内，好发于 2 岁以下的婴幼儿，以回结肠型最多见。典型表现为阵发性腹痛、果酱样血便和腊肠样肿块（多位于右上腹）。X 线空气或钡剂灌肠可见"杯口状"或"弹簧状"阴影。早期肠套叠可试行空气灌肠复位。无效者或病程超过 48h，疑有肠坏死或肠穿孔者，行手术治疗。

【护理诊断及合作性问题】

1.急性疼痛　与肠蠕动增强或肠壁缺血有关。

2.体液不足　与频繁呕吐、肠腔内大量积液及胃肠减压有关。

3.潜在并发症　肠坏死、肠穿孔、急性腹膜炎、休克、多器官功能衰竭等。

【护理目标】

使病人腹痛得到缓解；体液得到补充；并发症得到有效预防。

【护理措施】

（一）心理护理

向病人介绍治疗的方法及意义，消除病人的焦虑和恐惧心理，鼓励病人及家属配合治疗。

（二）非手术疗法及手术前护理

1.一般护理

(1)饮食：禁食，梗阻解除后根据病情可进少量流质饮食，再逐步过渡到普通饮食。

(2)休息与体位：卧床休息，无休克、生命体征稳定者取半卧位。

2.病情观察　非手术疗法期间应密切观察病人生命体征、腹部症状和体征，辅助检查的结果。准确记录 24h 出入液量,高度警惕绞窄性肠梗阻的发生。出现下列情况者高度怀疑发生绞窄性肠梗阻的可能:①起病急,腹痛持续而固定,呕吐早而频繁。②腹膜刺激征明显,体温升高、脉搏增快、血白细胞计数升高。③病情发展快,感染中毒症状重,休克出现早或难纠正。④腹胀不对称,腹部触及压痛包块。⑤移动性浊音或气腹征阳性。⑥呕吐物、胃肠减压物、肛门排泄物或腹腔穿刺物为血性。⑦X 线显示孤立、胀大的肠袢,不因时间推移而发生位置的改变,或出现假肿瘤样阴影。

3.治疗配合

(1)胃肠减压:清除肠内的积气、积液,有效缓解腹胀、腹痛。胃肠减压期间保持引流管通畅,若抽出血性液体,应高度怀疑发生绞窄性肠梗阻。

(2)维持水、电解质及酸碱平衡:遵医嘱输液,合理安排输液的种类和量。

(3)防治感染:遵医嘱应用抗生素。

(4)解痉止痛:单纯性肠梗阻可肌内注射阿托品以减轻腹痛,禁用吗啡类止痛剂,以免掩盖病情。

(三)手术后护理

1.卧位 病情平稳后取半卧位。

2.禁食、胃肠减压 术后禁食,通过静脉输液补充营养。当肛门排气后,即可拔除胃管,并逐步恢复饮食。

3.病情观察 观察生命体征、腹部症状和体征的变化、伤口敷料及引流管情况,及早发现术后腹腔感染、切口感染等并发症。

4.预防感染 遵医嘱应用抗菌药。

5.早期活动 术后应鼓励病人早期活动,以利于肠蠕动功能恢复,防止肠粘连。

【护理评价】

病人腹痛是否减轻和缓解;体液丢失是否得到纠正;出血是否得到有效控制;循环血容量是否得到补充;并发症是否得到预防。

【健康指导】

摄入营养丰富、易消化的食物,少食刺激性强的食物。注意饮食及个人卫生,饭前、便后洗手,不吃不洁食品。饭后忌剧烈活动。加强自我监测,若出现腹痛,腹胀、呕吐等不适,及时就诊。

第十五节 急性阑尾炎

【概述】

阑尾位于右髂窝部,外形呈蚯蚓状,长 5~10cm,直径 0.5~0.7cm。阑尾起源于盲肠根部,其体表投影约在脐与右髂前上棘连线中外 1/3 交界处,该点称为麦氏点,是阑尾手术切口的标记点。绝大多数阑尾属腹膜内器官。阑尾为一管状器官,管腔容积仅 0.1ml,远端为盲端,近端开口于盲肠,位于回盲瓣下方 2~3cm 处。阑尾系膜为两层腹膜包绕阑尾形成的一个三角形皱襞,其内含有血管、淋巴管和神经。

阑尾的组织结构与结肠相似,阑尾黏膜由结肠上皮构成。黏膜上皮细胞能分泌少量黏液,黏膜和黏膜下层含有丰富的淋巴组织,是阑尾感染常沿黏膜下层扩散的原因。此外,阑尾黏膜深部有嗜银细胞,是发生阑尾炎癌变的组织学基础。

急性阑尾炎是临床最常见的外科急腹症,可发生于任何年龄,以青壮年最多见,老年人和婴儿较少。急性阑尾炎是各种原因引起的阑尾急性感染。其原因可由阑尾管腔梗阻、细菌感染引起。常见的致病菌为大肠埃希菌、肠球菌和厌氧菌。临床分为单纯性、化脓性、坏疽穿孔性阑尾炎及阑尾周围脓肿四种。阑尾一旦发炎,如果得不到及时治疗,会危及生命。

【病因及病理分型】

1.病因　阑尾管腔梗阻,阑尾管腔细,开口狭小,弯曲成弧形,易于梗阻。淋巴结增生占60%,粪石占35%,异物、炎性狭窄、食物残渣、蛔虫、肿瘤等少见。管腔阻塞后,阑尾黏膜分泌黏液积聚,腔内压力上升,血供发生障碍,使阑尾炎症加剧。

2.病理分型

(1)单纯性阑尾炎:阑尾轻度肿胀,浆膜表面充血,失去正常光泽并有少量纤维素性渗出物,各层组织均有充血、水肿和中性多核白细胞浸润,以黏膜和黏膜下层最为显著,黏膜上可出现小的溃疡,腔内可有少量炎性渗出液。

(2)化脓性阑尾炎:又称蜂窝织炎性阑尾炎。阑尾明显肿胀,浆膜面高度充血,并有脓性和纤维素性渗出物附着。各层组织除充血、水肿和大量中性粒细胞浸润外,常有壁间小脓肿,黏膜面可有溃疡和坏死,腔内常有积脓。腹腔内有少量浑浊渗液。

(3)坏疽性阑尾炎及穿孔:阑尾管壁已完全或部分坏死,外观呈暗紫色或黑色,表面及其周围有大量脓性、纤维素性渗出物,阑尾腔内积脓。如为嵌顿梗阻,则嵌顿远端坏死;如炎症或阑尾系膜血管血栓形成,则整个阑尾坏死,并为大网膜包裹。2/3病例可见穿孔,细菌和脓液通过坏死区或穿孔进入腹腔。

3.急性阑尾炎的转归

(1)炎症消退:单纯性阑尾炎在黏膜尚未形成溃疡前,及时药物治疗可能使炎症消退而不遗留病理改变。早期化脓性阑尾炎如经治疗即使炎症消退,也将是瘢痕性愈合,致阑尾腔变狭窄、壁增厚,阑尾发生扭曲,易复发。

(2)炎症局限化:化脓或坏疽、穿孔后,阑尾被大网膜包裹形成阑尾周围脓肿或炎性包块,炎症被局限化,如脓液不多,可被逐渐吸收。

(3)炎症扩散:如机体防御功能差,或未予及时治疗,炎症扩散而致阑尾化脓、坏疽穿孔乃至弥散性腹膜炎,化脓性肝门静脉炎等,极少数患者细菌栓子可随血流进入门静脉在肝内形成脓肿,出现严重的脓毒血症,伴有高热、黄疸、肝大及感染性休克。

【临床表现】

1.症状

(1)腹痛:多起于脐周和上腹部,开始疼痛不甚严重,位置不固定,呈阵发性,这是阑尾阻塞后,管腔扩张和管壁肌收缩引起的内脏神经反射性疼痛。数小时后,腹痛转移并固定在右下腹部疼痛呈持续性加重,这是阑尾炎症侵及浆膜,壁腹膜受到刺激引起的体神经定位疼痛,

70%～80%的急性阑尾炎具有这种典型的转移性腹痛特点,但也有一部分病例发病开始即出现右下腹疼痛。

不同位置的阑尾炎,其腹痛部位也有区别,如盲肠后位阑尾炎痛在右侧腰部;盆腔位阑尾炎痛在耻骨上区,肝下区阑尾炎可引起右上腹痛;极少数左侧腹部阑尾炎出现左下腹痛。

不同病理类型阑尾炎的腹痛亦有差异,如单纯性阑尾炎是轻度隐痛;化脓性呈阵发性胀痛和剧痛;坏疽性呈持续性剧烈腹痛,穿孔性阑尾炎因阑尾管腔压力骤减,腹痛可暂时减轻,但出现腹膜炎后,腹痛又会持续加剧。

(2)胃肠道症状:恶心、呕吐最常见。早期呕吐多为反射性,常发生在腹痛的高发期,晚期呕吐则与腹膜炎有关。1/3的患者有便秘或腹泻症状,腹痛早期排便次数增多,可能是肠蠕动增强的结果。盆腔位阑尾炎时,炎症刺激直肠和膀胱,引起排便里急后重和排尿疼痛,并发腹膜炎、肠麻痹,则出现腹胀和持续性呕吐。

(3)全身症状:初期有乏力、头痛。炎症加重时可有发热等全身中毒症状,体温多在37.5～39℃。化脓性、坏疽性阑尾炎或腹膜炎时可出现畏寒、高热,体温可达39～40℃或以上。肝门静脉炎时可出现寒战、高热和轻度黄疸。

2.体征

(1)强迫体位:患者就诊时常见弯腰行走,且往往以手按在右下腹部。在床上平卧时,其右髋关节呈屈曲位。

(2)右下腹压痛:是急性阑尾炎常见的重要体征,压痛点通常在麦氏点,可随阑尾位置变异而改变,但压痛点始终在一个位置上。病变早期腹痛尚未转移至右下腹时,压痛已固定于右下腹部。当炎症扩散到阑尾以外时,压痛范围也随之扩大,但仍以阑尾部位压痛最为明显。

(3)腹膜刺激征象:有腹肌紧张、反跳痛(Blumberg征)和肠鸣音减弱或消失等,这是壁腹膜受到炎症刺激的一种防御反应,常提示阑尾炎已发展到化脓、坏疽或穿孔的阶段。但小儿、老年人、孕妇、肥胖、虚弱患者或盲肠后位阑尾炎时,腹膜刺激征象可不明显。

(4)其他体征

1)结肠充气试验(Rovsing征):用一手压住左下腹部降结肠部,再用另一手反复压迫近侧结肠部,结肠内积气即可传至盲肠和阑尾部位,引起右下腹痛感者为阳性。

2)腰大肌试验(Psoas征):左侧卧位后将右下肢向后过伸,引起右下腹者为阳性,说明阑尾位置过深或在盲肠后位靠近腰大肌处。

3)闭孔内肌试验(Obturator征):仰卧位,将右髋和右膝均屈曲90°,病侧右股向内旋转,如引起右下腹疼痛者为阳性,提示阑尾位置较低,靠近闭孔内。

4)直肠指检:当阑尾位于盆腔或炎症已波及盆腔时,直肠指检有直肠右前方的触痛。如发生盆腔脓肿时,可触及痛性肿块。

5)腹部包块:阑尾周围脓肿形成时,右下腹可触到有触痛的包块。早期(尤其阑尾腔有梗阻时)可出现右下腹皮肤感觉过敏现象,范围相当于第10～12胸髓节段神经支配区,位于右髂嵴最高点、右耻骨棘及脐构成的三角区,也称Sheren三角,它并不因阑尾位置不同而改变。如阑尾坏疽穿孔,则该三角区皮肤感觉过敏现象消失。

3.辅助检查

(1)血常规检查:多数急性阑尾炎患者的白细胞计数及中性粒细胞比例增高,但升高不明显不能否定诊断,应反复检查,如逐渐升高,则有诊断价值。

(2)尿常规检查:尿检一般无阳性发现,但盲肠后位阑尾炎可刺激邻近的右输尿管,尿中可出现少量红细胞和白细胞。

(3)粪常规检查:盆位阑尾炎和穿孔性阑尾炎合并盆腔脓肿时,粪便中也可发现红细胞。

(4)X线检查:胸腹透视列为常规。急性阑尾炎在腹部X线平片上也可出现阳性结果:5%～6%的患者右下腹阑尾炎部位可见一块或数块结石阴影,1.4%的病变阑尾腔内有积气。急性阑尾炎合并弥漫性腹膜炎时,为除外溃疡穿孔、急性绞肠梗阻等,立位腹部X线平片是必要的,如出现膈下游离气体,阑尾炎基本上可以排除。

(5)腹部B超检查:病程较长者,应行右下腹B超检查,了解是否有炎性包块存在。在决定对阑尾脓肿切开引流时,B超可提供脓肿的具体部位、深度及大小,便于选择切口。

【治疗原则】

1.急性阑尾炎一经确诊,应尽早手术切除阑尾。因早期手术既安全、简单,又可减少近期或远期并发症的发生。如发展到阑尾化脓坏疽或穿孔时,手术操作困难且术后并发症显著增加。即使非手术治疗可使急性炎症消退,日后有3/4的患者还会复发。

2.非手术治疗仅适用于不同意手术的单纯性阑尾炎,急性阑尾炎的诊断尚未确定,以及发病已超过72h或已形成炎性肿块等有手术禁忌证者。主要措施包括选择有效的抗生素和补液治疗等。

【护理】

1.评估

(1)健康史及相关因素

1)一般情况:患者的年龄、性别、职业、婚姻状况、文化程度、营养状况等,尤其注意与现患疾病相关的病史和药物应用情况及过敏史、手术史、家族史、遗传病史和女性患者生育史等。

2)发病特点:患者是否有明显的腹部包块,有无腹痛,腹痛的特点,有无压痛、反跳痛,是否伴有发热。

(2)身体状况

1)局部:疼痛位置、特点等。

2)全身:重要脏器功能状况。

3)辅助检查:包括特殊检查及有关手术耐受性检查的结果。

2.护理要点及护理措施

(1)术前护理措施

1)按普通外科疾病术前一般护理常规。

2)全面评估患者:包括健康史及其相关因素、身体状况、生命体征,以及神志、精神状态、行动能力等。

3)心理护理:通过交流和沟通,了解患者及其家属情绪和心理变化,采取诱导方法逐渐使其接受并正视现实;医护人员应热情、耐心、服务周到,对患者给予同情、理解、关心、帮助,告诉患者不良的心理状态会降低机体的抵抗力,不利于疾病的康复。解除患者的紧张情绪,以便更好地配合治疗和护理。

4)术前护理:备皮,上至乳头连线,下至耻骨联合,两侧至腋后线,并剃去阴毛。腹腔镜手术时应清洁肚脐。

5)术前指导:嘱患者保持情绪稳定,避免过度紧张焦虑,备皮后洗头、洗澡、更衣,准备好术后需要的各种物品,通知患者立即禁食水,术前取下义齿,贵重物品交由家属保管等。

(2)术后护理

1)按普通外科术后一般护理常规。

2)患者术后清醒返回病房后,取去枕平卧位,头偏向一侧;麻醉完全清醒后,可取半卧位,以利于伤口引流及减轻疼痛。麻醉清醒后鼓励患者早期下床活动,以促进肠蠕动,预防肠粘连。

3)术后 6h 内持续低流量吸氧。

4)病情观察:术后密切观察患者血压、脉搏等变化,注意观察患者的主诉,及时发现可能发生的内出血。

5)密切观察伤口有无渗血,一旦发现,应观察出血量、速度、血压、脉搏;有无呼吸困难等征象,及时报告医师,及时进行处理。除药物止血外,必要时准备手术止血。

6)引流管的护理:急性化脓性阑尾炎或阑尾炎合并穿孔的患者,术后需留置腹腔引流管,活动、翻身时要避免引流管打折、受压、扭曲、脱出等。保持引流通畅,定时挤压引流管,避免因引流不畅而造成感染,如腹腔引流管引流出血性液应每日更换引流袋以防感染。

7)引流液的观察:术后引流液的观察是重点,每日记录和观察引流液的颜色、性质和量,如在短时间内引流出大量血性液体,应警惕发生继发性大出血的可能,同时密切观察血压和脉搏的变化,发现异常及时报告医师给予处理。

8)并发症的观察和护理

腹腔出血:术后 6h 内每 30min 测生命体征一次,如病情平稳后改 4～6h 测一次,如患者出现烦躁不安,面色苍白,需立即报告医生,做好紧急处理准备。

切口感染:术后 3～5d 每日测量生命体征 4 次,同时密切观察伤口情况,协助医师定时换药并注意无菌原则。

【健康教育】

1.保持心情舒畅,注意劳逸结合,生活有规律,适量运动,勿过度劳累。

2.饮食注意少量多餐,避免辛辣刺激食物的摄入,禁止吸烟、饮酒。

3.注意保暖,避免感冒。

4.保持伤口清洁,待伤口完全愈合后洗澡。

5.给予有关疾病、手术及康复知识的指导。

6.定期门诊复查,如有腹痛、发热,及时就诊。

第十六节 直肠肛管良性疾病

一、解剖生理概要

结肠包括盲肠、升结肠、横结肠、降结肠、乙状结肠。结肠的主要功能是吸收水分、葡萄糖和电解质.储存和转运粪便。

直肠上接乙状结肠,下接肛管。直肠具有排便、吸收和分泌功能,可吸收少量的水、盐、葡萄糖和一部分药物,也能分泌黏液以利于排便。

肛管长3~4cm,其黏膜皱襞呈柱状称肛柱,肛柱下湍间凹陷是肛窦,其边缘称肛瓣,肛瓣与肛柱下端相互连成环绕肛管一周的齿状线,齿状线上下黏膜覆盖,其血供及神经支配均不同。在黏膜下有丰富的静脉丛,下端有内、外括约肌环绕。肛管外括约肌深部、肛提肌、肛管内括约肌和直肠纵肌纤维共同组成肛管直肠环,具有括约肛门、控制排便的功能。

常见的直肠肛管良性疾病有痔、肛裂、直肠肛管周围脓肿、肛瘘等。

二、病因及发病机制

1.肛裂 肛裂是指肛管皮肤全层裂开形成的小溃疡。它是一种常见的肛管疾病,多见于青、中年人,好发于肛管后正中线。大多数肛裂形成的直接原因是长期便秘、粪便干结引起的排便时机械性创伤。肛裂可分急性肛裂和慢性肛裂。急性肛裂是指新近发生的肛裂,裂口边缘整齐,底红,无瘢痕形成;慢性肛裂因反复发作,底深不整齐,质硬,裂口边缘增厚纤维化,底部肉芽组织苍白。溃疡裂隙上端的肛门瓣、肛乳头水肿可形成乳头肥大;溃疡裂隙下端皮肤因炎症、水肿及静脉、淋巴回流受阻,形成袋状的赘生物突出于肛门之外,称为"前哨痔"。溃疡裂隙、肛乳头肥大和"前哨痔",合称为肛裂三联征。

2.直肠肛管周围脓肿 直肠肛管周围脓肿是指直肠肛管周围软组织间隙的急性化脓性感染,并形成脓肿。绝大部分直肠肛管周围脓肿由肛窦炎、肛腺感染引起,也可继发于肛周的软组织感染、肛裂、损伤、内痔、药物注射等。直肠肛管周围间隙为疏松结缔组织,感染极易蔓延、扩散。感染向上可达直肠周围形成骨盆直肠间隙脓肿;向下达肛周皮下形成肛门周围脓肿;向外穿过括约肌,形成坐骨肛管间隙脓肿。若未及时有效处理,可形成肛瘘。脓肿是直肠肛管周围炎症的急性期表现,而肛瘘则为慢性期表现。

3.肛瘘 肛瘘为肛门周围的肉芽肿性管道,有内口、瘘管和外口三部分组成,是常见的直肠肛管疾病之一,多见于青壮年男性。绝大多数肛瘘由直肠肛管周围脓肿发展而来,可由脓肿自行溃破或切开引流后处理不当形成,少数是结核分枝杆菌感染或由损伤引起;按瘘管位置高低分为:①低位肛瘘:瘘管位于肛门外括约肌深部以下。②高位肛瘘:在肛门外括约肌深部以上。按瘘管、瘘口数量分为:①单纯性肛瘘:只有一个瘘口和瘘管。②复杂性肛瘘:有多个瘘口和瘘管。

4.痔　痔是最常见的肛肠疾病,是直肠下端黏膜下和肛管皮肤下的静脉丛扩张、迂曲所形成的静脉团。痔的形成与腹内压增高、进食刺激性食物、肛周感染等因素有关。

根据痔所在部位的不同分为内痔、外痔和混合痔。①内痔:由直肠上静脉丛扩张、迂曲而成的静脉团块,位于齿状线上方,表面覆盖直肠黏膜,好发于截石位3、7、11点处。②外痔:由直肠下静脉丛扩张、迂曲而成的静脉团块,位于齿状线下方,表面覆盖肛管皮肤。外痔常于用力排便时发生皮下静脉丛破裂而形成血栓性外痔。③混合痔:直肠上、下静脉丛互相吻合扩张、迂曲、融合而形成的静脉团块,兼有内痔和外痔的表现。

三、护理

(一)肛裂

【护理评估】

1.健康史　询问病人是否有长期便秘史,了解病人的饮食习惯。

2.身体状况

(1)疼痛:为主要症状,表现为排便时及排便后肛门出现剧痛。排便时由于粪便冲击和扩张肛管产生剧烈的疼痛;便后由于肛门括约肌痉挛性收缩,再度出现持续时间更长的剧痛。因疼痛有两次高峰,故又称"马鞍型"疼痛。

(2)便秘:肛裂形成后病人由于惧怕疼痛而不敢排便,排便次数减少导致便秘,而便秘又使肛裂加重,形成恶性循环。

(3)出血:由于排便时粪便擦伤溃疡面或撑开肛管撕拉裂开,创面常有少量出血。其主要表现为粪块表面带血或手纸染血。

3.心理-社会状况　由于疼痛和便血,病人产生焦虑和恐惧心理。

4.辅助检查　已确诊为肛裂者,不宜行直肠指检或肛镜检查。肛门视诊可发现肛管后方正中线有一个单发的纵行的梭形裂开或溃疡。

5.治疗要点与反应

(1)非手术治疗:原则是解除括约肌痉挛、止痛、软化大便,促进局部愈合。治疗措施:①温水或1∶5000高锰酸钾溶液坐浴。②口服缓泻剂或液状石蜡润肠通便。③扩肛疗法:局麻下用手指扩张肛管,解除括约肌痉挛,达到止痛目的。

(2)手术治疗:主要适用于经久不愈、保守治疗无效且症状较重者。手术治疗方法如下:①肛裂切除术,疗效较好,但愈合较慢;②肛管内括约肌切断术,缓解疼痛效果较好,治愈率高,但手术不当可导致肛门失禁。

【护理诊断及合作性问题】

1.急性疼痛　与肛管病变、手术创伤有关。

2.便秘　与饮水或纤维素摄入量不足、惧怕排便时疼痛、身体活动少有关。

3.潜在并发症　尿潴留、肛门失禁、出血、感染等。

【护理目标】

减轻或缓解病人疼痛;恢复正常排便;病人有无并发症发生。

【护理措施】

1.一般护理

(1)调节饮食:多饮水,多吃蔬菜、水果及富含纤维素的食物;忌饮酒,少食辛辣食物。

(2)保持大便通畅:养成定时排便习惯,避免排便时间过长。必要时可服缓泻剂或液状石蜡。

(3)肛门坐浴:坐浴具有清洁肛门、改善局部血液循环、促进炎症吸收、缓解括约肌痉挛、减轻疼痛的作用。可采用温水或1:5000高锰酸钾溶液坐浴,水温40～43℃,每日2～3次.每次20～30min。

(4)直肠肛管检查配合与护理

1)检查体位:①侧卧位:多取左侧卧位,此体位适用于年老体弱的病人。②膝胸位:临床上最常用,适用于较短时间的检查。③截石位:常用于手术治疗。④蹲位:适用于检查内痔脱出或直肠脱垂者。

2)检查方法:①视诊:用双手分开病人臀部,观察肛门及周围皮肤,注意有无裂口、瘘管,肛门外有无肿物脱出。②直肠指诊:检查直肠肛管壁有无肿块、触痛,肛门有无狭窄,退出手指后注意指套有无黏液血迹。③内镜检查:观察肛门内肛窦、肛乳头及直肠黏膜的颜色,注意有无内痔、息肉等,肛门狭窄、肛周急性感染、肛裂者及妇女月经期不作内镜检查。

3)检查记录:先写明何种体位,再用时钟定位法记录病变的部位。如:膝胸位时肛门前方正中6点,后方正中12点;截石位时定位点与此相反。

2.手术前护理　按一般外科手术前常规护理。每晚坐浴,清洁肛门、会阴部。手术前应排空大便.必要时手术当日早晨清洁灌肠,以减少肠道内粪便。

3.手术后护理

(1)一般护理:具体如下。

1)饮食:术后2～3天内进少渣半流质饮食。

2)体位:平卧位或侧卧位,臀部垫气圈,以防伤口受压引起疼痛。

3)保持大便通畅:直肠肛管手术后一般不必限制排便,要保持大便通畅,术后3天未排便者,可口服液状石蜡或缓泻剂,但禁忌灌肠。

(2)病情观察:应注意敷料染血情况,以及血压、脉搏变化。术后出血是最常见的并发症。注意观察有无肛门失禁、切口感染等其他并发症。

(3)治疗配合:具体如下。

1)止痛:肛管术后因括约肌痉挛,或肛管内敷料填塞过紧引起伤口疼痛。可按医嘱给予止痛剂,必要时松解填塞物。

2)伤口护理:直肠肛管手术后,伤口多数敞开不缝合,需每日换药。每次排便后或更换敷料前用1:5000高锰酸钾溶液坐浴。

3)并发症的护理:①尿潴留:病人术后常因手术、麻醉、疼痛等引起尿潴留。可用诱导、下腹部按摩、热敷等方法处理,多能自行排尿。若无效,应予导尿。若因肛管内填塞敷料引起尿潴留,应及时松解填塞敷料。②肛门失禁:手术如切断肛管直肠环,可造成肛门失禁,粪便外流可造成局部皮肤的糜烂,应保持肛周皮肤的清洁、干燥,可在局部皮肤涂氧化锌软膏减少刺激以保护皮肤。

4.心理护理　直肠肛管疾病反复发作导致的疼痛和便血或身体上散发出的异味,给病人生活和工作带来痛苦和不适,从而使病人产生焦虑和恐惧心理,应给病人讲解疾病治疗的方法,及时消除其焦虑和恐惧心理。

【护理评价】

病人肛周的疼痛是否缓解或减轻;便秘是否得到有效控制;有无并发症发生。

【健康指导】

直肠肛管疾病治愈后,如不注意自我保健,仍有复发的可能。病人平时应多饮水、多吃粗纤维食物。戒烟酒,避免辛辣、刺激性食物。保持大便通畅,养成每日定时排便习惯。每天坚持适量的体育运动。

(二)直肠肛管周围脓肿

【护理评估】

1.健康史　询问病人是否有肛缘瘙痒、刺痛、流出分泌物等表现,了解病人有无肛周软组织感染、损伤、内痔、肛裂、药物注射等病史。

2.身体状况

(1)肛门周围脓肿:最常见。以局部症状为主,主要表现为肛周持续性跳动性疼痛,病变处明显红肿,有硬结和压痛,脓肿形成后有波动感。全身感染症状不明显。

(2)坐骨直肠间隙脓肿:较常见。初期局部症状不明显,以全身感染症状为主.如寒战、乏力、食欲不振等。肛门局部从持续性胀痛加重为显著性跳痛,可有排尿困难和里急后重。直肠指检时患侧有深压痛,甚至波动感。如不及时切开,脓肿破溃可形成肛瘘。

(3)骨盆直肠间隙脓肿:较少见。位置较深,全身感染中毒症状更为明显,如寒战、发热、全身不适等;局部有直肠刺激症状和膀胱刺激症状。直肠指检可扪及肿胀及压痛,可有波动感。诊断主要靠穿刺抽脓。

3.心理-社会状况　肛周疼痛可使病人产生焦虑心理。

4.辅助检查

(1)直肠指检:直肠肛管周围脓肿有重要意义。病变部位表浅时可触及压痛性包块,甚至有波动感;深部脓肿则可有患侧深压痛,有时可扪及局部隆起。

(2)实验室检查:可见白细胞计数和中性粒细胞比例增高。

(3)诊断性穿刺:局部穿刺抽到脓液则可确诊。

5.治疗要点与反应　及早使用抗生素,局部热敷、理疗或温水坐浴,口服缓泻剂或液状蜡以减轻排便时疼痛。如已形成脓肿应及时切开引流。

【护理诊断及合作性问题】

1.急性疼痛　与炎症刺激和手术有关。

2.体温过高　与毒素吸收有关。

3.潜在并发症　肛瘘。

【护理目标】

使病人的疼痛减轻或缓解;体温恢复正常;无肛瘘发生。

【护理措施】

1.一般护理 卧床休息,给予高蛋白、高能量、高维生素、高纤维饮食,少食辛辣刺激性食物,多饮水,保持大便通畅。局部热敷理疗、肛门坐浴,促进炎症吸收。

2.对症处理 疼痛者,给予穿刺抽脓,降低脓腔内压力,缓解疼痛。高热者,给予物理降温,或遵医嘱给予药物降温。

3.治疗配合

(1)抗生素使用:遵医嘱使用有效抗生素,注意药物的配伍禁忌和毒副作用。

(2)切口护理:切开引流术后,保持切口清洁干燥,及时换药。

4.肛门坐浴 以减轻疼痛,促进炎症吸收。

【护理评价】

病人的疼痛是否减轻或缓解;体温是否恢复正常。

【健康指导】

病人平时应多饮水、多吃粗纤维食物。戒烟酒,避免辛辣刺激性食物。保持大便通畅,养成每日定时排便习惯。每天坚持适量的体育运动。

(三)肛瘘

【护理评估】

1.健康史 询问病人有无肛门及周围组织损伤的病史,了解有无结核杆菌感染。

2.身体状况 外口流出少量的脓性、血性、黏液性分泌物为主要症状。较大的高位肛瘘常有粪便及气体排出。当外口堵塞或假性愈合时,脓液不能排出,可出现直肠肛管周围脓肿症状,随脓肿破溃,脓液流出后,症状可缓解。肛周皮肤可见单个或多个瘘口,呈红色乳头状隆起,挤压时有少许脓液排出。

3.心理-社会状况 因有粪便流出,常有臭味,病人有自卑感。

4.辅助检查

(1)肛门视诊:可见肛周皮肤有突起或凹陷的外口,挤压有少许脓液流出。

(2)直肠指检:可触及条索状瘘管。

5.治疗要点与反应 肛瘘不能自愈,须手术治疗。常用的术式如下:①瘘管切开术或瘘管切除术:适用于低位肛瘘。②挂线疗法:适用于高位单纯性肛瘘的治疗或高位复杂性肛瘘的辅助治疗。将橡皮筋穿入瘘管内,然后收紧、结扎橡皮筋,使被结扎组织受压坏死,起到慢性切割作用,将瘘管切开;瘘管在慢性切开的过程中,底部肉芽组织逐渐生长修复,可以防止发生肛门失禁。

【护理诊断及合作性问题】

1.急性疼痛 与炎症刺激和手术有关。

2.体温过高 与毒素吸收有关。

3.潜在并发症 肛门失禁。

【护理目标】

使病人的疼痛减轻或缓解;体温恢复正常;无肛瘘发生。

【护理措施】

1.手术前护理

(1)体位与饮食:采取自由体位。给予高蛋白、高能量、高维生素饮食。少食辛辣刺激性食物,多饮水。

(2)肠道准备:术前3天,给予流质饮食,减少粪便形成,保持大便通畅;使用肠道不吸收的抗生素,减少术后感染;术前一天晚和术晨分别进行清洁灌肠;术晨禁饮食。

(3)抗感染:遵医嘱使用抗生素,注意配伍禁忌和毒副作用。

(4)保持局部清洁:勤洗患处,及时换药,保持局部清洁干燥。

(5)其他护理:做好术前准备,如进行血常规、尿常规、粪常规三大常规检查等。

2.术后护理

(1)体位与饮食:卧床休息,减少出血和疼痛,3天后起床活动。给予高蛋白、高能量、高维生素、易消化、易吸收的食物,多饮水,减少粪便形成,保持大便通畅。

(2)抗感染:术后继续遵医嘱使用抗生素,防治切口感染。

(3)病情观察:观察切口有无出血,有无红、肿、热、痛等感染迹象,有无大便失禁。如有异常及时报告医生进行处理。

(4)切口护理:及时换药,保持切口清洁干燥;每天便后,清洗肛门,温水坐浴,以减轻疼痛,防治切口感染。

3.心理护理 与病人及家属进行有效沟通,解释手术的必要性和重要性,使病人和家属能更好地配合治疗和护理操作。

【护理评价】

疼痛是否缓解;体位是否恢复正常:有无并发症发生。

【健康指导】

加强锻炼,增强机体抵抗力。及时治疗肛周脓肿,防止肛瘘发生。多食蔬菜和水果,保持大便通畅,少食辛辣刺激性食物。

(四)痔

【护理评估】

1.健康史 了解病人有无长期饮酒、好食辛辣等刺激性食物的习惯,有无长期使腹内压增高的因素,如长期的坐与站立或便秘、前列腺增生、腹水、妊娠和盆腔肿瘤等。

2.身体状况

(1)内痔:主要表现是无痛性便血和痔核脱出。临床上按病情轻重可分为三期,如表2-1所示。

表 2-1 内痔各期身体状况

分期	身体状况
Ⅰ期	便时无痛性出血或便后滴血,便后出血可自行停止,无痔核脱出

分期	身体状况
Ⅱ期	便时出血,量大甚至喷射而出,便时痔核脱出,便后自行回纳
Ⅲ期	偶有便血,站立、便秘等腹内压增高时痔核脱出,需用手回纳,当脱出的痔核被嵌顿时,可引起局部剧烈疼痛,嵌顿痔核可发生坏死和感染

(2)外痔:主要表现为肛门不适、潮湿,有时伴局部瘙痒。当发生血栓性外痔时,局部出现剧烈疼痛,肛门外可见暗紫色圆形肿物,触痛明显。

(3)混合痔:同时兼有内痔和外痔的临床特点。

3.心理-社会状况　病程长,出血、疼痛等反复发作,影响生活和工作,病人有焦虑和恐惧感。

4.辅助检查　采取肛门视诊、直肠指检、肛门镜检查。一般首先做肛门视诊,Ⅰ期、Ⅱ期内痔直肠指检不能触及,肛门镜检可见暗红色、质软半球形肿物,Ⅲ期内痔病人蹲位,可有痔块突出。外痔可见肛缘皮肤肿胀,有暗紫色圆形硬结,有触痛。

5.治疗要点与反应　无症状的痔无需治疗,有症状痔的治疗目标是减轻及消除症状而非根治,首选非手术治疗。

(1)非手术治疗:具体如下。

1)一般治疗:适用于痔初期。教会病人养成良好的饮食和排便习惯,多摄入粗纤维食物,多饮水,忌酒及刺激性食物,保持大便通畅。便后热水坐浴改善局部血液循环。肛管内应用抗生素,促进炎症吸收。血栓形成时,先局部热敷、外用消炎止痛药,无效再手术。嵌顿性痔及早手法回纳。

2)注射疗法:适用于Ⅰ～Ⅱ期内痔。注射硬化剂(如5%鱼肝油酸钠、5%二盐酸奎宁注射液等)于黏膜下痔血管周围,产生无菌性炎症反应,黏膜下组织、静脉丛纤维化,使痔萎缩而愈,治疗效果较好。

3)胶圈套扎法:适用于各期内痔,利用橡皮圈的弹性套扎痔核(亦可用粗丝线结扎),使其缺血、坏死、脱落,而达到治疗目的。

4)冷冻疗法:用液态氮造成痔核冻伤、坏死脱落而治愈。适用内痔出血不止,年老体弱不宜手术者。

(2)手术治疗:适用于Ⅱ～Ⅲ期内痔,发生血栓、嵌顿等并发症的痔及以外痔为主的混合痔。方法有痔单纯切除术、激光切除痔核、血栓性外痔剥离术。

【护理诊断及合作性问题】

1.急性疼痛　与外痔血栓形成、手术创伤等有关。

2.便秘　与饮水或纤维素摄入量不足,惧怕排便时疼痛、身体活动少有关。

3.潜在并发症　尿潴留、出血、感染等。

【护理目标】

使病人的肛周疼痛缓解或减轻;便秘得到有效控制;无并发症发生。

【护理措施】

1.一般护理

（1）调节饮食：多饮水，多吃蔬菜、水果及富含纤维素的食物；忌饮酒，少食辛辣食物。

（2）保持大便通畅：养成定时排便习惯，避免排便时间过长。必要时可服缓泻剂或液状石蜡。

（3）肛门坐浴：此法具有清洁肛门、改善局部血液循环、促进炎症吸收、缓解括约肌痉挛、减轻疼痛的作用。

（4）局部用药：如局部使用马应龙痔疮膏。

2.手术前护理　按一般外科手术前常规护理。每晚坐浴，清洁肛门、会阴部。手术前应排空大便，必要时手术当日早晨清洁灌肠，减少肠道内粪便。

3.手术后护理

（1）一般护理：术后2～3天内进少渣半流质饮食。平卧位或侧卧位，臀部垫气圈，以防伤口受压引起疼痛。术后保持大便通畅，术后3天未排便者，可口服液状石蜡或缓泻剂，但禁忌灌肠。

（2）病情观察：注意血压、脉搏变化，局部有无渗血。术后出血是最常见的并发症。观察有无尿潴留、切口感染等其他并发症。

4.治疗配合

（1）止痛：肛管术后因括约肌痉挛，或肛管内敷料填塞过紧引起伤口疼痛。可按医嘱给予止痛剂，必要时松解填塞物。

（2）伤口护理：直肠肛管手术后，伤口多数敞开不缝合，需每日换药。每次排便后或更换敷料前用1：5000高锰酸钾溶液坐浴。

（3）尿潴留的护理：病人术后常因手术、麻醉、疼痛等引起尿潴留。可用诱导、下腹部按摩、热敷等方法处理，多能自行排尿；若无效，应予导尿。若因肛管内填塞敷料引起尿潴留，应及时松解填塞敷料。

四、心理护理

直肠肛管疾病反复发作给病人生活和工作带来痛苦和不适，使其产生焦虑和恐惧心理，故应给病人讲解疾病治疗的方法，及时消除其焦虑和恐惧心理。

【护理评价】

病人的肛周疼痛是否缓解或减轻；便秘是否得到有效控制；有无并发症发生。

【健康指导】

注意自我保健，平时应多饮水、多吃粗纤维饮食。戒烟酒，避免辛辣刺激性食物。保持大便通畅，养成每日定时排便习惯。每天坚持适量的体育运动。

第十七节 结、直肠癌

【概述】

结肠、直肠癌是胃肠道常见的恶性肿瘤,好发于 40～60 岁。在我国的大肠癌发病中,以直肠癌为第一位,占 56%～70%,其余依次为乙状结肠、盲肠、升结肠、降结肠和横结肠。男女发病比例为(1～2):1。

【病因与发病机制】

直肠癌多见于男性,发病年龄多在 40 岁以上,但 20 岁左右年轻人也有所见。常见部位为腹膜反折线以下的直肠壶腹部,2/3 病变位于此段,直肠指检多可触及。目前认为与结直肠癌发生的有关因素有:①局部慢性炎性病变,如溃疡性结肠炎、日本血吸虫病等;②致癌物质,主要是指高蛋白饮食引起胆酸分泌增加,后者被肠内厌氧菌分解为不饱和的多环烃;③腺瘤,这是目前最引人注目的因素,尤其直肠是腺瘤常见所在,也是癌肿常见部位。

绝大多数的结肠、直肠癌是腺癌。大体形态特征可分为三类:①肿块型,肿瘤向肠腔内突出,多为菜花状,浸润较表浅。其生长较慢,转移较迟,恶性程度低,预后较好。②溃疡型,多见,占 50% 以上,肿瘤向肠壁深层生长,并向四周浸润,早期可有溃疡,易出血、感染或穿孔。转移较早,恶性程度高。③浸润型,肿瘤沿肠壁浸润,致肠腔狭窄与梗阻。转移早,预后差。

【临床表现】

(一)症状

1.结肠癌

(1)排便习惯与粪便性状的改变:常为最早出现的症状。多表现为排便次数增加、腹泻、便秘,粪中带血、脓或黏液。

(2)腹痛:也是早期症状之一,常为定位不确切的持续性隐痛,或仅为腹部不适或腹胀感。出现肠梗阻时则腹痛加重或为阵发性绞痛。

(3)腹部肿块:多为瘤体本身,有时可能为梗阻近侧肠腔内的积粪。肿块大多坚硬,呈结节状。

(4)肠梗阻症状:一般属结肠癌的晚期症状,主要表现是腹胀和便秘,腹部胀痛或阵发性绞痛。当发生完全梗阻时,症状加剧。

(5)全身症状:由于慢性失血、癌肿溃烂、感染、毒素吸收等,患者可出现贫血、消瘦、乏力、低热等。

2.直肠癌　直肠癌早期无明显症状,即使有少量出血,肉眼也不易觉察到,到癌肿发展为溃疡或感染时才出现症状。

(1)直肠刺激症状:排便不适、排便不尽感,便前肛门下坠感,便意频繁、腹泻、里急后重。

(2)癌肿破溃感染症状:排便时大便表面带血及黏液,感染严重时出现脓血便,大便次数增多。

（3）肠狭窄症状：癌肿突入肠壁造成肠管狭窄，初时使大便变形、变细，癌肿造成肠管部分梗阻后，有腹胀、阵发性腹痛、肠鸣音亢进，大便困难。

（二）辅助检查

1.直肠指检　简单易行，不需要任何设备，比较准确可靠，是诊断直肠癌的最主要的方法。

2.内镜检查　直肠镜、结肠镜检查可发现直肠、结肠病变的部位与程度，同时可在直视下取活组织做病理检查，是诊断结肠、直肠内病变最有效，且可靠的检查方法，绝大多数早期病变或通过内镜检查发现。

3.钡剂灌肠或气钡双重造影检查　可确定病变部位和范围，气钡双重造影可发现较小病灶。

4.B超或CT　主要用于发现癌肿有无肝转移及肿瘤与邻近脏器的关系。

5.血清癌胚抗原（CEA）　约半数结肠、直肠癌患者血清CEA升高。CEA还可作为结肠、直肠癌手术后的随访指标，如术后CEA降低，以后又升高，应考虑癌肿复发。

6.其他检查　直肠下段癌肿较大时，女患者应做阴道双合诊，男患者需做膀胱镜检查，了解癌肿范围。

【治疗原则】

1.手术治疗：结肠、直肠癌一经确诊，应尽早行根治性切除术，手术可分为开腹手术和腹腔镜手术。

2.放疗与化疗：作为辅助治疗有一定效果。

3.免疫治疗。

【护理】

1.评估

（1）健康史及相关因素：包括家族中有无发病者，初步判断肿瘤的发生时间，有无对生活质量的影响，发病特点。

（2）一般情况：患者的年龄、性别、职业、婚姻状况、营养状况等，尤其注意与现患疾病相关的病史和药物应用情况及过敏史、手术史、家族史、遗传病史和女性患者生育史等。

2.护理措施

（1）术前护理措施

①按普通外科疾病术前护理常规。

②全面评估患者：包括健康史及其相关因素、身体状况、生命体征，以及神志、精神状态、行动能力等。

③心理护理：护理人员应了解患者的心理状况，有计划地向患者介绍有关疾病的治疗、手术方式及结肠造口术的知识，增强患者对治疗的信心，使患者能更好地配合手术治疗及护理。同时也应取得患者家属的配合和支持。

④维持足够的营养：结肠、直肠癌患者由于长期的食欲下降、腹泻及癌肿的慢性消耗，手术前的营养状况欠佳。术后患者需有足够的营养进行组织修补、维持基础代谢。因此术前须纠正贫血和低蛋白血症，提高患者对手术的耐受力，利于术后康复。应尽量多给予高蛋白、高热量、高维生素、易消化的少渣饮食，如因胃肠道准备需要限制饮食，可由静脉补充。

⑤做好术前准备:协助患者做好术前相关检查工作,如影像学检查、心电图检查、胸片、血液检查、尿便检查等;备皮;肠道准备。a.控制饮食.术前2～3d进流质饮食,有肠梗阻症状者,应禁食补液。b.给患者口服泻药,术前1日中午12:00及晚间19:00分别嘱患者口服50%硫酸镁50ml,服药后半小时内饮温开水1500～2000ml。如果在睡前大便尚未排净,应进行清洁灌肠。c.术前口服肠道不吸收抗生素。

⑥做好术前指导:嘱患者保持情绪稳定,避免过度紧张焦虑,备皮后洗头、洗澡、更衣,准备好术后需要的各种物品如一次性尿垫、痰杯等,术前晚22:00以后禁食水,术晨取下义齿,贵重物品交由家属保管等。

(2)术后护理措施

①按普通外科术后护理常规及全麻手术后护理常规护理。

②体位:术后取去枕平卧位,头偏向一侧,6h后病情稳定,可改为半卧位,以利呼吸和腹腔引流。

③严密观察病情变化

a.观察生命体征:术后每30min测脉搏、血压、呼吸1次。病情稳定后改为每4h测1次。

b.局部出血情况:由于肠癌手术范围大,渗血多,若有止血不全、缝线脱落等,均可引起术后出血。术后应观察腹部引流液及骶尾引流液的颜色、性状和量,同时要观察腹部及会阴部创面敷料,如局部渗出较多需及时处理。

④饮食:应禁食、静脉补液,至肛门排气或结肠造口开放后进流质,1周后改为半流质,2周左右方可进普食,且选择易消化的少渣饮食。

⑤应用抗生素:由于肿瘤患者抵抗力下降,结肠、直肠癌手术创面暴露时间长,术后可能发生切口或腹腔感染,为防止感染常应使用有效的抗生素。

⑥术后尿潴留的观察与护理:直肠癌根治术易损伤骶部神经或造成膀胱后倾,可致尿潴留,故术后均需放置导尿管。术后5～7d起开始训练膀胱舒缩功能,即夹闭导尿管2～3h开放1次,并观察患者尿意和排尿量是否正常,如基本恢复正常,术后10d左右可拔除尿管。

⑦会阴部切口的护理:由于Miles手术范围大,会阴部残腔大,术后渗血渗液易潴留残腔引起局部感染,应采取措施加以预防。a.保持切口外层敷料的清洁干燥,如被污染或被血液渗湿,应及时更换。亦可根据全身情况,于术后7～10d起用1:5000高锰酸钾溶液温水坐浴,每天2次。b.保持骶尾引流管通畅,防止引流管堵塞、弯曲、折叠;观察记录引流液的量和性质;骶尾引流管一般在术后7d引流量减少时可逐渐向外拔出。拔除引流管后,要填塞纱条,防止伤口封闭,形成无效腔。

⑧结肠造口的护理:结肠造口是将近端结固定于腹壁外,粪便由此排出体外,故又称人工肛门。护理包括以下几种。

a.结肠造口一般于术后2～3d待肠蠕动恢复后开放。造口开放前注意肠段有无回缩、出血、坏死等情况,因造口的结肠张力过大、缝合不严、血供障碍等,均可导致上述情况。

b.保护腹部切口:造口开放后早期,粪便稀薄,次数多,因此患者取左侧卧位,应用塑料薄膜将腹部切口与造口隔开,目的是防止流出的稀薄粪便污染腹部切口,导致切口感染。

c.保护肠造口四周皮肤:造口开放后连接人工肛门袋,早期,粪便稀薄,不断流出,对腹壁皮肤刺激大,极易引起皮肤糜烂,应彻底清洗造口周围皮肤,并在瘘口周围皮肤处涂以皮肤保护剂(如:复方氧化锌软膏、溃烂粉等)。

d.并发症的观察与护理:造口坏死、感染:观察造口血液循环情况,有无出现肠黏膜颜色变暗、发紫、发黑等异常。造口狭窄:为预防造口狭窄,术后1周开始用手指扩张造口,每周2次,每次5～10min,持续3个月。每次操作时手指套上涂上液状石蜡,沿肠腔方向逐渐深入,动作宜轻柔,忌用暴力,以免损伤造口或肠管。便秘:患者术后1周后,应锻炼定时排便。当进食后3～4d未排便或因粪块堵塞发生便秘,可插入导尿管,一般不超过10cm,常用液状石蜡或肥皂水灌肠,但注意压力不能过大,以防肠道穿孔。

【健康教育】

1.疾病复发的观察:遵医嘱正确应用抗癌药,定期复查。

2.造口术后康复护理

(1)衣着:以柔软、舒适、宽松为原则,不需要制作特别的衣服,适度弹性的腰带并不会伤害造口,也不妨碍肠道的功能,不要引起造口受压。

(2)饮食:原则上不需忌口,只需均衡饮食即可。多食些新鲜水果蔬菜,保持大便通畅。进食时尽量做到干湿分开,以便使粪便成形,同时可增加饮用酸牛奶以调节肠造口菌群,起到调节肠功能的作用。不易消化、产气较多或有刺激性的食物尽量避免食用,如糯米类的粽子、汤圆、带壳类的瓜子、花生、绿豆等,啤酒、可乐,引起异味的食物如辣椒、咖喱、洋葱等。就餐时,应细嚼慢咽,尝试新品种的食物时应逐渐增加,以免引起腹泻。对尿路造口者,饮食中要特别注意食物的酸碱性。

(3)工作:一般造口患者术后半年即可恢复原有的工作,而且无需担心造口影响正常工作,只要避免过重的体力劳动,注意劳逸结合。

(4)沐浴:造口者一旦伤口愈合就能享受沐浴的乐趣,水对造口没有害处。以淋浴方式清洁身体及造口,最好选用无香精的中性沐浴液。若戴着造口袋沐浴,可选用防水胶布贴在造口袋底盘的四周,浴毕揭去胶布即可。

(5)运动:为了保持身体健康及生理功能,可维持适度的运动,如游泳、跑步等。游泳时可选用迷你造口袋或使用造口栓,要避免碰撞类的运动,如拳击、篮球等。运动时加造口腹带约束效果更好。

(6)坚持定期复查,2年之内3个月复查1次,2～5年每半年复查,发现问题及时就诊。

第十八节 门静脉高压

门静脉高压症的治疗有以下趋势:①倾向于采用药物内镜硬化剂注射和套扎的方法。如发生出血,仍尽可能采用非手术治疗,一般不采用急诊手术。实在不能止血时,则采用TIPS。②预防性手术是否采用应根据患者肝功能状况、食管静脉曲张严重程度、有无"红色征"等决定。③手术方式,西方多主张做门腔端侧分流术、远端脾肾分流术,我国多主张实施贲门周围血管离断术。

传统手术仍然有其存在的价值。其主要适应证是非手术治疗无效而肝功能良好的出血患者。至于手术采用分流还是断流，抑或是分断流联合手术，仍然存在分歧，但对拟行手术的患者，在选择术式时，应避免采用影响肝门部解剖的手术，以免给以后有可能实行的肝移植留下技术上的困难。

肝硬化病理生理变化的复杂性，肝门静脉压力个体调控的区别，侧支代偿能力的差异，使肝硬化患者出血时，出现不同的代偿状态，门静脉高压症的治疗应该遵循个体化的原则，有出血史的患者、血流动力学代偿充分者，选择分流术较好，代偿不充分者以选用断流术为宜。

一、预防性治疗

所谓预防性治疗是指食管胃底静脉有曲张但未发生过破裂出血，为了防止日后发生破裂出血而做的治疗。这是因为食管胃底曲张静脉一旦发生破裂出血往往来势凶猛，病死率高，我国 20 世纪 50 年代首次出血的病死率高达 60%，近年来由于止血药物和非手术止血方法的进步，首次出血的病死率已降至 20%以下，但仍面临较大的死亡威胁，出血本身及出血对硬化肝脏的打击是主要死亡原因。预防性治疗的意义就在于避免这部分患者面临死亡的威胁。另一方面，并非所有食管胃底静脉曲张的患者都会发生破裂出血，据统计，发生破裂出血者不足 2/3，1/3 以上患者并不发生出血，后一部分患者实际上不需要做预防出血的治疗。因此，临床上并非对每例门静脉高压症合并食管胃底曲张静脉者做预防性治疗，而是选择出血可能性较大者。当门静脉压力超过 3.73kPa(38cmH$_2$O)或门体压力梯度＞1.60kPa(16cmH$_2$O)，食管胃底曲张静脉容易发生破裂出血。在没有做门静脉测压的病例，临床上一般根据胃镜所见曲张静脉的程度和颜色判断出血的可能性大小。根据 2008 年中华医学会消化学分会发布的文献(共识)提出的一级预防即预防食管胃底曲张静脉破裂首次出血治疗指征为胃镜下确定中、重度食管和胃底静脉曲张：静脉曲张呈蛇形迂曲隆起且有红色征或曲张静脉曲张呈串珠状、结节或瘤状(不论是否有红色征)，应做预防性治疗。预防性治疗药物，如非选择性 β 受体阻滞药普萘洛尔、纳多洛尔推为首选，可降低出血率 45%，合用硝酸酯类药物，有望取得更好的疗效。近年提出的病因治疗也值得重视，对病毒性肝炎导致的肝硬化抗病毒治疗可减轻肝纤维化，降低门脉压力，从而起到预防静脉曲张发生或出血的作用。此外，主要预防性措施包括内镜治疗、经颈静脉肝内门体分流术(TIPS)和手术治疗。

(一)内镜治疗

内镜治疗包括经内镜食管曲张静脉栓塞疗法(EVS)和经内镜食管曲张静脉结扎术(EVL)，类似于痔的硬化疗法和套扎。

1.EVS 有曲张静脉旁和静脉内注射硬化剂两种方法，前者是通过造成静脉周围化学炎症使血管硬化而阻断血流，后者则主要是通过静脉血管内形成血栓而止血。二者各有其优缺点，目前一般主张静脉内与静脉外注射相结合。通常使用的硬化剂有：乙醇胺油酸酯、乙氧硬化醇、十四烃基硫酸钠、α-氰基丙烯醇酯(TH 胶)、鱼肝油酸钠和无水乙醇等，以 1%的乙氧硬化醇、组胺等疗效较好而副作用较少。疗程：1～3 次治疗后直至静脉曲张消失。每次治疗间隔 2 周，1 个月后复查胃镜。并发症包括胸痛、发热、食管溃疡及狭窄、胃黏膜损害及出血。由于 EVS 的并发症如组胺导致的异位栓塞等较严重,近年来有被 EVL 取代的趋势。

2.EVL 在胃镜头端安装结扎器,当胃镜寻找到曲张静脉后,启动吸引器通过负压将其吸入结扎器的内套管腔内,拉动导丝使套在内套管上的橡皮圈脱落并束缚于曲张静脉的基部,完成 EVL。该法由美国 Stiegmann 和 Goff 医生先报道,由于安全性高、并发症少,目前临床运用越来越普遍,对于预防性或有过出血的约 70% 的患者经过重复治疗可使曲张的静脉闭塞。由于未闭塞的曲张静脉可发生再出血,EVL 与 EVS 联合运用可提高疗效。EVL 的并发症主要为胸骨后隐痛不适和短暂的吞咽困难;与 EVS 相比,食管狭窄、穿孔、发热等并发症明显减少。另外,EVL 可加重门静脉高压性胃黏膜病变。

(二)TIPS

经颈静脉肝内门体分流术(TIPS)的基本方法是运用放射介入技术经颈静脉插入特制的同轴套针至肝静脉,在肝内向门静脉穿刺建立肝静脉-门静脉间通道,扩张此通道后置入金属支架,形成肝内门-体静脉分流道。rIPS 具有创伤小、并发症少、适应证广、近期疗效好等优点,TIPS 后即时门静脉压可下降 50%~60%,食管、胃底静脉曲张完全消失者占 60%~75%,曲张程度明显减轻者占 15%~25%,术前有腹水的病例 80% 于术后 3~4 周内腹水消退。但 TIPS 的中远期疗效不够满意,主要原因是肝内分流道由于血栓形成或内膜增生导致的狭窄闭塞,其半年和 1 年发生率分别达 45% 和 70%。另外,TIPS 术后有一定的肝性脑病发生率,TIPS 可加重门静脉和全身血流高动力状态。目前临床上多应用于 Child C 级、突发上消化道大出血,保守治疗无效,又不具有外科手术条件的病例可达到抢救生命并为接受肝移植创造条件。

(三)预防性手术治疗

鉴于并非所有门静脉高压症合并食管胃底静脉曲张者均会发生破裂出血以及即使发生破裂出血也大多可经非手术治疗获得止血,目前国外多数学者不主张对没有出血史的患者做预防性手术治疗,欧美国家已很少有关于预防性手术的报道。而国内多数学者认为,预防性手术是可取的,曾有对照研究显示行预防性手术治疗的患者其远期生存率显著高于非手术治疗者;据国内的一项调查,预防性手术一直占择期手术的 1/3,而且随着内镜检查的广泛应用,近年来这一比例有所增加。目前认为预防性手术的指证应为:①重度食管胃底静脉曲张,特别是有红色征者;②中度食管胃底静脉曲张伴严重脾功能亢进者;③中度以上食管胃底静脉曲张合并肝癌行肝切除者。预防性手术治疗的术式以断流术为主,国内资料断流术与分流术之比为7:1;在断流术中又以贲门周围血管离断术为首选。

二、手术治疗

食管胃底曲张静脉破裂出血的急诊治疗以非手术治疗为主。随着药物治疗的进步和急诊内镜治疗的开展,目前非手术治疗的止血率已得到明显提高,需要急诊手术止血者已较少。急诊治疗除补充血容量抗休克特别是初始的复苏和保护呼吸道防止吸入等常规治疗外,待循环稳定后尽早实施以下止血措施。

（一）药物止血

1.常规止血药物　包括酚磺乙胺、氨甲苯酸、维生素 K_1、巴曲酶、凝血酶原复合物、纤维蛋白原及局部止血药物凝血酶、去甲肾上腺素液等，临床上根据具体病例加以选用。

2.加压素及其衍生物　血管加压素可通过收缩内脏动脉而减少门静脉血流量，尤其是胃冠状静脉血流减少而使出血停止，它可控制约 60% 的出血，但对防止再出血和改善生存率没有帮助，目前仍然是国内临床上第一线止血药物，用法和剂量为：5% 的葡萄糖液 500ml 中加入加压素 $10\sim30\mu g$，以 $0.2\sim0.4\mu g/min$ 做持续静脉滴注，持续 $12\sim24$ 小时后停药或减半量再维持 $8\sim12$ 小时。加压素的即时止血率为 $50\%\sim70\%$，但停药后再出血率可达 $30\%\sim50\%$，故只能作为暂时止血措施。加压素也可使全身血管收缩而引起一系列并发症，尤其是心、脑并发症，因此，部分患者不能耐受加压素治疗。三甘氨酰赖氨酸加压素为加压素的人工合成衍生物，在体内经氨基肽酶作用而转化为具有活性的加压素，具有较长的生存半衰期（10 小时，而加压素仅为 15min），临床上每 6 小时静脉推注 2mg，即时止血率可达 70%，同时对肾功能有保护作用。

3.生长抑素及其类似物　生长抑素商品名为施他宁，为一种 14 肽激素，主要由胃肠道及胰腺 D 细胞产生，半衰期为 $2\sim4min$。生长抑素降低门静脉压力的机制主要是通过兴奋 α 受体使腹腔内脏小动脉收缩而使门静脉血流量减少，也有研究认为生长抑素是通过抑制血管活性肠肽、降钙素基因相关肽以及 P-物质和氧化亚氮的合成而使门静脉血流量减少，从而降低门静脉压力。自 1978 年用于临床以来，已被广泛用于治疗食管胃底曲张静脉破裂出血，急诊止血率达 $70\%\sim80\%$。由于疗效肯定、副作用少，不少学者主张该药取代加压素成为一线药物。目前临床上常用的是人工合成的 8 肽生长抑素类似物奥曲肽，它是一种环化的 8 肽结构，其中 4 个氨基酸在排列上与天然生长抑素相同，故具有其生物活性。奥曲肽的最大优点是半寿期长（90 分钟），且皮下、肌内、静脉均可注射，临床应用方便。奥曲肽首齐 0.1mg 静注，以后以 $25\mu g/h$ 静滴维持，直至出血停止；也可每 8 小时皮下注射 0.1mg。

（二）双气囊三腔管压迫止血

食管胃底曲张静脉破裂出血在经上述药物治疗后仍不能止血，可行气囊填塞。所用气囊有双腔单囊管、双气囊三腔管和四腔二囊管等，国内以双气囊三腔管较为常用。

1.使用方法

（1）向气囊充气检查气囊膨胀是否均匀，并置于水下检查气囊是否漏气。

（2）三腔管涂石蜡后经患者鼻孔插入胃内（$50\sim60$cm，至抽得胃内容物为止），向胃气囊充气约 200ml，将导管往外拔直至有阻力不能再被拔出为止，用滑轮装置以 500g 重物作牵引。

（3）在胃气囊充填压迫后仍有出血者，立即向食管气囊充气（$100\sim150$ml，$40\sim5.3$kPa）。

2.使用时注意事项

（1）双气囊三腔管压迫可引起患者严重不适，插管前应做好解释工作，以取得患者配合，并于鼻咽部喷洒少许 $0.5\%\sim1\%$ 丁卡因溶液。

（2）将患者头部偏于一侧，注意吸出咽喉部分泌物，以免发生吸入性肺炎。

（3）监测气囊压力，并及时补充气体。

（4）严密观察，慎防气囊上滑堵塞咽喉而造成窒息。

（5）三腔管压迫 24 小时后开始放气，先放食管气囊后放胃气囊，观察 12～2 小时，如确已止血则拔除导管。

（6）若三腔管放置超过 24 小时，则每隔 6h 放气 10～3 分钟，总放置时间不宜超过 3～5 天。

双气囊三腔管压迫止血的效果与出血的部位、放置技术及气囊质量有关，文献报道即时止血率在 44%～90%，但拔管后再出血率也高达 20%～50%，因此，该方法不能作为单一的治疗方法，仅可作为一种暂时的止血措施；且双气囊三腔管压迫对患者造成较大不适，故近年来在有条件的医院，部分病例已为急诊内镜止血所取代。

（三）急诊内镜止血

经上述治疗仍不能止血者可行急诊内镜止血，经验显示，在活动性出血时只需粗略观察靶静脉轮廓便可完成套扎操作，在上述方法获得暂时止血后也可经内镜做进一步止血处理。综合国内外文献报道结果，EVS 和 EVL 的急诊止血成功率均在 90% 以上，在急性出血得到控制后一般还需多次重复 EVS 或 EVL 治疗。经内镜止血的另一个优点是还可对胃、十二指肠黏膜做全面检查，以对出血原因做出更为准确的诊断，因为部分门静脉高压症患者的上消化道出血是来自门静脉高压性胃黏膜病变或消化性溃疡。

（四）TIPS 止血

在上述方法不能止血或止血后再出血的部分病例可 TIPS 止血，据报道 TIPS 急诊止血率可达 88%～100%。

（五）手术止血

在非手术治疗无法控制出血的情况下可考虑行急诊手术止血。但患者在大出血时往往情况较差，尤其是出血对肝功能的损害较大，如再加上手术打击，患者术后容易发生肝功能衰竭而死亡，目前国内急诊手术死亡率在 20% 左右，与 20 世纪 60、70 年代相仿。由于急诊手术死亡率居高不下，大多数学者对急诊手术持否定态度，认为应尽量避免在急性大出血时手术。据国内一项调查资料显示，急诊手术与择期手术的比例已从 20 世纪 60、70 年代的 1∶5 降至 90 年代的 1∶9。对急诊手术的术式选择目前已基本达成共识，宜采用手术简单、创伤小的贲门周围血管离断术。

三、护 理 评 估

（一）健康史
了解病人有无慢性肝炎、肝硬化、血吸虫病史，有无长期大量饮酒史。

（二）身体状况
1.脾大、脾功能亢进 在门静脉高压早期即可有脾大，伴有程度不同的脾功能亢进。

2.呕血和黑便 食管下段及胃底曲张静脉突然破裂发生急性大出血，病人会呕吐鲜红色血液或排出柏油样便，甚至很快形成休克；由于肝功能损害致凝血功能障碍，脾功能亢进致血小板减少，因此出血常不易自行停止；大出血同时可引起肝组织严重缺氧，易发生肝性脑病。

3.腹水　腹水形成较多时病人表现为腹部膨胀,腹部能叩出移动性浊音。

4.其他　常有消化吸收功能障碍或营养不良的表现,鼻与牙龈出血等全身出血倾向,还可有黄疸、蜘蛛痣、腹壁静脉曲张等。

(三)心理-社会状况

1.病人对突然大量出血是否感到紧张、恐惧。

2.病人有否因长时间、反复发病,工作和生活受到影响而感到焦虑不安和悲观失望。

3.家庭成员能否提供足够的心理和经济支持。

4.病人及家属对门脉高压症的治疗、预防再出血的知识的了解程度。

(四)辅助检查

1.常规检查　脾功能亢进时,全血细胞计数减少,白细胞计数降至 $3×10^9/L$ 以下,血小板计数减至 $(70～80)×10^9/L$ 以下。

2.肝功能检查　肝功能检查常表现为血浆白蛋白水平降低而球蛋白增高,白、球蛋白比例倒置,凝血酶原时间延长。肝炎后肝硬化病人的血清转氨酶和血胆红素增高较血吸虫性肝硬化者明显。

3.影像学检查

(1)B超检查:可了解肝脏和脾脏的形态、大小,有无腹水及门静脉扩张。

(2)食管吞钡 X 线检查:可发现食管和胃底静脉曲张的征象。在食管为钡剂充盈时,曲张的静脉使食管黏膜呈虫蚀状改变;排空时,则表现为蚯蚓样或串珠状负影。

(3)腹腔动脉(静脉相)或肝静脉造影:可确定门静脉受阻部位及侧支回流情况。

(五)治疗

以内科综合治疗为重点,但若发生食管、胃底曲张静脉破裂引起的上消化道大出血,严重脾大伴明显的脾功能亢进及由肝硬化引起的顽固性腹水,常需利用外科手术治疗。手术方式有如下几种。

1.门体分流术　通过手术将门静脉系统和腔静脉连接起来,使压力较高的门静脉系统血液直接分流到腔静脉中,从而降低门静脉系统的压力。门体分流术存在的主要问题是门静脉系统向肝血流减少,会加重肝功能损害,未经肝处理的门静脉系统血液直接流入体循环,易致肝性脑病。

2.断流术　通过阻断门-奇静脉间反常血流达到止血目的。

3.脾切除术　对严重脾大合并脾功能亢进者应作脾切除。脾切除术对于肝功能较好的晚期血吸虫性肝硬化病人疗效较好。但脾切除后血小板迅速增高,有静脉血栓形成的危险。

4.顽固性腹水的手术处理　对于终末期肝硬化门静脉高压的病人,唯一有效的治疗方法是肝移植,即替换了病肝,又使门静脉系统血流动力学恢复正常。但目前临床尚难推广。其他方式还有腹腔-颈静脉转流术。

四、护理诊断及合作性问题

1.体液不足　与上消化道大量出血有关。

2.体液过多(腹水)　与肝功能损害致低蛋白血症、血浆胶体渗透压降低及醛固酮分泌增加有关。

3.营养失调:低于机体需要量　与肝功能损害、营养素摄入不足、消化吸收障碍有关。

4.潜在并发症　上消化道大出血、术后出血、肝性脑病、静脉血栓形成。

5.知识缺乏　缺乏预防上消化道出血的有关知识。

五、护理目标

1.预防病人出现出血、肝性脑病、静脉血栓等并发症。

2.病人的体液不足得到改善。

3.病人的腹水减少,体液平衡能得到维持。

4.病人肝功能和营养状况得到改善。

5.病人能正确描述预防再出血的有关知识。

六、护理措施

1.心理护理　门静脉高压病人因长期患病对战胜疾病的信心不足,一旦并发急性大出血,会极度焦虑、恐惧。因此在积极治疗的同时,应做好病人的心理护理,减轻病人的焦虑,稳定其情绪,使之能配合各项治疗和护理。

2.预防上消化道出血

(1)休息与活动:合理休息与适当活动,避免过于劳累,一旦出现头晕、心慌和出汗等不适,立即卧床休息。

(2)饮食:避免进食粗糙、带骨、带渣及辛辣食物;饮食不宜过热,以免损伤食管黏膜而诱发上消化道出血。

(3)避免引起腹内压升高的因素:如剧烈咳嗽、打喷嚏、便秘、用力排便等,以免引起腹内压升高诱发曲张静脉破裂出血。

3.减少腹水形成或积聚

(1)注意休息:尽量取平卧位,以增加肝、肾血流灌注。若有下肢水肿,可抬高患侧肢体减轻水肿。

(2)限制液体和钠的摄入:每日钠摄入量限制在 500～800mg(氯化钠 1.2～2.0g)内,输入液量约为 1000mL。少食含钠高的食物,如咸肉、酱菜、酱油、罐头等。

(3)测量腹围和体重:每天测腹围一次,每周测体重一次。标记腹围测量部位,每次在同一时间、同一体位和同一部位测量。

(4)按医嘱使用利尿剂:如氨苯喋啶,同时记录每日出入液量,并观察有无低钾血症、低钠血症。

4.改善营养状况,保护肝脏

(1)加强营养调理:肝功能尚好者,宜给予高蛋白、高热量、高维生素、低脂饮食;肝功能严重受损者,补充支链氨基酸,限制芳香族氨基酸的摄入。

(2)纠正贫血、改善凝血功能:贫血严重或凝血功能障碍者可输注新鲜血和肌内注射维生素 K,改善凝血功能。血浆白蛋白低下者,可静脉输入白蛋白等。

(3)保护肝脏:遵医嘱给予肌苷、乙酰辅酶 A 等保肝药物,避免使用红霉素、巴比妥类、盐酸氯丙嗪等有损肝脏的药物。

5.急性出血期的护理

(1)一般护理:①绝对卧床休息;②心理护理;③口腔护理。

(2)恢复血量:迅速建立静脉通路,输血、输液,恢复血容量,保证心、脑、肝、肾等重要器官的血流灌注,避免不可逆性损伤。宜输新鲜血,因其含氨量低、凝血因子多,有利于止血及预防肝性脑病。

(3)止血:①局部灌洗:用冰盐水或冰盐水加血管收缩剂(如肾上腺素),作胃内灌洗。因低温可使胃黏膜血管收缩,减少血流量,从而达到止血目的。②药物止血:遵医嘱应用止血药,并观察其效果。③严密观察病情:监测血压、脉搏、每小时尿量及中心静脉压的变化,注意有无水、电解质及酸碱平衡失调。

(4)对放置三腔管者做好置管后的护理:三腔管压迫止血是食管-胃底静脉大出血的有效止血方法之一。

6.分流术前准备 除以上护理措施外,术前 2~3 日口服肠道不吸收的抗生素,以减少肠道氨的产生,预防术后肝性脑病;术前 1 日晚做清洁灌肠,避免术后因肠胀气而致血管吻合口受压;脾-肾分流术前要明确肾功能是否正常。

7.术后护理

(1)病情观察:①密切观察病人神志、血压、脉搏变化;②胃肠减压引流和腹腔引流液的性状与量,若引流出新鲜血液量较多,应考虑是否发生内出血。

(2)保护肝脏:缺氧可加重肝功能损害,因此术后应予吸氧;禁用或少用吗啡、巴比妥类、盐酸氯丙嗪等对肝功能有损害的药物。

(3)卧位与活动:分流术后 48h 内,病人取平卧位或 15°低坡卧位,2~3 日后改半卧位;避免过多活动,翻身时动作要轻柔;手术后不宜过早下床活动,一般需卧床 1 周,以防血管吻合口破裂出血。

(4)饮食:指导病人从流质饮食开始逐步过渡到正常饮食,保证热量供给。分流术后病人应限制蛋白质和肉类摄入,忌食粗糙和过热食物;禁烟、禁酒。

8.观察和预防并发症

(1)肝性脑病:分流术后部分门静脉血未经肝脏解毒而直接进入体循环,因其血氨含量高,加上术前肝功能已有不同程度受损及手术对肝功能的损害等,术后易诱发肝性脑病。若发现病人有神志淡漠、嗜睡、谵妄,应立即通知医生;遵医嘱测定血氨浓度,对症使用谷氨酸钾、钠,降低血氨水平;限制蛋白质的摄入,减少血氨的产生;忌用肥皂水灌肠,减少血氨的吸收。

(2)静脉血栓形成:脾切除后血小板迅速增高,有诱发静脉血栓形成的危险。术后 2 周内每日或隔日复查一次血小板,若超过 $600 \times 10^9/L$,立即通知医生,协助抗凝治疗。应注意使用抗凝药物前后的凝血时间变化。脾切除术后不用维生素 K 和其他止血药物,以防血栓形成。

七、护理评价

1.病人焦虑情绪是否得到解除,能否积极配合治疗和护理。

2.病人营养状况是否得到改善。

3.病人是否有出血、肝性脑病、感染或静脉血栓形成等并发症,若有上述情况,能否得到及时的治疗。

4.病人对预防上消化道出血的知识是否了解。

八、健康指导

1.保持心情舒畅,避免情绪波动而诱发出血。

2.指导病人合理安排活动强度,避免劳累和较重体力活动。

3.避免引起腹内压增高的因素,如咳嗽、打喷嚏、用力排便等,以诱发曲张静脉破裂而出血。

4.注意自我保护,用软牙刷刷牙,避免牙龈出血;防外伤。

第三章 妇产科常见疾病的护理

第一节 阴道炎症

一、滴虫性阴道炎

【病因】

滴虫性阴道炎是由阴道毛滴虫引起的常见的阴道炎。适应滴虫生长的温度为25℃～40℃,pH值为5.2～6.6,环境潮湿。月经前后、妊娠期、产后等阴道pH值发生变化,故滴虫常在此期得以繁殖,引起炎症发作。同时滴虫吞噬上皮内糖原,阻碍乳酸生成,降低阴道酸性环境,有利于繁殖。滴虫还侵入尿道或尿道旁腺,甚至膀胱、肾盂以及男性的包皮皱褶、尿道或前列腺中。

【传染途径】

1.经性交直接传播。

2.经公共物品等间接传播。

3.医源性传播:经污染的器械及敷料传播。

【临床表现】

潜伏期为4～28日。

（一）症状

常见典型增多的稀薄泡沫状白带及外阴瘙痒。若合并细菌感染,分泌物常呈脓性伴臭味。若感染尿道口,可有尿频、尿痛等。滴虫能吞噬精子,可致不孕。

（二）体征

妇科检查可见阴道黏膜充血,后穹隆部有多量泡沫状白带,呈灰黄色、黄白色或黄绿色脓性分泌物。

【处理原则】

切断传播途径,杀灭阴道毛滴虫,恢复阴道正常的自净环境。

（一）局部用药

甲硝唑片200mg每晚塞入阴道1次,10次为一疗程。局部用药前,可先用1％乳酸液或0.1％～0.5％醋酸液冲洗阴道,改善阴道内环境,提高疗效。

（二）全身用药

常与局部用药联合，甲硝唑 400mg，每日 2～3 次。对初患者单次口服甲硝唑 2g，可收到同样效果。口服吸收好，疗效高，毒性小，应用方便。性伴侣同时全身用药治疗。孕早期及哺乳期妇女慎用。

【护理要点】

（一）指导患者自我护理

注意个人卫生，保持外阴清洁、干燥。生活用物煮沸消毒，避免交叉感染及重复感染。

（二）指导患者配合检查

告知患者取分泌物前 24～48 小时避免性交、阴道冲洗或局部用药。

（三）指导患者正确使用阴道用药

告知患者各种剂型的阴道用药方法，酸性药液冲洗阴道后再放药的原则，在月经期间暂停坐浴、阴道冲洗及阴道用药。用药期间应禁酒。甲硝唑可透过胎盘到达胎儿体内，亦可从乳汁中排泄，故孕 20 周前或哺乳期慎用。

（四）观察用药反应

患者服用甲硝唑后偶见食欲减退、恶心、呕吐等胃肠道反应，若患者不能耐受，发现后应报告医师并停药。

（五）强调治愈标准及随访

滴虫阴道炎常于月经后复发，故应每次月经干净后复查白带，若经连续 3 次检查均阴性，方可称为治愈。

（六）解释坚持治疗的重要性

向患者解释坚持正确治疗的重要性。若治疗后检查滴虫阴性时，下次月经后继续治疗一疗程，以巩固疗效。

（七）治疗中的注意事项

已婚者还应检查男方生殖器有无滴虫，若为阳性应同时治疗。

二、念珠菌性阴道炎

【病因】

念珠菌性阴道炎是一种常见的阴道炎，80％～90％的病原体为白色念珠菌。白色念珠菌对热的抵抗力不强，加热至 60℃一小时即可死亡。但对干燥、日光、紫外线及化学制剂的抵抗力较强。

白念珠菌为条件致病菌，约 10％非孕妇女及 30％孕妇阴道中有此菌寄生，并不引起症状。当阴道内糖原增加、酸度增高、局部细胞免疫力下降，适合念珠菌的繁殖引起炎症，故多见于孕妇、糖尿病患者及接受大量雌激素治疗者。此外，长期应用抗生素，改变了阴道内微生物之间的相互制约关系；皮质类固醇激素或免疫缺陷综合征，使机体的抵抗力降低；穿紧身化纤内裤、肥胖可使会阴局部的温度及湿度增加，也易使念珠菌得以繁殖而引起感染。

【传染方式】

念珠菌除寄生于阴道外,还可寄生于人的口腔、肠道,这三个部位的念珠菌可互相自身传染,当局部环境条件适合时易发病。此外,少部分患者可通过性交直接传染或接触感染的衣物间接传染。

【临床表现】

(一)症状

主要为外阴瘙痒、灼痛,严重时坐卧不宁,还可伴有尿痛及性交痛等。急性期白带增多,白带稠厚、色白呈凝乳或豆渣样。

(二)体征

可见外阴皮肤抓痕,小阴唇内侧及阴道黏膜有白色膜状物,擦除后露出红肿黏膜面。

【处理原则】

(一)消除诱因

积极治疗糖尿病,及时停用广谱抗生素、糖皮质激素及类固醇激素等。

(二)局部用药

用 2%～4%碳酸氢钠溶液冲洗阴道,再选用咪康唑栓剂、制霉菌素栓剂或片剂放于阴道内。

(三)全身用药

若局部用药效果差或病情顽固者,可口服伊曲康唑、氟康唑等药物治疗。

【护理要点】

基本同滴虫阴道炎。鼓励患者坚持用药,不随意中断疗程。妊娠期合并感染者,应坚持局部治疗,可选用达克宁栓。性伴侣应进行念珠菌的检查及治疗,一般全身用药。

三、老年性阴道炎

【病因】

老年性阴道炎常见于绝经后妇女。绝经后卵巢功能衰退,雌激素水平降低,阴道壁萎缩,黏膜变薄,上皮细胞内糖原含量减少,阴道内 pH 值增高,局部抵抗力降低,致病原体入侵繁殖引起炎症。此外,各种原因引起卵巢功能衰退、长期闭经、长期哺乳等均可引起此病发生。

【临床表现】

(一)症状

主要症状为阴道分泌物增多及外阴瘙痒、灼热感,严重者呈血样脓性白带。

(二)体征

妇科检查见阴道呈老年性改变,上皮萎缩,皱襞消失,上皮平滑、菲薄。阴道黏膜充血,常伴有小出血点,严重者可以出现浅表小溃疡。

【处理原则】

增加阴道抵抗力,抑制细菌生长。

（一）增加阴道酸度

用1%乳酸液或0.1%～0.5%的醋酸溶液冲洗阴道,增加阴道酸度,抑制细菌生长繁殖,每天1次。

（二）局部用药

甲硝唑200mg,阴道入药,每天1次,7～10日为一疗程。炎症严重者,使用雌激素局部给药,常用乙烯雌酚0.125mg或0.25mg,每晚放入阴道1次,7日为一疗程。

（三）全身用药

在排除肿瘤后,可口服少量雌激素。如尼尔雌醇,首次4mg,以后每2～4周1次,每晚2mg,维持2～3个月。

【护理要点】

加强健康教育,注意保持会阴部清洁。告知局部用药方法,用药前注意洗净双手及会阴,以减少感染的机会。自己用药有困难者,可以指导其家属协助用药或由医务人员帮助使用。乳癌或子宫内膜癌患者慎用雌激素制剂。

第二节　盆腔炎症

女性内生殖器及其周围的结缔组织、盆腔腹膜发生炎症时称为盆腔炎。盆腔炎大多发生在性活跃期,有月经的妇女。炎症可局限于一个部位,也可同时累及几个部位,最常见的是输卵管炎及输卵管卵巢炎,单纯的子宫内膜炎或卵巢炎较少见。盆腔炎有急性和慢性两类。急性盆腔炎发展可引起弥漫性腹膜炎、败血症、感染性休克,严重者可危及生命。若在急性期未能得到彻底治愈,则转为慢性盆腔炎,往往经久不愈,并可反复发作,不仅严重影响妇女的健康、生活及工作,也会造成家庭与社会的负担。现在,由于医疗条件及水平的提高、妇女卫生保健知识的普及、广谱抗生素的应用,严重危及生命的急性盆腔炎及久治不愈的慢性盆腔炎,临床已不多见。

一、急性盆腔炎

【病因】

（一）经期卫生不良

使用不洁的月经垫、经期性交等均可引起病原体侵入引起炎症。

（二）产后或流产后感染

分娩后或流产后产道损伤、组织残留、阴道流血时间长、手术无菌操作不严格,均可发生急性盆腔炎。

（三）宫腔内手术操作后感染

如刮宫术、输卵管通液术、子宫输卵管造影术、子宫镜检查、放置宫内节育器等,手术消毒不严格或术前适应证选择不当,都可引起炎症发作并扩散。

（四）邻近器官炎症蔓延

阑尾炎、腹膜炎等导致炎症蔓延。

（五）慢性炎症的急性发作

慢性炎症遇到身体免疫力下降等原因会急性发作。

【临床表现】

因炎症轻重及范围大小而有不同的临床表现。

（一）症状

发病时下腹痛伴发热，严重者有寒战、高热、头痛、食欲不振。

（二）体征

患者呈急性病容，体温升高，心率加快，腹部有压痛、反跳痛等。妇科检查可见阴道充血，并有大量脓性分泌物从宫颈口外流；穹隆明显触痛，宫颈充血、水肿，举痛明显；宫体增大，有压痛，活动受限；子宫两侧压痛明显，若有脓肿形成，则可触及包块且压痛明显。

【处理原则】

采用支持疗法、药物治疗、中药治疗和手术治疗等措施控制炎症、消除病灶。

【护理要点】

（1）做好经期、孕期及产褥期的卫生宣教，经期禁止性交。

（2）遵医嘱输液，纠正水、电解质紊乱和酸碱失衡。

（3）及时对症处理，手术患者做好术前准备、术中配合和术后护理。

二、慢性盆腔炎

慢性盆腔炎常为急性盆腔炎未能彻底治疗，或患者体质较差病程迁延所致，但亦可无急性盆腔炎病史。慢性盆腔炎病情较顽固，当机体抵抗力较差时，可有急性发作。严重影响妇女的健康、生活及工作，也会造成家庭与社会的负担。

【病理】

（一）慢性输卵管炎与输卵管积水

慢性输卵管炎多为双侧，输卵管呈轻度或中度肿大，伞端可闭锁并与周围组织粘连。输卵管炎症较轻时，伞端及峡部粘连闭锁，浆液性渗出物积聚形成输卵管积水。积水输卵管表面光滑，管壁甚薄，形似腊肠或呈曲颈的蒸馏瓶状，可游离或与周围组织有膜样粘连。

（二）输卵管卵巢炎及输卵管卵巢囊肿

输卵管发炎时波及卵巢，输卵管与卵巢相互粘连形成炎性肿块，或伞端与卵巢粘连贯通，液体渗出形成输卵管卵巢囊肿，也可由输卵管卵巢脓肿的脓液被吸收后由渗出物替代而形成。

（三）慢性盆腔结缔组织炎

炎症蔓延至宫骶韧带，使纤维组织增生、变硬。若蔓延范围广泛，可使子宫固定，宫颈旁组织也增厚变硬，形成"冰冻骨盆"。

【临床表现】

(一)症状

(1)全身症状多不明显,有时出现低热、乏力。由于病程时间较长,部分患者可有神经衰弱症状,如周身不适、失眠等。当患者抵抗力下降时,易有急性或亚急性发作。

(2)慢性炎症形成的瘢痕粘连以及盆腔充血,常引起下腹部坠胀、隐痛及腰骶部酸痛。常在劳累、月经前后、性交后加重。

(3)慢性炎症导致输卵管粘连堵塞,致不孕。

(二)体征

子宫后倾、后屈,活动受限,粘连固定。输卵管炎症时可在子宫一侧或两侧触及条索状增厚的输卵管,伴有轻度压痛,输卵管积水或输卵管卵巢囊肿,可触及囊性肿物,活动受限。盆腔结缔组织发炎时,子宫一侧或两侧有片状增厚、压痛,宫骶韧带常增粗,变硬、有触痛。

【处理原则】

采用综合方案控制炎症,包括中药治疗、物理治疗、药物治疗和手术治疗。同时注意增强局部和全身的抵抗力。

中药治疗以清热利湿、活血化淤为主;物理治疗能促进盆腔局部血液循环,提高新陈代谢,以利于炎症吸收和消退;西药治疗主要应用抗生素及松解粘连药物,以利于粘连分解和炎症吸收;手术治疗以彻底治愈为原则,避免遗留病灶有再复发的机会,对年轻女性应尽量保留卵巢功能。

【护理要点】

(一)心理护理

耐心听患者的诉说,提供患者表达不适的机会;探讨适合个人的治疗方案,解除患者思想顾虑,使其增强对治疗的信心。

(二)健康教育

指导患者保持良好的个人卫生习惯,积极锻炼身体,提高机体抵抗力,注意劳逸结合。

(三)执行医嘱,减轻不适

认真执行治疗方案,观察病情,及时对症处理,减轻患者的不适。

(四)手术护理

为接受手术患者提供手术前后的常规护理。

第三节 子宫肌瘤

子宫肌瘤,又称子宫平滑肌瘤,是子宫平滑肌组织增生而形成的良性肿瘤,其间含有少量的纤维结缔组织,是女性生殖器最常见的一种良性肿瘤。由于子宫肌瘤生长较快,当供血不良时,可以发生不同变性,使肌瘤失去原有结构,包括玻璃样变、囊性变、红色变、肉瘤变、钙化,肌瘤愈大,缺血愈严重,则继发变性愈多。

子宫肌瘤确切病因不明,可能有:①体内雌激素水平过高,长期受雌激素刺激有关。雌激素能使子宫肌细胞增生肥大,肌层变厚,子宫增大。雌激素还通过子宫肌组织内的雌激素受体起作用。②近年来发现,孕激素也可以刺激子宫肌瘤细胞核分裂,促进肌瘤生长。③由于卵巢功能、激素代谢均受高级神经中枢的调节控制,故有人认为神经中枢活动对肌瘤的发病也可能起作用。

【临床表现】

1.月经改变 为最常见的症状。可出现月经周期缩短、经量增多、经期延长、不规则阴道出血等。肌瘤一旦发生坏死、溃疡、感染时,则有持续性或不规则阴道出血或脓血性排液等。

2.腹部肿块 腹部胀大,下腹扪及肿物,伴有下坠感,尤其是膀胱充盈将子宫推向上方时更容易扪及。

3.白带增多 肌壁间肌瘤使宫腔内膜面积增大内膜腺体分泌增加,并伴盆腔充血致白带增多,脱出于阴道内的黏膜下肌瘤表面极易感染、坏死,产生大量脓血性排液及腐肉样组织排出伴臭味。

4.腹痛、腰酸、下腹坠胀 一般患者无腹痛,当肌瘤压迫盆腔器官、神经、血管时,常有下腹坠胀、腰背酸痛等,月经期加重。当浆膜下肌瘤蒂扭转时,可出现急性腹痛;肌瘤红色变时,腹痛剧烈且伴发热。

5.压迫症状 肌瘤向前或向后生长,可压迫膀胱、尿道或直肠,引起尿频、排尿困难、尿潴留或便秘。当肌瘤向两侧生长,则形成阔韧带肌瘤,其压迫输尿管时,可引起输尿管或肾盂积水;如压迫盆腔血管及淋巴管,可引起下肢水肿。

6.不孕或流产 肌瘤压迫输卵管使之扭曲,或使宫腔变形,影响精子运行、妨碍受精卵着床,导致不孕或流产。

7.继发性贫血 若患者长期月经过多可导致继发性贫血,出现全身乏力、面色苍白、气短、心慌等症状。

8.低血糖症 子宫肌瘤伴发低血糖症亦属罕见。主要表现为空腹血糖低,意识丧失以致休克,经葡萄糖注射后症状可以完全消失。肿瘤切除后低血糖症状即完全消失。

9.体征 肌瘤较大时,腹部检查可触及形状不规则、质硬的结节状肿物。妇科检查有时可见宫口扩张,肌瘤位于宫口内或脱出宫颈外口,呈粉红色,表面光滑,伴感染时,表面有坏死、出血及脓性分泌物。双合诊检查子宫增大,表面有单个或多个结节状突起,形状不规则;浆膜下肌瘤可扪及单个实质性球形肿物与子宫有蒂相连;黏膜下肌瘤在宫腔内时,子宫呈均匀性增大。

【辅助检查】

1.B超 B超能较准确地显示肌瘤数目、大小和部位,为更好确定肌瘤的位置,最好在分泌期子宫增厚,内膜回声清楚时检查。表现为①子宫增大:增大的程度视肌瘤的大小和部位而定,微小的肌瘤子宫增大可不明显。②子宫形态改变:大的子宫肌瘤引起子宫形态失常,局部突起或凹凸不平。③瘤体样回声:肌瘤回声一般表现为较均匀的圆形低回声光团,边界清楚,可见包膜回声;当肌瘤含纤维的成分多、细胞的成分少时,也可表现为近似漩涡状结构的不规则较强回声光团;如肌瘤变性或为几个肌瘤融合的大肌瘤可表现为混合性回声,囊性变时可见液性暗区并可有分隔。④子宫内膜线移位或受压中断:黏膜下肌瘤或肌壁间肌瘤可导致内膜线移位,肌瘤占据宫腔可使内膜受压而内膜线中断。⑤子宫肌壁不对称增厚:由于生长部位的子宫壁明显增厚引起。

2.子宫输卵管碘油造影　现已少用于子宫肌瘤的诊断,主要用于不孕症患者,可以显示宫腔是否变形,有无占位性病变,输卵管是否通畅及阻塞的部位。

3.宫腔镜检查　宫腔镜可直视观察宫腔内情况,有助于黏膜下肌瘤及内突型肌壁间肌瘤的诊断。此外,可在直视下确定病变部位,准确取材活检,并能同时切除黏膜下肌瘤。在宫腔镜下,可见瘤体位于宫腔内或部分在宫腔内,呈圆形或半球形隆起,表面有被膜包裹且光滑,较规则,基底部较宽或有蒂,不随宫液移动,表面浅粉或苍白,有溃疡或出血者呈紫红色,有时可见粗大血管,血管走向规则,大肌瘤可致宫腔狭窄变形,呈芽形裂隙状。

4.腹腔镜检查　子宫旁发现的实质性肿块难以确定其来源和性质,尤其在 B 超检查也难以确定时,可行腹腔镜检查并可在直视下进行穿刺活检以明确诊断。

5.宫腔探查及诊断性刮宫　通过宫腔探针探测宫腔的大小,感觉宫腔形态(有肌瘤的宫腔一般较深或有变形),尤其应注意宫腔底部有无突起,有无肿瘤悬吊的感觉,并将刮出的子宫内膜送病理检查,以除外子宫内膜增生过长或其他内膜疾病。对小的黏膜下肌瘤的诊断有帮助,但常有 10%～35%宫腔内病变被漏诊。

【治疗原则】

根据患者年龄、症状、肌瘤大小、数目、生长部位及对生育功能的要求等情况进行全面分析后选择处理方案。

1.随访观察　肌瘤小,症状不明显或已近绝经期的妇女,可每 3～6 个月定期复查,加强随访观察,必要时再考虑进一步治疗措施。

2.药物治疗　子宫小于 2 个月妊娠大小,症状不明显或较轻者,尤其已近绝经期或全身情况不能手术者,在排除子宫内膜癌的情况下,可采用药物对症治疗。常用雄激素对抗雌激素,促使子宫内膜萎缩;直接作用于平滑肌,使其收缩而减少出血。也可用抗雌激素制剂他莫昔芬治疗。月经量明显增多者,用药后月经量明显减少,肌瘤也能缩小,但停药后又逐渐增大;不良反应为出现潮热、急躁、出汗、阴道干燥等围绝经期综合征的症状。也可用米非司酮,是受体水平的孕激素拮抗药,达到控制症状和抑制肌瘤生长的目的。还可以选用促性腺激素释放激素激动药(GnRH-a),通过抑制垂体、卵巢功能,降低体内性激素水平,达到治疗目的。

3.手术治疗

(1)肌瘤切(剔)除术:年轻又希望生育的患者,术前排除子宫及宫颈的癌前病变后可考虑经腹或经腹腔镜切(剔)除肌瘤,保留子宫。突出于子宫颈口或阴道内的黏膜下肌瘤可经阴道或宫腔镜切除。

(2)子宫切除术:子宫大于 2.5 个月妊娠子宫大小,或临床症状明显者,或经非手术治疗效果不明显,又无需保留生育功能的患者可行子宫切除术。年龄 50 岁以下,或虽 50 岁以上但未绝经,卵巢外观正常者应考虑保留。

【护理】

1.护理评估　详细了解患者月经、婚育史,是否有(因子宫肌瘤所致的)不孕或自然流产史;了解患者是否存在长期使用雌激素,了解患者病发后月经变化情况及伴随情况;肌瘤大到可腹部扪及包块时,患者是否有"压迫"感;是否有尿频、尿急、排尿障碍及里急后重、排便不畅等;是否有继发性贫血,并伴有倦怠、虚弱和思睡等症状;是否有腹痛,腹痛的性质、程度及持续时间;是否有持续性或不规则阴道出血或脓血性排液。

2.护理要点及措施

(1)阴道出血的护理:出血多的患者,应严密观察并记录其生命体征变化情况。注意收集会阴垫,评估出血量。按医嘱给予止血药,必要时输血、补液、行抗感染治疗,维持正常血压并纠正贫血状态。

(2)压迫症状的护理:巨大肌瘤患者出现局部压迫致尿、便不畅时,应予导尿或用缓泻药软化粪便,以缓解尿潴留、便秘症状。

(3)合并妊娠的护理:应定期接受产前检查,多能自然分娩,不需急于干预,但要预防产后出血;若肌瘤阻碍胎先露下降,或致产程异常发生难产时,应按医嘱做好剖宫产术前准备及术后护理。

(4)尿管的护理。

(5)腹胀护理。

(6)病情观察:注意观察阴道纱布有无渗血、渗液情况;减轻会阴部切口疼痛,必要时遵医嘱给予镇痛药;术后48h内禁止半卧位及下床活动,防止因重力向下导致阴道纱布脱出,影响阴部切口的愈合,床上翻身时动作勿过大,防止阴道纱布、尿管脱出;防止各种原因引起的咳嗽,因咳嗽时腹压增高及会阴部用力而影响切口的愈合;防治各种原因引起的便秘,如患者出现便秘,请勿用力排便及长时间蹲站,防止腹压增加影响切口愈合。必要时遵医嘱给予缓泻药。

(7)心理护理:与患者建立良好的护患关系,讲解有关疾病知识,使患者确信子宫肌瘤属于良性肿瘤,并非恶性肿瘤的先兆,消除其不必要的顾虑,增强康复信心,讲明手术不会对患者自身形象和夫妻生活带来大的影响,消除患者的顾虑,使其愉快地接受手术。

3.健康教育

(1)嘱患者如出现超过月经量的阴道出血、异常分泌物、下腹疼痛及时到医院就诊。

(2)指导患者注意个人卫生,可洗淋浴,3个月后可洗盆浴,全子宫切除患者3个月内禁止性生活,子宫肌瘤剔除者1个月内禁止性生活。

(3)嘱患者避免重体力劳动,多注意休息,适当参加户外活动,劳逸结合,但应避免从事会增加盆腔充血的活动,如跳舞、久站等,因盆腔组织的愈合需要良好的血液循环。

(4)阴式手术患者指导其出院后不要做剧烈运动,避免负重过久、如久坐、久蹲、久站,要保持排便通畅,必要时可口服泻药。

(5)告知患者随访的目的、时间、联系方式。手术患者出院后1～3个月应到门诊复查。

第四节　子宫颈癌

子宫颈癌是妇科最常见的恶性肿瘤,长期以来占妇科恶性肿瘤之首。但近年来由于开展普查普治,预防工作已取得显著成绩,其发生率有下降趋势。发病有35～39岁和60～64岁两个高峰年龄,但近年来有年轻化趋势,年轻宫颈癌发病率及死亡率明显上升。

【病因】

子宫颈癌的发病因素虽不明确,但与下列因素有密切关系:①早婚、早育、多育:由于宫颈发育尚欠完善、成熟,较早的开始性生活或生育过早、过频,使宫颈组织裂伤、外翻、糜烂、发炎,刺激增加,因此癌变的发生率明显增加。②性生活紊乱及与高危男子性接触:性伴侣数目多是重要的高危因素,配偶患阴茎癌或前妻患宫颈癌者为高危男子,与高危男子有性接触的妇女易患宫颈癌。③性激素影响:过多的外源性雌激素刺激或雌激素水平过高,会刺激宫颈上皮的增生,其促成作用已被公认。④病毒感染:已发现Ⅱ型疱疹病毒、人乳头瘤病毒、人巨细胞病毒与宫颈癌的发生可能有关。⑤其他:家族遗传因素、精神创伤、社会经济地位与宫颈癌的发生也有关。

【病理】

(一)宫颈上皮内瘤样病变

宫颈上皮内瘤样病变是一组与宫颈浸润癌相关的癌前病变的总称,包括宫颈不典型增生和宫颈原位癌。

1.宫颈不典型增生

(1)镜下观宫颈、黏膜上皮底层细胞增生,从1~2层增至多层,甚至占据上皮的大部分,且有细胞排列紊乱、核增大、深染、染色质分布不均等核异质改变。

(2)分度根据其侵犯上皮的程度,宫颈不典型增生可分为轻、中、重度。轻度(Ⅰ级):病变局限于上皮层的下1/3;中度(Ⅱ级):病变局限于上皮层的下2/3;重度(Ⅲ级):病变几乎累及全部上皮层,仅剩表面1~2层正常鳞状上皮,不易与原位癌区别。

2.宫颈原位癌

(1)镜下观宫颈上皮全层极性消失,细胞显著异型,核大、深染、染色质分布不均,有核分裂相。但病变仅限于上皮层内,未穿透基底膜,间质无浸润。

(2)宫颈原位癌累及腺体异型细胞可沿宫颈腺腔开口进入移行带区的宫颈腺体,致使腺体原有的柱状细胞被多层异型鳞状细胞替代,但腺体基底膜仍保持完整,称为宫颈原位癌累及腺体。

3.CIN分级 根据宫颈上皮细胞异常的程度分为:CINⅠ级:宫颈轻度不典型增生;CINⅡ级:宫颈中度不典型增生;CINⅢ级:宫颈重度不典型增生及宫颈原位癌。

(二)宫颈浸润癌

宫颈鳞癌约占70%,腺癌占20%,腺鳞癌及其他类型占10%。鳞癌与腺癌外观无特殊差异,二者均可发生于宫颈阴道部或颈管内,但宫颈鳞癌大多数发生在移行带区。

1.鳞状细胞癌 由宫颈的鳞状细胞和储备细胞发生。

(1)巨检:镜下早期浸润癌及极早期浸润癌肉眼检查无明显异常,或类似宫颈糜烂,随着疾病的逐步发展,有以下4种类型:①外生型(菜花型)最常见。病灶向外生长,状如菜花,组织脆,触之易出血。较少侵犯宫颈旁组织,预后相对较好。②内生型(结节型)癌灶向宫颈深部组织浸润,使宫颈扩张并侵犯子宫下段,宫颈肥大而硬,表面光滑仅见轻度糜烂,整个宫颈段膨大如桶状,常累及宫颈旁组织。③溃疡型上述两型继续发展,癌组织坏死脱落形成凹陷性溃疡或空洞样形如火山口。④颈管型癌灶发生在宫颈外口内,隐蔽在宫颈管,侵入宫颈及子宫下段供血层以及转移到盆壁淋巴结。

(2)显微镜检:①微小浸润癌是仅在显微镜下能识别的浸润癌。在原位癌基础上,小团癌细胞呈泪滴状、锯齿状穿破基膜,或进而出现膨胀性间质浸润。②宫颈浸润癌指癌灶浸润间质的范围已超出可测量的早期浸润癌,呈网状或团块状融合浸润间质。根据细胞分化程度一般分为3级:Ⅰ级,即角化性大细胞型,分化较好,癌巢中有多数角化现象,可见角化珠和细胞间桥,癌细胞异型性较小,核分裂少,无异常核分裂相。Ⅱ级,即非角化性大细胞型,中度分化,细胞大小不一,癌巢中无明显角化现象,细胞异型明显,核深染、不规则,核浆比例高,核分裂多见。Ⅲ级,即小细胞型,多为未分化的小细胞,无角化现象,细胞异型,核分裂明显可见。

2.腺癌 大多来自宫颈管本身内膜组织,少数来自米勒管残留,这部分癌与患者在胚胎期间接触己烯雌酚有关。

(1)子宫颈黏液腺癌:最常见的腺癌类型,黏液由子宫颈管型或肠型黏液上皮产生,其又可分为三级:Ⅰ级(高分化):主要由腺体组成,可形成复杂分支腺体或乳头状、筛孔状结构,细胞内黏液成分明显,呈高柱状细胞,细胞轻至中度异型。Ⅱ级(中分化):不规则腺体结构,乳头状、筛孔状结构增多,细胞产生黏液少,但胞浆内仍可见黏液成分存在。细胞核异型明显,核分裂增多。Ⅲ级(低分化):腺体结构不明显,实性区域为主,上皮呈簇状或弥漫性生长,细胞失去产生黏液的能力。细胞核异型性大,核分裂多。

(2)宫颈内膜柱状上皮下细胞腺癌:来源于储备细胞。米勒管上皮具有多向分化潜能,分化成熟则表现为各种细胞类型的化生,分化不成熟或恶性转化则表现为各种混合癌。癌细胞幼稚,同时向腺癌和鳞癌方向发展,恶性程度高、预后差。①原位鳞腺癌鳞状细胞:原位癌合并原位腺癌,两者独立存在,称"碰撞癌",两种成分易于识别。另有一种情况为原位鳞癌中存在产生黏液的印戒细胞,此时须经黏液染色或酶消化 PAS 染色证实而确诊。②鳞腺癌:包括成熟型、印戒细胞型和毛玻璃样细胞癌。印戒细胞型又称黏液表皮样癌,主要由恶性鳞状上皮细胞和散在的黏液细胞构成,黏液染色阳性,预后不良。毛玻璃样细胞癌是一种未分化型腺鳞癌,恶性程度极高,占宫颈癌的 1%～2%。③腺样囊腺癌:较少见,多发生于绝经后,常见 70岁以上,分化较好者以腺管型为主,差者以实性巢状生长。④腺样基底细胞癌:很少见,病变基本局限于宫颈。

(三)宫颈癌的发生、发展

早期宫颈癌是一个缓慢发展的过程,多数宫颈癌可能始于不典型增生,经过若干年逐渐进展成浸润前病变——原位癌。多数情况下,浸润前病变可稳定存在7～10 年。但在此期间,可经表面延伸累及更大范围的鳞状及柱状上皮。最终不典型增生突破限制侵入下层的宫颈间质而成为微小浸润癌和浸润癌。

【转移途径】

主要为直接蔓延和淋巴转移,血行转移少见。

1.直接蔓延 较常见。癌灶局部浸润,向邻近器官或组织扩散。向下扩散到阴道,向上扩散到宫体,向两侧扩散到宫旁组织、盆壁,向前侵犯到膀胱,向后侵犯子宫骶韧带及直肠。

2.淋巴转移 癌组织局部浸润后,即侵入淋巴管,形成瘤栓,随淋巴液的引流到达局部淋巴结,然后在淋巴管内扩散。宫颈癌的淋巴结转移分为两组:一级组包括子宫旁、宫颈旁或输尿管旁、闭孔、髂内、髂外淋巴结;二级组包括髂总,腹股沟深、浅及腹主动脉旁淋巴结。晚期还可由主动脉旁淋巴结上行,经胸导管到锁骨上淋巴结或达全身浅表淋巴结。

3.血行转移　很少见。晚期癌肿可经血循环转移到肺、肾、骨骼等处。

【临床表现】

(一)宫颈上皮内瘤样病变及早期浸润癌

宫颈不典型增生和临床前癌(原位癌及早期浸润癌)多数无特殊症状体征。部分患者有白带增多、接触性出血或不规则阴道出血。体检时宫颈可以是光滑或呈宫颈糜烂、宫颈息肉等慢性宫颈炎改变。

(二)宫颈原位腺癌及镜下浸润性腺癌

绝大多数子宫颈原位腺癌及镜下浸润性腺癌无症状及体征,若有且多为接触性出血。妇科检查宫颈偶可见红斑,余无特殊体征。

(三)宫颈浸润癌

1.症状

(1)阴道流血:早期有少量阴道出血,或仅在白带中混有血丝或接触性出血。晚期大量出血可伴贫血,甚至休克。还可表现为经期延长、周期缩短、经量增多等。

(2)阴道排液:早期仅阴道分泌物增多,白色或血性,"洗肉水"样或呈"米泔水"样混浊、脓性或带血性的稀薄白带。继发感染时,白带呈脓性或墨绿色,伴有脓性臭味。

(3)疼痛:早期无疼痛,晚期可侵犯宫旁组织、盆壁,压迫神经组织时,产生剧烈疼痛,并可向腰骶部和下肢放射。

(4)其他:淋巴回流阻塞可引起下肢浮肿(常为单侧性),癌肿侵犯膀胱时有尿路刺激症状,侵犯直肠黏膜时可有便血。疾病晚期,患者出现恶液质。

2.体征　早期宫颈可光滑或轻度糜烂,同宫颈炎。随肿瘤的进展,根据不同的类型,可有不同的表现。外生型宫颈赘生物呈息肉、乳头或菜花样突起;内生型宫颈肥大、质硬,宫颈管增粗如桶状;晚期癌组织坏死脱落形成溃疡。妇科检查扪及宫旁增厚,结节状;侵犯盆壁,则固定不动,呈冰冻骨盆。

【处理原则】

应根据患者年龄、临床分期、全身情况来决定治疗方案,常采用手术、放疗、化疗等手段综合治疗。

(一)宫颈上皮内瘤样病变

确诊为CINⅠ者,暂按炎症处理,每3~6个月随访刮片;确诊为CINⅡ者,行微波、激光或宫颈椎切术,术后每3~6个月随访1次。确诊为CINⅢ者应行子宫全切术。年轻患者希望生育的,可行宫颈椎切术,术后定期随访。

(二)宫颈浸润癌

治疗方法依据性别、年龄的不同,分别用手术、放疗、化疗和中草药治疗。

1.手术治疗　适应证为Ⅰa~Ⅱa期患者,无严重内外科合并症,无手术禁忌证者,年龄无限制,年轻患者卵巢正常者应予以保留。

Ⅰa$_1$行经腹筋膜外全子宫切除术,要求生育者,可行宫颈椎切。

Ⅰa₂行扩大的筋膜外全子宫切除或次广泛全子宫切除术及盆腔淋巴结清除术。

Ⅰb～Ⅱa行改良根治性全子宫切除术或广泛性全子宫切除术加盆腔淋巴结清除术。

Ⅰa～Ⅱa期患者,手术治疗有显著的优越性。对于Ⅱb～Ⅲb期的部分患者,可采用超广泛全子宫切除术。对于年轻、全身情况好的Ⅳa期患者,还可考虑采用盆腔脏器切除术。但以上两种术式的损伤和切除范围都很大,因此患者的选择要很慎重。年轻患者可以保留卵巢,如术后需要放疗,可将卵巢悬吊于盆腔之外。

2.放射治疗　适应证广泛,除严重肝肾功能、造血功能障碍外,Ⅰ～Ⅳ期患者均适于放射治疗;治疗效果好,即使有些病例不能得到根治疗效,也能获得满意的效果。放射治疗包括腔内放射和体外照射。早期病例以腔内放射为主,以体外照射为辅;晚期则以体外照射为主,腔内放射为辅。较大的病灶,可术前放疗,待癌灶缩小后再行手术,或作为术后的补充治疗。

3.化疗　主要用于晚期或复发转移的患者,近年也用于手术或放疗的辅助治疗。术后淋巴结阳性、宫旁组织阳性和手术切缘阳性者,复发危险增加,需加辅助化疗。常用药物有铂类、阿霉素、环磷酰胺、异环磷酰胺、博莱霉素、氟尿嘧啶等。一般采用联合化疗,常用PA方案(顺铂＋阿霉素)、PM方案(顺铂＋丝裂霉素)等。

【护理评估】

(一)健康史

仔细了解患者的婚育史、性生活史、高危男性接触史等,注意慢性宫颈炎的病史收集,了解月经情况,有无阴道不规则流血史或异常排液情况,特别要重视接触性阴道出血病史,对老年患者注意询问绝经后的阴道不规则流血情况。

(二)身体状况

早期患者一般无自觉症状,也无明显体征,与慢性宫颈炎无明显区别,有时甚至见宫颈光滑,尤其老年妇女宫颈已萎缩者,多由普查中发现异常的子宫颈刮片报告。随病情进展出现典型的临床表现。主要表现为阴道流血:年轻患者常表现为性交后或妇科检查后接触性出血,排便时也可有出血。阴道流血的特点也可表现为月经周期缩短、经期延长、经量增多等;老年患者可有绝经后不规则阴道流血。阴道排液增多,为稀薄水样,呈白色或血性。因癌组织破溃、坏死和继发感染,有大量恶臭脓性或米汤样白带。如病灶波及盆腔结缔组织、压迫输尿管或直肠时,常有尿频、尿急、肛门坠胀、大便秘结、里急后重等症状,严重时导致输尿管梗阻、肾盂积水,甚至引起尿毒症,病灶累及盆壁、闭孔神经、腰骶神经时,可出现严重的持续性腰骶部或坐骨神经痛,疾病末期出现恶病质。通过双合诊和三合诊检查,可了解宫颈有无糜烂或赘生物、宫颈外形、质地等,是否触之即出血以及癌组织侵犯的范围及程度。当癌灶侵犯到宫旁时,则扪及两侧增厚,结节状,浸润达盆壁时形成冰冻骨盆。

(三)心理社会评估

疑诊或确诊而无症状或症状轻微时,患者往往存在自我否认表现;症状明显时,患者会震惊且充满怀疑而四处求医,希望否定癌的诊断;直至诊断被证实,患者会感到恐惧和绝望,迫切希望能采取一切可能的方法,减轻痛苦,延长生命。

(四)辅助检查

1.宫颈刮片细胞学检查　普查常用的方法,也是目前发现宫颈癌前期病变和早期宫颈癌的主要方法。必须在宫颈移行带区刮片检查。涂片巴氏染色,结果分为5级。Ⅰ级正常;Ⅱ级由炎症引起;Ⅲ级为可疑癌;Ⅳ级为高度可疑癌;Ⅴ级癌细胞阳性。Ⅲ级及以上者应重复刮片检查并行宫颈活组织检查,Ⅱ级涂片需先按炎症处理后重复涂片做进一步检查。液基薄层细胞学检测(TCT检测)可克服传统巴氏涂片漏诊或误诊的缺点。将进入保存液中的细胞经程序化处理,随机取样制成均匀清晰的薄层涂片,更有利于鉴别诊断病情。

2.碘试验　正常宫颈、阴道上皮含有丰富的糖原,可被碘溶液染成棕色或深赤褐色。将碘溶液涂在宫颈和阴道壁上观察其着色情况。本试验对癌无特异性,但在不着色区进行宫颈活组织检查,可提高宫颈癌前病变及宫颈癌的诊断率。

3.阴道镜检查　利用阴道镜将子宫颈的阴道部黏膜放大10～40倍,可协助诊断,提高诊断正确率。

4.宫颈及宫颈管活体组织病理检查　这是确诊宫颈癌及癌前病变最可靠的方法。先用碘试验、阴道镜识别宫颈病变的可疑部位,再取活组织做病理检查。

5.宫颈管搔刮术　有助于明确宫颈管内有无病变或癌瘤是否累及宫颈管。

【常见的护理诊断】

1.焦虑、恐惧　与担忧肿瘤危及生命有关。

2.疼痛　与晚期病变浸润或广泛性子宫切除术后创伤有关。

3.排尿困难　与手术后影响膀胱正常张力有关。

4.有感染的危险　与阴道反复流血、排液、手术、机体抵抗力下降有关。

【护理目标】

(1)患者焦虑、恐惧程度减轻,情绪稳定,能正确对待疾病,配合医护人员的各项诊疗工作。

(2)患者出院时恢复正常排尿功能。

(3)患者体温正常,阴道排液无臭味。

【护理措施】

1.心理护理　关心体贴患者,经常与之沟通,建立良好的护患关系。介绍有关宫颈癌的医学常识,强调早发现、早治疗的好处;介绍各种诊疗过程中可能出现的不适及有效的应对措施,如向患者讲解较长时间留置尿管的重要性,待膀胱功能恢复后尽早拔除尿管,消除由尿管带来的不良心理反应,告知患者放射治疗时可能出现的全身、局部反应,引导患者说出内心感受,减轻顾虑,增强战胜疾病的信心,以积极的心态接受各种诊疗方案。

2.病情监测,对症处理

(1)晚期癌灶侵蚀较大血管,患者阴道大出血时,应叮嘱其平卧,给予吸氧,注意保暖,暂用窥阴器扩大阴道,用纱布填塞,压迫宫颈,并迅速准备好急救物品,配合医生进行抢救。

(2)监测阴道流血量及全身情况,将病情变化及时提供给医生。

(3)观察阴道排液性状、气味,协助患者取半坐卧位,每日用0.1%苯扎溴铵棉球擦洗外阴2～3次,并勤换卫生垫。

(4)注意观察晚期宫颈癌患者下腹、腰骶部的疼痛程度,必要时遵医嘱对症处理。

(5)观察放、化疗后患者的副反应,按医嘱给予对症处理。

3.做好术前准备　宫颈癌Ⅰa～Ⅱa患者宜进行早期手术治疗,应做好有关术前准备,尤其注意应在手术前 3 天选用消毒剂消毒宫颈及阴道。有活动性出血的患者,需用消毒纱条填塞止血,要认真交班,叮嘱按时如数取出或更换纱条。手术前认真做好清洁灌肠,保证肠道呈清洁、空虚状态。手术前 30 分钟消毒宫颈及阴道,并涂龙胆紫以做标记,阴道穹窿、阴道填塞纱布条以利于手术操作。

4.协助术后恢复 宫颈癌手术涉及范围广,患者术后反应也较一般腹部手术者强烈。为此,对宫颈癌术后患者,除按常规护理外,尤其应注意观察阴道残端有无流血和各留置管道是否畅通,密切观察腹痛情况,有无尿液自阴道不断流出而无自主排尿现象,有无淋巴囊肿,发现异常及时报告医生并配合处理。通常根据引流量的多少,决定拔除引流管的时间。术后 7~14 天拔除导尿管,拔除尿管前 3 天开始夹管,每 2 小时开放一次,间断放尿以训练膀胱的功能,促使恢复正常排尿功能。督促患者于拔尿管后 1~2 小时排尿一次;如不能自解或残余尿超过正常量时,应及时处理,必要时重新留置导尿管。

5.放、化疗患者的护理 放射治疗包括腔内照射和体外照射。早期病例以腔内放疗为主,以体外照射为辅;晚期则以体外照射为主,以腔内放疗为辅。按有关内容进行护理。宫颈癌的化疗主要用于晚期或复发转移的患者。

6.一般护理

(1)给患者提供一个安静、舒适的休息环境,保持充足的睡眠;加强营养,提高机体抵抗力。

(2)指导卧床患者进行床上肢体活动,适当延迟下床活动时间,协助患者翻身,防止褥疮。

(3)保持会阴清洁干燥,每日 0.1%苯扎溴铵擦洗会阴 2 次,指导患者使用会阴垫。密切观察患者体温、腹痛、手术切口及血象变化情况,发现感染征象及时报告医生,并遵医嘱使用抗生素和其他药物。

7.提供保健知识

(1)防癌知识宣教,提倡晚婚、少育,宣传定期普查、早期发现、早期治疗的重要性,制定预防措施。

(2)定期参加妇科疾病普查,如宫颈刮片、妇科检查、B 超检查等。尤其对 30 岁以上就诊妇女,应做常规宫颈刮片检查,已婚妇女如有月经异常或性交后出血,应警惕生殖道癌的可能,及时检查。

(3)阻断肿瘤的发病途径,积极治疗中、重度宫颈糜烂,及时诊断和治疗宫颈上皮内瘤样病变,消除肿瘤发生的高危因素。

8.做好出院指导 护士要鼓励患者及家属积极参与出院计划的制订,对出院患者说明定期随访的重要性,并核实通讯地址。指导患者保持生活规律,其情绪乐观。嘱咐患者手术后 3~6 个月内避免体力劳动和性生活。遵医嘱定期复查,复查时间:出院后第 1 年内,第 1 个月 1 次,以后每 2~3 月 1 次;出院后第 2 年内,每 3~6 个月 1 次;出院后第 3~5 年,每 6 个月 1 次;从第 6 年开始,每年 1 次。告知患者随访内容,除临床检查外,应定期进行胸透和血常规检查。

【护理评价】

(1)患者能配合医护人员的工作,达到预期治疗效果。

(2)患者能以积极的心态接受各种诊疗方案。

（3）出院时，患者已经恢复正常排尿功能。

（4）患者体温正常。

第五节　卵巢肿瘤

卵巢肿瘤是妇科生殖系统中常见的肿瘤之一。可发生在任何年龄，尤以20～50岁的妇女发病率最高。各年龄阶段有各自不同的发病率和不同性质的肿瘤。近年来其发病率似有上升趋势。卵巢肿瘤发生在盆腔内，早期无症状，不易被发现，又无法鉴别其性质，一旦出现相应症状，往往已为晚期，影响预后。卵巢恶性肿瘤的5年生存率，多年徘徊在25％～30％。近年来，采用了B超、腹腔镜、CT等先进的诊断技术，有利于早期诊断，加上化疗方法的进展，使恶性卵巢肿瘤的5年生存率提高到40％～50％。

【病因】

卵巢肿瘤病因不明，与遗传和家族因素、内分泌因素等有关。

（一）遗传和家族因素

20％～25％卵巢恶性肿瘤患者有家族史，尤其是上皮性癌，一些综合征已被确认与卵巢癌有关，如乳腺-卵巢癌综合征、特定部位的家族性卵巢癌和Ⅱ型Lynch综合征以及BRCA1和BRCA2基因的突变等。

（二）环境因素

工业发达国家卵巢癌发病率高，可能与高胆固醇饮食、工业污染有关。

（三）内分泌因素

妊娠期停止排卵，能够减少卵巢上皮性损伤，妊娠可保护妇女少患或不患卵巢癌。卵巢癌常发生于妊娠次数少、未孕妇女，也说明这一点。早生育、早绝经和使用口服避孕药是卵巢癌的保护因素。乳腺癌、子宫内膜癌合并卵巢癌的机会较一般妇女高2倍，说明三者都是激素依赖性肿瘤。

【分类】

卵巢肿瘤的分类方法较多，各有利弊。现较普遍采用的是依据组织发生来分类的方法。

（一）来源于体腔上皮的肿瘤

来源于体腔上皮的肿瘤包括浆液性肿瘤、黏液性肿瘤、子宫内膜样肿瘤、透明细胞肿瘤、混合性上皮瘤、勃勒纳瘤与未分化癌。上皮性肿瘤发生于卵巢表面的生发上皮，是最常见的一种，占卵巢肿瘤的60％～70％。卵巢上皮具有多种分化潜能，当向输卵管上皮分化时，形成浆液性肿瘤；向子宫内膜上皮分化形成子宫内膜样肿瘤；向宫颈柱状上皮分化形成黏液性肿瘤。每一类上皮性肿瘤，根据其细胞学和组织学特点，又分为良性、交界性及恶性三类。

（二）来源于生殖细胞肿瘤

来源于生殖细胞肿瘤多发生于年轻妇女，而且年龄越小，恶性度越高。畸胎瘤最常见，有两种：①成熟畸胎瘤（实体性成熟畸胎瘤、皮样囊肿、皮样囊肿恶变、卵巢甲状腺肿）。②未成熟性畸胎瘤。其他还有无性细胞瘤、内胚窦瘤、绒毛膜癌、胚胎癌与混合性癌。

（三）来源于特异性间质的肿瘤

来源于特异性间质的肿瘤包括颗粒细胞瘤、卵泡膜细胞瘤、卵泡膜-颗粒细胞瘤、纤维瘤、睾丸母细胞瘤和两性母细胞瘤。颗粒细胞瘤与卵泡膜细胞瘤常伴有分泌卵巢激素的功能。

（四）来源于非特异性间质的肿瘤

来源于非特异性间质的肿瘤和所有普通的间质相似,如血管瘤、平滑肌瘤等,都有良、恶性之分。

（五）转移性肿瘤

卵巢转移性肿瘤可来自子宫、输卵管、乳腺,其中来自消化道的转移癌又称为库肯勃氏瘤。从其他器官转移来的较少见。

（六）其他肿瘤

如未分类肿瘤、性腺母细胞瘤、瘤样病变等。

【常见的卵巢肿瘤】

（一）卵巢上皮性肿瘤

1.卵巢浆液性囊腺瘤　常见,多为单侧,大小不等,囊性,表面光滑,壁薄,囊液呈无色清亮或草黄色稀薄浆液。分单纯性和乳头性两种,前者多为单房,囊壁光滑;后者多为多房,内见乳头,可向外生长,突出于肿瘤表面。镜下检囊壁内为单层柱状上皮,乳头分枝较粗,间质内见沙砾体。

交界性浆液性囊腺瘤多为双侧,乳头多向囊外生长。镜下见乳头分支细密,无间质浸润,细胞核轻度异型,预后好。

浆液性囊腺癌是最常见的卵巢恶性肿瘤,多为双侧,体积较大,呈囊实性。囊内乳头状生长,可伴有出血、坏死。镜下上皮细胞核异型性明显,并有间质浸润。预后差。

2.卵巢黏液性囊腺瘤　较多见,多为单侧,多房性,囊肿表面光滑,体积较大,囊液呈胶冻状。镜下见囊壁内为单层柱状细胞,能分泌黏液。可自发破裂,引起腹腔内广泛种植,形成腹膜黏液瘤。瘤细胞呈良性,分泌旺盛,多限于腹膜表面生长,不浸润脏器实质。

交界性黏液性囊腺瘤体积较大,表面光滑,多为多房。囊壁增厚,见实质区和乳头形成,乳头细小、质软。

黏液性囊腺癌多为单侧,体积较大,囊壁见实性区和乳头形成,切面为囊、实性,囊液混浊或血性。镜下见细胞增生明显,细胞异型性显著,核分裂相多见,并有间质浸润。预后较浆液性囊腺癌为佳。

3.卵巢内子宫内膜样肿瘤　良性瘤少见,多为单房,囊壁内上皮酷似正常子宫内膜腺上皮,间质中有含铁血黄素细胞。交界性肿瘤少见。恶性卵巢内膜样癌多为单侧,囊性或实性,有乳头生长,囊液呈血性。镜下与子宫内膜癌极相似,常并发子宫内膜癌,不易鉴别何者为原发或继发。

（二）卵巢生殖细胞肿瘤

1.畸胎瘤　来源于生殖细胞,肿瘤内常含有 2～3 个胚层的组织成分。

（1）成熟畸胎瘤:又称皮样囊肿,为常见的卵巢良性肿瘤,可发生于任何年龄段,20～40 岁多见。单房,多为囊性,少数为实质性。囊内含有脂肪、皮肤、皮脂腺、汗腺、毛发、牙齿、骨骼、神经组织、甲状腺组织等,后者能分泌甲状腺素,引起甲亢症状。囊壁内层为复层鳞状上皮,壁上见小丘样隆起突向腔内,为"头节"。肿瘤含多种组织成分,每一成分均可恶变形成相应恶性肿瘤。

(2)未成熟畸胎瘤:恶性,多发生在青少年女性身上。肿瘤为实质性,体积较大,内含多种未成熟的胚胎性组织,主要为原始神经组织,易发生转移。手术切除后易复发。但未成熟畸胎瘤具有逐渐向成熟转化的特点,被认为是恶性程度的逆转现象的典型。

2.无性细胞瘤　来源于生殖细胞的恶性肿瘤,容易发生转移。常见于青春期及生育期妇女,单侧,实质性、圆形或呈分叶状,中等大小,表面光滑,切面灰白色,可伴有出血和坏死区域。镜下见大圆形细胞呈片状或条索状排列,间质中常有淋巴细胞浸润。对放射治疗极度敏感,预后较好。

3.内胚窦瘤　与卵黄囊结构相似,故又叫卵黄囊瘤。罕见,恶性程度高,生长迅速,易发生转移,预后差。常发生在女童及青年妇女身上。多为单侧,呈囊实性,多有出血坏死,灰红或灰黄色。镜下见疏松网状结构,瘤细胞扁平、立方或柱状,可产生甲胎蛋白(AFP)。

(三)卵巢性索间质肿瘤

1.颗粒细胞瘤　低度恶性,可发生在任何年龄,但以 40～50 岁较多,具有分泌雌激素功能,故使幼女性早熟,成年期出现月经失调,绝经后妇女有阴道不规则出血,可导致子宫内膜增生,息肉形成,甚至诱发子宫内膜腺癌。表面光滑,实质性,切面可见淡黄色、实质性组织,或伴有出血坏死。镜下见颗粒细胞呈放射状排列,中央为嗜酸性物质,称为 Call-Exner 小体。预后良好,5 年生存率在 80% 以上,有晚期复发的可能,应长期随访。

2.卵泡膜细胞瘤　发病年龄较大,或已绝经妇女。肿瘤为良性,恶性者少见。能分泌雌激素,故可导致女性化。表面光滑,可伴有结节状突起,质硬。切面呈实性,灰白色。镜下见瘤细胞为短梭形,富含脂质,细胞交错排列成旋涡状。有时和颗粒细胞瘤共存,称为卵泡膜-颗粒细胞瘤,为低度恶性肿瘤。

3.纤维瘤　来源于特异性性索间质细胞,属良性肿瘤,主要由纤维母细胞及纤维细胞组成,实性,多为单侧性,中等大小,直径在 10cm 左右,呈肾形。包膜光滑,切面为灰白色,纤维组织排列呈旋涡状。临床上见患者伴有胸水、腹水,称为麦格氏综合征,肿瘤切除后,胸、腹水可自然消退。

(四)转移性卵巢肿瘤

常见原发部位有子宫、输卵管、乳腺、肠道、胃、泌尿道等。从胃肠道转移而来的肿瘤,亦称为库肯勃瘤,实性,双侧多见,中等大小,活动好,伴有腹水。大体标本切面呈灰白色,或有出血、坏死区域。镜下见具有特征性的印戒细胞,可作为来源于胃肠道转移的依据。偶有转移性卵巢癌而找不到消化道原发病灶,预后差。

【转移途径】

卵巢肿瘤转移的途径以直接蔓延和腹腔种植为主,肿瘤穿破包膜,累及邻近器官,并广泛种植于腹膜及大网膜表面。其次为淋巴转移,卵巢癌灶可通过淋巴管转移到髂区淋巴结、腹主动脉旁淋巴结及腹股沟淋巴结,横膈为转移的好发部位,尤其是右侧。血行转移较少见。

【临床表现】

早期卵巢肿瘤常无自觉症状。生长慢,常在普查或做其他手术时发现的。肿瘤增大,患者可出现腹胀,并扪及下腹部肿块。妇科检查可发现单侧或双侧附件包块,多为囊性或囊实性,表面光滑,活动度好。增大明显时出现膀胱直肠压迫症状。恶性肿瘤早期常无症状,在查体时发现。晚期可出现腹胀、腹部包块及腹水。肿瘤向周围组织浸润或压迫神经时,可引起腹痛、腰痛,功能性肿瘤可出现雌激素或雄激素过多的症状。晚期可出现消瘦等恶病质征象。妇科检查可在盆腔内触及质硬结节,肿块多为双侧,实性或囊实性,表面高低不平,固定不动,常伴腹水。有时在腹股沟、腋下或锁骨上可触及肿大结节。

【并发症】

(一)蒂扭转

常见。中等大小活动,尤其是部分囊性、部分实质性的肿瘤(如畸胎瘤)。患者体位突然改变时发生,出现一侧下腹部疼痛,并伴有恶心、呕吐、腹肌紧张、压痛或反跳痛。肿瘤增大后,可突然破裂,引起腹膜炎的症状。有时可自然复位,症状消失。卵巢肿瘤扭转一经诊断,应尽快手术。

(二)破裂

肿瘤在外力作用下破裂或自发性破裂。自发破裂多为肿瘤浸润生长穿破囊壁所致。破裂后,如产生严重的并发症,可引起腹痛,有时产生强烈刺激,导致休克,应立即手术治疗。

(三)感染

较少见。多继发于肿瘤扭转或来自肠道及邻近器官。可出现高热、腹痛、腹部肿块压痛、血白细胞升高,应积极用抗生素治疗,感染控制后立即进行手术治疗。若短期内感染难以控制,则先手术切除病灶,术后继续抗感染治疗。

(四)恶变

肿瘤在短期内迅速增大并固定,可伴有腹水等表现。确诊后应及早手术,并按恶性肿瘤处理。

【治疗】

(一)良性肿瘤

一旦确诊,应予以手术治疗,疑为卵巢瘤样病变,可作短期观察。年轻患者单侧良性肿瘤,可行肿瘤剥除术或患侧附件切除术,肿瘤切除后快速送病理,以排除恶性变。对侧卵巢也需仔细检查,必要时剖视,以防遗漏双侧肿瘤。双侧良性肿瘤应做肿瘤剥除术。术中需完整去除肿瘤,以防囊液流出及瘤细胞种植于腹腔。50 岁以上及绝经后患者可行全子宫加双附件切除术。

(二)恶性肿瘤

采用以手术为主的综合治疗。

1.手术 手术治疗的基本目的是确定分期和首次手术后无大的残留病灶,首次手术的彻底性是影响预后的重要因素。原则上Ⅰa和Ⅰb期应行全子宫及双侧附件切除术。Ⅰc期以上同时行大网膜切除术。肿瘤细胞减灭术是指对Ⅱ期及以上患者所进行的手术,原则是尽量切除原发病灶和转移灶,并行大网膜及阑尾切除术加盆腔淋巴结及主动脉旁淋巴结清除术,使残留病灶直径小于 2cm。对年轻早期患者可考虑保留对侧卵巢,但需非常慎重:①临床Ⅰa期,肿瘤分化好。②肿瘤为交界性或低度恶性。③术中剖视对侧卵巢未发现肿瘤。④术后有条件严密随访。对未生育的早期患者也可保留子宫。

2.化疗 卵巢恶性肿瘤的主要辅助治疗。卵巢恶性肿瘤对化疗较为敏感,可预防复发,也可用于术后有残留病灶者,可提高患者 5 年的生存率。化疗药物的选择应根据卵巢癌的类型、期别而定。常用药物有铂类(顺铂、卡铂),烷化剂(环磷酰胺、异环磷酰胺),抗代谢药(氟脲嘧啶),抗生素类(如博莱霉素、阿霉素、放线菌素 D)。常用化疗方案:生殖细胞肿瘤常用 VAC(长春新碱+放线菌素 D+环磷酰胺),BVP(博莱霉素+长春新碱+顺铂),上皮性癌常用 PC(顺铂+环磷酰胺),PT(顺铂+紫杉醇)。

【护理评估】

(一)健康史

早期病史无特殊,患者通常于妇科普查时发现盆腔肿块而就医。注意询问有无家族史,并注意收集与发病相关的高危因素。收集病史时应警觉与卵巢肿瘤症状有关的主诉,如尿频、便秘、下腹坠胀不适、腹围增大等。根据患者年龄、病程长短及局部体征初步判断是否为卵巢肿瘤、有无并发症及良恶性评估。

(二)身体状况

体积小的卵巢肿瘤不易诊断,易被忽视。随着肿瘤长大,可扪及腹部包块,或出现压迫症状如尿频、便秘、气急、心悸等,或产生与并发症相应的临床症状和体征。恶性肿瘤晚期时可表现消瘦、严重贫血等恶病质征象。妇科检查常发现阴道穹隆部饱满,在子宫侧方或前后方触及球形肿块,根据肿块的大小、质地、活动度等情况注意良、恶性肿瘤的区别。

(三)心理社会状况

肿瘤被发现后,患者为肿瘤的性质焦虑。在判断卵巢肿瘤性质阶段,患者及家属经历一段艰难而又恐惧的时期,渴望及早得到确切的结果。一经确诊恶性肿瘤,患者往往出现悲观、绝望。接受手术治疗时,患者一方面为患病加重了家庭负担而内疚,另一方面又害怕预后不良而忧心忡忡。在进行化疗或放疗时,因严重的副反应使患者倍感绝望与孤独,甚至丧失生活的信心,从而产生极大的压力,需要医护人员协助应对这些压力。

(四)辅助检查

1.细胞学检查 腹水或腹腔冲洗液中找癌细胞,可确定临床分期,选择治疗方法和随访观察疗效。

2.B 型超声检查 能检测肿块部位、大小、形态及性质,并能鉴别卵巢肿瘤、腹水和结核性包裹性积液。临床诊断符合率超过 90%,但直径小于 1~2cm 的实性肿瘤不易测出。

3.肿瘤标志物 测 AFP、CA125、HCG、性激素,对诊断卵巢内胚窦瘤、卵巢上皮性癌、原发性卵巢绒癌、卵巢功能性肿瘤有重要参考价值。

4.腹腔镜检查 可直接看到肿块大体情况,并对整个盆、腹腔进行观察,必要时可取活检协助诊断。

5.放射学检查 腹部平片时可显示卵巢畸胎瘤的牙齿和骨质阴影;静脉肾盂造影可辨认盆腔肾、输尿管阻塞或移位;淋巴造影可判断有无淋巴转移;CT 检查能通过更多的切面清晰显示病变范围及与周围组织的关系。

【常见的护理诊断】

1.焦虑 与发现盆腔包块有关。

2.预感性悲哀 与卵巢恶性肿瘤预后不佳切除子宫卵巢有关。

3.营养失调低于机体需要量 与卵巢恶性肿瘤的恶病质有关。

【护理目标】

(1)患者情绪稳定,能正确对待疾病。

(2)患者能用语言表达对丧失子宫及附件的看法,并积极接受治疗过程。

(3)患者能说出影响营养摄取的原因,并明确应对措施。

【护理措施】

(一)心理护理

向患者及家属介绍疾病的有关知识,将成功病例介绍给患者,使其对治疗、护理及疾病的预后充满信心。解答患者对手术的疑虑,告知患者放疗、化疗时可能出现的全身、局部反应,消除患者对放疗、化疗的惧怕感,以积极的心态接受各种诊疗方案。

(二)病情监测

对直径<5cm,疑为卵巢瘤样病变者,可每隔3～6个月定期进行随访。在追踪检查过程中,应重视盆腔肿块的生长速度、质地、伴随出现的腹胀、膀胱直肠的压迫症状,以及营养消耗、食欲下降等恶性肿瘤的临床特征。

(三)协助患者接受检查和治疗

1.手术患者的护理 手术范围视肿瘤性质、术中探查结果、患者年龄、生育要求等综合考虑。注意巨大卵巢肿瘤切除术后,应于腹部置沙袋压迫,防止腹压突然下降使腹腔内的静脉扩张,回心血量骤减,引起血压下降、休克。告知患者双侧附件切除而保留子宫时,可能会有子宫内膜撤退性出血,不必紧张。卵巢肿瘤出现并发症蒂扭转、破裂时应立即剖腹探查。护士应积极配合做好有关检查及急诊手术准备。

2.放腹水的护理 如需放腹水者备好腹腔穿刺用具,协助医生完成操作过程。在放腹水过程中,严密观察患者的生命体征变化,腹水性质及出现的不良反应;一次放腹水3000ml左右,不宜过多,以免腹压骤降,发生虚脱,放腹水速度易缓慢,后用腹带包扎腹部。发现不良反应立即报告医师。

3.放疗、化疗者的护理 需化疗、放疗者为其提供相应的护理措施。

(四)一般护理

(1)对长期卧床患者应做好生活护理,保持患者皮肤、黏膜、衣物、床铺清洁干燥,协助其翻身,必要时加用辅助用具如气圈、海绵垫、防压疮床垫等。

(2)鼓励患者进食含高蛋白、高维生素的饮食,进食不足或消耗太多,全身营养情况极差且胃肠道症状明显,伴有恶心、呕吐者,应遵医嘱从静脉补充营养。

(五)提供防癌知识

1.高危因素的预防 加强宣教,提倡高蛋白、富含维生素A的饮食,避免高胆固醇食物高危妇女宜用口服避孕药来预防。

2.开展普查　普治 30 岁以上妇女,让其每年进行妇科检查,高危人群每半年检查一次,同时可配合 B 型超声检查、肿瘤标志物检测。一旦发现卵巢肿块,需随访。

3.早发现和早治疗　若卵巢囊性肿瘤直径＞5cm,或实性肿瘤及青春期前、绝经期后妇女发现卵巢肿瘤,应及时手术治疗。若疑有盆腔炎性包块如生殖器结核,或子宫内膜异位症肿块,不能与卵巢肿瘤鉴别者,应行腹腔镜检查或剖腹探查。

(六)做好出院指导

(1)向患者及家属讲解术后活动的重要性,鼓励患者主动参与制订活动计划,逐日增大活动量。

(2)经手术—病理证实为卵巢恶性肿瘤,应遵医嘱长期随访和监测。随访时间:术后 1 年内,每月 1 次;术后第 2 年,每 3 月 1 次;术后第 3 年,每 6 月 1 次;3 年以上者,每年 1 次。同时告知监测内容:包括临床症状、体征、全身及盆腔检查;B 超检查或 CT、MRL 检查;肿瘤标志物测定,如 CA125、AFP、HCG 等;对产生性激素的肿瘤,需检测雌、孕、雄激素水平。

【护理评价】

(1)患者能努力克服化疗药物的副反应,摄入足够的热量,维持化疗前体重。

(2)患者能描述造成压力、引起焦虑的原因,患者能以积极的心态面对现实的健康问题。

(3)患者在住院期间能与其他病友交流,并积极配合各种诊疗过程。

第六节　异位妊娠

凡受精卵在子宫腔以外的部位着床发育者,称为异位妊娠。异位妊娠包括输卵管妊娠、腹腔妊娠、卵巢妊娠、宫颈妊娠及残角子宫妊娠等。是妇产科常见的急腹症之一。异位妊娠习称宫外孕,两者在定义上是有差别的,宫外孕指受精卵于子宫腔以外的妊娠,宫颈妊娠不包括在内。输卵管妊娠最为常见,占 95％～98％,近年来发病率呈上升趋势。本节主要讨论输卵管妊娠。

【病因】

1.慢性输卵管炎　为输卵管妊娠常见原因。造成慢性输卵管炎的原因包括淋病、产后感染、盆腔结核等。输卵管内膜炎造成管腔狭窄,纤毛功能受损,影响孕卵转运;输卵管周围炎可影响输卵管运动,使管腔扭曲,影响孕卵的运行。

2.输卵管发育或功能异常　输卵管发育异常如输卵管过长,肌层发育不良,黏膜阙如等;功能异常主要指输卵管蠕动异常,精神紧张引起输卵管痉挛,影响孕卵的运行,也会造成输卵管妊娠。

3.输卵管手术后　输卵管绝育术后形成瘘管或再通,输卵管复通术、成型术均可因瘢痕形成管腔狭窄,导致异位妊娠。

4.盆腔子宫内膜异位症　目前认为主要是由于内异症引起的输卵管周围粘连导致。此外,异位的内膜可能对孕卵有趋化作用,促使其在宫腔外着床。

5.孕卵游走　一侧卵巢排卵,卵子经宫腔或腹腔向对侧移行,进入对侧输卵管。如果游走时间过长,孕卵发育过大则不能通过输卵管,从而在该处着床,造成输卵管妊娠。

【病理】

(一)输卵管妊娠的结局

输卵管管腔狭小,管壁很薄,肌层远不如子宫肌层壁厚,妊娠时不能形成完整的蜕膜层,不能适应胚胎的生长发育,当输卵管妊娠发育到一定程度时可发生以下结果:

1.输卵管妊娠流产 多发生于输卵管壶腹部妊娠,发病多在妊娠8周左右,由于输卵管壁形成蜕膜不完整,发育中的囊胚向管腔突出,最终突破包膜而出血。囊胚与管壁分离,进入输卵管腔。若囊胚完整剥离通过输卵管伞端进入腹腔,称为输卵管妊娠完全流产,出血一般不多;若囊胚部分剥离,一部分仍附着于管壁,则形成不全流产。不全流产时滋养细胞继续侵蚀输卵管管壁,而管壁肌层收缩力差,不易止血,血液充满管腔,在输卵管内形成血肿。由于反复出血,血液经伞端流出,形成盆、腹腔积血,积于子宫直肠陷凹处形成盆腔血肿。

2.输卵管妊娠破裂 多见于输卵管峡部妊娠,由于管腔狭窄,发病多在妊娠6周左右。绒毛侵蚀输卵管管壁时,可穿透管壁,导致输卵管妊娠破裂。输卵管肌层血流丰富,出血速度快,出血量远多于输卵管妊娠流产,短时间内即可由于大量失血而导致休克。如反复出血,在盆腔与腹腔内形成血肿。输卵管间质部妊娠时,因管腔周围肌层较厚,妊娠可长达12~16周才发生破裂。由于血管丰富,一旦出血,后果极为严重,类似子宫破裂,可危及生命。

在输卵管妊娠流产或破裂患者中,部分患者未能及时治疗,由于反复腹腔内出血,形成血肿,以后胚胎死亡,内出血停止,血肿机化变硬,与周围组织粘连,称为陈旧性宫外孕。

3.继发腹腔妊娠 输卵管流产或破裂后,排入腹腔的囊胚多已死亡。极少数存活的胚胎排入腹腔后重新种植于腹腔脏器表面,从腹腔脏器获得营养,继续发育形成继发腹腔妊娠。若排入阔韧带则形成阔韧带妊娠。

(二)子宫内膜变化

异位妊娠初期,滋养细胞产生HCG,子宫增大、变软,子宫内膜发生蜕膜反应。若胚胎死亡,滋养细胞活力消失,HCG水平下降,子宫内膜失去激素的支持作用,蜕膜变性坏死、脱落,出现阴道流血。有时蜕膜完整剥离,随阴道流血排出,呈三角形,称为蜕膜管型。

【临床表现】

根据病变部位,有无输卵管破裂,发病时间长短,腹腔内出血量和速度等有不同的临床表现。患者可以有短暂的停经史及妊娠表现,有些患者无明显的停经史可查。输卵管妊娠在未破裂或流产前除停经及早孕反应外,无明显临床症状。输卵管妊娠流产或破裂后出现急性出血,起病急骤,发展迅速,病情的轻重取决于孕卵着床的部位和妊娠时间。

(一)症状

1.停经 停经时间长短取决于受精卵的着床部位,壶腹部妊娠多为停经8周左右,峡部妊娠多为6周左右,间质部妊娠多为停经12~16周。但少数患者主诉无停经史,可能由于停经时间较短,或将阴道流血当作月经。

2.腹痛 常为就诊的主要症状。破裂或流产前,常表现为一侧下腹隐痛或酸胀感,破裂或流产时多出现一侧下腹像撕裂样的疼痛,常伴恶心。当血液积聚于子宫直肠陷凹时,可有肛门坠胀感。当腹腔内血液增加时,疼痛向全腹扩散。

3.阴道流血 当胚胎受损或死亡后,可有不规则阴道流血,色暗,一般不超过月经量,常淋漓不尽。随同阴道流血可排出蜕膜管型或碎片。

4.晕厥与休克 由于急性出血和剧烈腹痛,轻者造成晕厥,严重时引起休克,休克程度取决于内出血量和速度,与阴道出血不成比例。

(二)体征

1.一般情况 急性大量出血时,可有贫血貌,患者面色苍白,脉快而细弱,血压下降。体温一般正常。

2.腹部检查 下腹压痛及反跳痛明显,以患侧为重,出血较多时有移动性浊音,有些患者下腹部可触及包块。

3.盆腔检查 阴道后穹窿饱满,触痛。宫颈举痛明显。子宫稍大,内出血较多时,子宫有漂浮感。子宫一侧或后方可触及肿块,质软且边界不清,触痛明显。间质部妊娠时,子宫大小与停经月份相符,但子宫轮廓不相称,患侧宫角突出。

(三)陈旧性宫外孕

陈旧性宫外孕指输卵管妊娠流产或破裂后病程长,经反复内出血病情渐趋稳定。此时血肿逐渐机化变硬,且与周围组织及器官粘连。患者可有停经史,阴道不规则出血,伴有阵发性腹痛,附件肿块及低热。

【处理原则】

1.手术治疗 输卵管妊娠的治疗原则上以手术治疗为主。一般在确诊后应立即手术。手术方式有两种,一是切除患侧输卵管;二是保留患侧输卵管手术。有严重出血休克的患者应在积极纠正休克、补充血容量的同时进行手术抢救。有绝育要求者可行对侧输卵管结扎。有生育要求,或对侧输卵管有明显病变或已切除者,可行保留患侧输卵管的保守性手术。

目前还可使用腹腔镜进行手术治疗。腹腔内出血多时可进行自体输血,但仅适用于:①停经不超过12周,胎膜未破。②出血不超过24小时,无感染征象者。③镜下红细胞破坏率不超过30%。

2.药物治疗 主要适用于早期异位妊娠,要求保存生育能力的年轻患者。需符合下列条件:①输卵管妊娠包块直径<3cm。②输卵管妊娠未发生破裂或流产。③无明显内出血。④血β-hCG<2000IU/L。可使用中药治疗,以活血化瘀的丹参、赤芍、桃仁为主方,随症状加减。

也可使用化学药物治疗,常用甲氨蝶呤,剂量为0.4mg/kg·d,肌注,5日为一疗程。治疗期间应用B型超声和β-hCG进行严密监护,并注意患者的病情变化及药物的毒副反应。若用药后14日,β-hCG下降并连续3次呈阴性,腹痛缓解或消失,阴道流血减少或停止者为显效。若病情无改善,甚至发生急性腹痛或输卵管破裂症状,则应立即进行手术治疗。局部用药可在B超引导下穿刺,将甲氨蝶呤直接注入输卵管的妊娠囊内,也可在腹腔镜直视下穿刺输卵管的妊娠囊,在吸出部分囊液后,将药物注入其中。近年有用RU-486治疗宫外孕的报道。

【护理评估】

(一)健康史

详细询问病史,准确推算停经时间。了解有无引起异位妊娠的高危因素,如慢性输卵管炎、输卵管手术史、放置宫内节育器等。

（二）身体状况

1.症状　评估阴道出血量，出血时是否伴随腹部疼痛的特点。

2.体征　有无贫血貌；有无头晕、脉数、血压下降、四肢湿冷等休克的征象；腹部有无压痛、反跳痛，叩诊有无移动性浊音；通过妇科检查评估阴道出血量、阴道后穹隆是否饱满，评估子宫大小、软硬度、宫颈有无举痛等。

（三）心理社会状况

患者及家属往往表现出对出血的恐惧，担心孕妇的生命安全，产生焦虑情绪，还担心孕妇未来的生育能力。可表现为出现哭泣、自责、无助等行为。

（四）辅助检查

1.妊娠试验　为阳性。

2.B超检查　显示子宫稍大，宫腔内无妊娠物，宫旁可出现低回声区，其内探及胚芽或原始心管搏动。可确诊为异位妊娠。

3.阴道后穹隆穿刺　适用于疑有腹腔内出血的患者。如果抽出暗红色不凝血液，就说明有血腹症存在。

4.腹腔镜检查　该检查不仅可确诊异位妊娠，还可以在确诊的情况下进行治疗。适用于原因不明的急腹症鉴别及输卵管妊娠尚未破裂或流产的早期。大量内出血或伴有失血性休克者，禁做腹腔镜检查。

5.子宫内膜病理检查　仅适用于阴道流血较多的患者，目的在于排除宫内妊娠流产，将宫腔排出物或刮出物送病理检查，如仅为蜕膜而不见绒毛有助于诊断异位妊娠。

【常见的护理诊断】

1.潜在并发症　出血性休克。

2.恐惧　与担心生命安危有关。

【护理目标】

1.患者休克及时被发现，并得到及时的救治和护理。

2.患者对异位妊娠的知识有所了解，恐惧情绪得到缓解。

【护理措施】

1.预防措施　平常做好妇女保健工作，养成良好的卫生习惯，防止发生盆腔感染。在发生盆腔感染后，应及时彻底地接受治疗，防止发生慢性输卵管炎。

2.保守治疗的患者的护理

（1）患者应住院治疗，严密监测生命体征，10～15min测量一次并记录。

（2）注意腹痛情况，如腹痛的部位、性质及有无伴随症状。观察阴道流血的量、颜色、性状等。如有腹痛加剧、阴道出血、腹腔内出血量增多、血压下降等现象应及时通报医生，并做好抢救的准备。

（3）正确的留取血标本，以监测治疗效果。

（4）患者应卧床休息，避免腹部压力增大，减少异位妊娠流产或破裂的机会。在患者卧床期间，其提供相应的生活护理。

（5）护士应指导患者摄取足够的营养物质，尤其是富含铁的食物，如动物肝脏、鱼肉、豆类、绿叶蔬菜以及黑木耳等,以改善贫血,增强抵抗力。

3.急诊手术患者的护理　应配合医生做好围手术期的护理。

应严密监测患者的生命体征的同时,做好术前准备。对于有严重内出血并发休克的患者应立即开放静脉通道,做交叉配血试验,做好输血输液的准备,以便配合医生积极纠正休克。

4.心理护理　此类疾病的患者及家属心理比较紧张,需对他们进行心理安慰,维护患者的自尊,帮助其度过悲哀时期。帮助患者及家属接受此次妊娠失败的现实,向他们讲述异位妊娠的相关知识。

5.健康教育　叮嘱患者术后要注意休息,加强营养,纠正贫血,提高机体抵抗力。注意外阴消毒,禁止性生活 1 个月。指导采取有效的避孕措施,叮嘱患者在下次妊娠时要及时就医,不应轻易终止妊娠。

【护理评价】

(1)患者的休克症状得以及时发现并纠正。

(2)患者消除了恐惧心理。

第七节　早产

早产是指妊娠满 28 周至不满 37 周间分娩者,此时娩出的新生儿称早产儿,出生体重多小于 2500g,各器官发育不成熟。国内早产占分娩总数的 5%～15%。诱发早产的常见原因有:胎膜早破、绒毛膜羊膜炎;下生殖道及泌尿道感染;子宫膨胀过度及胎盘因素;妊娠合并症及并发症;子宫畸形;宫颈内口松弛;吸烟每日≥10 支,酗酒等。

【临床表现】

主要是子宫收缩,最初为不规则宫缩,并常伴有少许阴道出血或血性分泌物,以后可发展为规律宫缩,与足月临产相似。胎膜早破的发生较足月临产多。阴道检查:宫颈管逐渐缩短,然后扩张。

【治疗原则】

若胎儿存活,无胎儿窘迫、胎膜未破,应设法抑制宫缩,尽可能使妊娠继续维持。若胎膜已破,早产不可避免时,应在预防感染的前提下,尽力提高早产儿的存活率,妊娠<34 周,应使用促胎肺成熟药物。

【护理】

1.护理评估

(1)病史:详细评估可致早产的高危因素,如孕妇以往有流产、早产史,若此次妊娠期有阴道出血史,则发生早产的可能性大,详细询问并记录产妇既往出现的症状及接受治疗的情况。

(2)身心状况:妊娠晚期子宫规律收缩,间隔 5～6min,持续 30s 以上,伴以宫颈管消退≥75%以上及进行性宫口扩张 2cm 以上时可诊断为早产临产。

早产已不可避免时,孕妇常会不自觉地把相关的事情与早产联系起来而产生自责感;由于怀孕结果不可预知,孕妇可能有恐惧、焦虑、猜疑等情绪反应。

(3)专科检查:根据全身检查及产科检查,确定孕周,评估胎儿体重、胎方位等,观察产程进展,确定早产的进程。

2.护理要点与措施

(1)观察产程进展:严密观察宫缩,当宫缩达到每5～6分钟1次,持续20～30s时需做阴道检查,每1～2小时1次,了解宫口开大情况,同时听胎心。当宫口开大到≥2cm时,应及时送入待产室。

(2)用药护理

①盐酸利托君:该药为目前国内抑制宫缩首选、有效的药物。有片剂和针剂两种,使用后都会引起心率增快。静脉滴注时要严格控制滴速,初始量0.05mg/min,根据宫缩,每10分钟增加0.05mg/min,最大量至0.35mg/min,使用过程中要严密观察血压和心率变化,孕妇心率每分钟>120次,应减慢滴速,静滴时宜取左侧卧位。长期使用可能引起孕妇血糖升高,应定期检测血糖情况。

②硫酸镁:硫酸镁具有抑制宫缩的作用,静脉滴注过程中要注意观察呼吸(每分钟不少于16次),膝反射(存在)及尿量(每小时不少于25ml)等,如果呼吸每分钟<16次、膝反射消失或尿量<25ml/h应立即停药。

(3)心理护理:向孕妇讲解预防早产的知识,介绍保胎成功的案例,为长期保胎孕妇提供娱乐、放松的条件,如听音乐、看电视、看画报等,帮助孕妇树立保胎成功的信心,缓解孕妇紧张及焦虑的情绪。如果早产不可避免,要帮助孕妇以良好的心态承担早产儿母亲的角色。

(4)分娩期护理:如早产已不可避免,尽早协助医生做好接产准备及早产儿复苏的准备。临产后慎用镇静药,产程中给孕妇吸氧;新生儿出生后,立即结扎脐带,注意保暖。

3.健康教育

(1)用药指导:告诉孕妇用药期间可能出现的不良反应,如使用盐酸利托君时出现的心慌症状是正常现象,在孕妇能耐受的情况下需坚持用药。如使用硫酸镁静脉滴注,要告诉孕妇观察呼吸、膝反射和尿量的意义,配合护士观察病情。

(2)饮食指导:指导孕妇进食富含蛋白质、维生素、微量元素的食物,多食用富含粗纤维的新鲜蔬菜和水果,多饮水,在保证母儿营养的同时要防止便秘。

(3)活动指导:左侧卧位休息以减少宫缩,避免诱发宫缩的活动,如抬举重物、性生活,保持大便通畅,避免便秘。指导孕妇主动活动双下肢,建议使用抗血栓压力带,预防下肢血栓的形成。

(4)自我监护指导:教会孕妇自数胎动的方法和早产的征兆,告诉孕妇如出现胎动异常、规律宫缩、阴道流水或出血情况应立即报告医生。

(5)早产儿护理指导:如果已发生早产,教会产妇喂养和护理早产儿的方法,如果母婴分离,教会产妇乳房护理及保持泌乳的方法。

第四章　儿科常见疾病的护理

第一节　化脓性脑膜炎

化脓性脑膜炎,简称化脑,是小儿时期常见的神经系统急性感染性疾病,可由各种化脓性细菌引起。临床以急性发热、惊厥、意识障碍、颅内压增高和脑膜刺激征以及脑脊液脓性改变为特征。婴幼儿多见。病死率较高,目前病死率在5%～15%之间,约1/3幸存者遗留各种神经系统后遗症,尤以6月以下婴儿患本病预后更为严重。

主要病理改变为脑膜表面血管极度充血、蛛网膜及软脑膜发炎,大量的脓性渗出物覆盖在大脑顶部、颅底及脊髓,并可发生脑室膜炎,导致硬脑膜下积液或积脓,脑积水。炎症还可损害脑实质、颅神经、运动神经和感觉神经而产生相应的临床神经系统体征。

【病因】

约80%以上的化脓性脑膜炎是由肺炎链球菌、流感嗜血杆菌、脑膜炎球菌引起。致病原因与年龄、季节、地区、机体免疫功能、头颅外伤以及是否有先天性的神经或皮肤缺陷有关。其中以年龄为最主要的因素。新生儿及2个月的婴儿以革兰阴性细菌、B组溶血性链球菌、金黄色葡萄球菌为主;2个月至儿童时期以流感嗜血杆菌,脑膜炎球菌、肺炎链球菌为主;12岁以后以脑膜炎球菌、肺炎链球菌为主。肺炎链球菌及脑膜炎球菌性脑膜炎于晚冬及早春多见;流感嗜血杆菌性脑膜炎则好发于晚秋及早冬。

细菌大多从呼吸道侵入,也可由皮肤、黏膜或新生儿脐部侵入,经血循环到达脑膜。少数化脓性脑膜炎可因患中耳炎、乳突炎、脑脊膜膨出或头颅骨折时,细菌直接蔓延到脑膜所致。

【临床表现】

各种细菌所导致的化脓性脑膜炎的表现大致相同如感染、脑膜刺激征、颅内压增高等。其临床表现主要取决于患儿年龄,年长儿与成人相似。婴幼儿症状不典型,易误诊。

1.症状　患儿发病前数日常有上呼吸道或胃肠道感染症状,随即出现高热、头痛、精神萎靡、烦躁不安、嗜睡、脸色苍白。

2.体征　主要包括:①颅内压增高征:剧烈头痛、喷射性呕吐、囟门饱满、张力增高。当出现双瞳孔不等大、对光反应迟钝、呼吸衰竭时,应警惕脑疝;②脑膜刺激征:颈项强直、布鲁津斯基征、凯尔尼格征阳性;③部分患儿出现Ⅱ、Ⅲ、Ⅵ、Ⅶ、Ⅷ对颅神经受损或肢体瘫痪症状。

3.新生儿及小婴儿脑膜炎表现　与败血症相似,表现为脸色苍白、拒食、吐奶、呼吸不规则、易激惹、烦躁不安、双目凝视、甚至惊厥、昏迷等,发热或有或无,甚至体温不升。由于颅缝及囟门未闭,对颅内压增高有一定缓冲作用,使颅内压增高征及脑膜刺激征不典型。前囟隆起或头后仰为其重要体征。

【并发症和后遗症】

1.硬脑膜下积液 约15%～45%的化脑并发硬脑膜下积液,若加上无症状者,其发生率可高达85%～90%。本症主要发生在1岁以下婴儿。凡经化脑有效治疗48～72小时后,体温不退,意识障碍、惊厥或颅压增高等脑症状无好转,甚至进行性加重者,应高度怀疑本症可能。头颅透光检查和CT扫描可协助诊断,但最后确诊,则依赖硬膜下穿刺放出积液送常规和细菌学检查同时也达到治疗目的。正常婴儿硬脑膜下积液量不超过2ml,蛋白定量小于0.4g/L。

2.脑室管膜炎 主要发生在治疗被延误的婴儿。患儿在抗生素治疗下发热不退,惊厥、意识障碍无改善,进行性加重的颈项强直甚至出现角弓反张,脑脊液始终无法正常,以及CT见脑室扩大时,均需考虑本症,确诊则依赖侧脑室穿刺,取脑室内脑脊液显示异常。治疗大多困难,病死率和致残率高。

3.抗利尿激素异常分泌综合征 炎症刺激垂体后叶致抗利尿激素过量分泌,引起低钠血症和血浆低渗透压,脑水肿加剧,致惊厥和意识障碍加重,或直接因低钠血症引起惊厥发作。

4.脑积水 炎症渗出物粘连堵塞脑室内脑脊液流出通道,如导水管、第Ⅳ脑室侧孔或正中孔等狭窄处,引起非交通性脑积水;也可因炎症破坏蛛网膜颗粒,或颅内静脉窦栓塞致脑脊液重吸收障碍,造成交通性脑积水。发生脑积水后,患儿出现烦躁不安、嗜睡、呕吐、惊厥发作、头颅进行性增大、骨缝分离、前囟扩大饱满、头颅破壶音、落日征和头皮静脉扩张。至疾病晚期,持续的颅内高压使大脑皮层退行性萎缩,患儿出现进行性智力减退和其他神经功能倒退现象。

5.其他各种神经功能障碍 由于炎症波及耳蜗迷路,10%～30%的患儿并发神经性耳聋。以及其他如智力低下、癫痫、失明和行为异常等后遗症。

【实验室检查】

1.血象 周围血白细胞数增高、中性粒细胞明显增高。

2.脑脊液 是确诊本病的依据。脑脊液压力增高、外观混浊、白细胞数多达$1000×10^6$/L以上,分类以中性粒细胞为主,糖含量降低,氯化物降低,蛋白质增多。脑脊液常规涂片检查和培养可进一步明确病因。还可采用对流免疫电泳法、乳胶颗粒凝集法对脑脊液进行病原学检测。

【治疗要点】

除对症治疗、并发症治疗及支持疗法外,主要采取抗生素进行病原学治疗。

1.病原治疗 及早采用对病原体敏感及易于透过血脑屏障的抗生素,抗生素量要足。必须静脉注射。注意要及早,足量联合,足疗程的运用原则。在病原菌未明确时,目前主张选用头孢曲松钠每日100mg/kg,或头孢噻肟钠,每日200mg/kg,治疗10～14天。病原菌明确后,根据不同的致病选用敏感的抗生素,疗程不少于3～4周。停药指征:脑脊液完全正常2周,临床症状消失;革兰阴性菌,金黄色葡萄球菌脑膜炎治疗要达到4周或更长时间。

2.对症和支持治疗 ①维持水、电解质平衡;②处理高热,控制惊厥和感染性休克;③降低颅内压;④处理并发症:硬膜下积液多时行穿刺放液,硬膜下积脓,还需根据病原菌注入相应抗生素,必要时外科处理;脑室管膜炎可作侧脑室控制性引流,并注入抗生素;脑性低钠血症需适当限制液体入量,酌情补充钠盐.此外,还可以适当使用肾上腺皮质激素,可减轻中毒症状和炎症反应.必要时可静脉注射两种球蛋白。

【护理评估】

（一）健康史

重点评估患儿有无呼吸道、消化道及中耳炎、乳突炎等化脓性细菌感染的病史;新生儿有无皮肤、脐部感染;有无头颅外伤及先天性的神经或皮肤缺陷;有无造成机体免疫功能下降的因素等。

（二）身体评估

1.症状　患儿发病前数日常有上呼吸道或胃肠道感染症状,随即出现高热、头痛、精神萎靡,小婴儿表现易激惹、烦躁不安、双目凝视,甚至惊厥、昏迷等。

2.体征　主要包括:①颅内压增高征:剧烈头痛、喷射性呕吐、囟门饱满、张力增高。当出现双瞳孔不等大、对光反应迟钝、呼吸衰竭时,应警惕脑疝;②脑膜刺激征:颈强直、布鲁津斯基征、凯尔尼格征阳性;③部分患儿出现Ⅱ、Ⅲ、Ⅵ、Ⅶ、Ⅷ对颅神经受损或肢体瘫痪症状。

3.新生儿及小婴儿由于颅缝或囟门未闭,对颅内高压有一定缓冲作用使脑膜炎表现多不典型,以感染中毒症状为主,神经系统症状不明显。

【护理诊断】

1.体温过高　与颅内感染有关。

2.潜在并发症　与颅内高压症,与脑积水,硬脑膜下积液等有关

3.营养失调:低于机体需要量　与摄入不足,机体消耗增多有关。

4.有受伤的危险　与抽搐,反复惊厥有关。

5.恐惧(家长的)　与预后不良有关。

【护理目标】

1.患儿体温维持正常。

2.患儿的颅内压能维持正常水平。

3.患儿的营养供给能满足机体的需要。

4.患儿没有外伤的情况发生。

5.患儿家长能用正确的态度对待疾病,主动配合各项治疗和护理。

【护理措施】

1.维持正常的体温　保持病室安静、空气新鲜。绝对卧床休息。每4小时测体温1次,并观察热型及伴随症状。鼓励患儿多饮水,必要时静脉补液。出汗后及时更衣,注意保暖。体温超过38.5℃时,及时给予物理降温或药物降温,以减少大脑对氧的消耗,防止惊厥,并记录降温效果。遵医嘱给予抗生素治疗。

2.病情观察、防治并发症

(1)监测生命体征:若患儿出现意识障碍、囟门及瞳孔改变、躁动不安、频繁呕吐、肢体发紧等惊厥先兆,说明有脑水肿。若呼吸节律不规则、瞳孔忽大忽小或两侧不等大、对光反应迟钝、血压升高,说明有脑疝及呼吸衰竭。应经常巡视、密切观察、详细记录,以便及早发现给予急救

处理。

(2)做好并发症的观察:如患儿在治疗中发热不退或退而复升,前囟饱满、颅缝裂开、呕吐不止、频繁惊厥,应考虑有并发症存在。可作颅骨透照、头颅 CT 扫描检查等,以期早确诊并及时处理。

(3)做好抢救药品及器械的准备:做好氧气、吸引器、人工呼吸机、脱水剂、呼吸兴奋剂、硬脑膜下穿刺包及侧脑室引流包的准备。

(4)药物治疗的护理:了解各种药的使用要求及副作用。如静脉用药的配伍禁忌;青霉素稀释后应在 1 小时内输完,防止破坏,影响疗效;高浓度的青霉素须避免渗出血管外,防止组织坏死;注意观察氯霉素的骨髓抑制作用,定期作血象检查;静脉输液速度不宜太快,以免加重脑水肿;保护好静脉血管,保证静脉输液通畅;记录 24 小时出入水量。

3.保证营养供应 保证足够热量摄入,根据患儿热量需要制定饮食计划,给予高热量、清淡、易消化的流质或半流质饮食。少量多餐,以减轻胃的饱胀感,并防止呕吐发生。注意食物的调配,增加患儿食欲。频吐不能进食者,应注意观测呕吐情况并静脉输液,维持水电解质平衡。监测患儿每日热能摄入量,及时给予适当调整。

4.防止外伤 协助患儿洗漱、进食、大小便及个人卫生等生活护理。做好口腔护理,呕吐后帮助患儿漱口,保持口腔清洁,及时清除呕吐物,减少不良刺激。做好皮肤护理,及时清除大小便,保持臀部干燥,适当使用气垫等抗压力器材,预防褥疮的发生。注意患儿安全,躁动不安或惊厥时防坠床发生,防舌咬伤。

5.健康教育

(1)必须加强卫生知识的大力宣传,预防化脓性脑膜炎。保持室内卫生,空气新鲜,阳光充足,及时治疗呼吸道感染,中耳炎,皮肤感染等。提高机体免疫力。凡与流感嗜血杆菌性脑膜炎和流行性脑脊髓膜炎接触的易感儿均应服用利福平,每日 20mg/kg,共 4 天。还可采用脑膜炎双球菌荚膜多糖疫苗在流行地区实施预防接种。

(2)对患儿及家长给予安慰、关心和爱护,使家长接受疾病的事实,鼓励战胜疾病的信心。根据患儿及家长的接受程度,介绍病情,讲清治疗护理方法,使其主动配合。及时解除患儿不适,取得患儿及家长的信任。

(3)对恢复期和有神经系统后遗症的患儿,应进行功能锻炼,指导家长根据不同情况给予相应护理,促使病情尽可能的康复。

第二节 病毒性脑膜炎

病毒性脑膜炎是病毒感染引起的脑膜炎症。若病毒感染引起脑实质炎症则称为病毒性脑炎。病毒侵入中枢神经后,往往脑膜和脑实质均有不同程度的受累,如果两者同时受累则称为病毒性脑膜脑炎。本病是小儿最常见的中枢神经系统感染性疾病之一,夏、秋季发病率较高,病情轻重不等,轻者可自行缓解,重者可导致后遗症及死亡。

【病因】

许多病毒都可以引起脑膜炎,最常见的病毒是肠道病毒(如柯萨奇病毒、埃可病毒等),约占 80% 以上;其次为虫媒病毒(乙型脑炎病毒)和腮腺炎病毒等。

【发病机制】

病毒自消化道、呼吸道或经昆虫叮咬侵入人体,在淋巴系统内繁殖后通过血液循环到达各器官,在入侵中枢神经系统前即可有发热等全身症状;在脏器中繁殖后的大量病毒可进一步播散全身,病毒亦可经嗅神经或其他周围神经到达中枢神经系统。中枢神经系统的病变可以是病毒直接损伤的结果,也可是感染后的过敏性脑炎改变,从而导致神经脱髓鞘病变和血管及血管周围的损伤。

【临床表现】

本病发病前 1～3 周多有上呼吸道及胃肠道感染史、接触动物或被昆虫叮咬史。

1.病毒性脑膜炎 起病急,主要表现为发热、呕吐、嗜睡、头痛、颈背疼痛、颈项强直等,较少发生意识障碍、惊厥和局限性神经系统体征。病程多为 1～2 周。

2.病毒性脑炎 主要表现为发热、反复惊厥、不同程度的意识障碍和颅内压增高,严重者可发生脑疝。

(1)前驱症状:主要为一般急性全身感染症状,如发热、头痛、呕吐、腹泻等。

(2)中枢神经系统症状:多数患儿可有惊厥,多表现为全身发作,严重者可呈惊厥持续状态。①意识障碍:轻者反应迟钝、淡漠、嗜睡或烦躁,重者谵妄、昏迷。②颅内压增高:头痛、呕吐,婴儿前囟饱满,严重者发生脑疝。③运动功能失调:由于中枢神经系统受累部位不同可出现不同的局限性神经系统体征如偏瘫、不自主运动、面瘫、吞咽障碍等。④精神障碍:若病变累及额叶底部、颞叶边缘系统,可发生幻觉、失语、定向力障碍等精神异常。

本病病程一般为 2～3 周,多数病例可完全康复,少数患儿可留有不同程度的后遗症,如癫痫、听力障碍、肢体瘫痪、智力低下等。

【实验室检查】

1.脑脊液 外观清亮,压力增高,白细胞数大多在(10～500)×10⁶/L,以淋巴细胞为主,蛋白质正常或轻度增高,糖和氯化物正常。

2.病原学检查 疾病早期可收集大、小便及咽分泌物,脑脊液做病毒学检测,仅有 1/4～1/3 病例能确定致病病毒。

3.血清学检查 双份血清特异性抗体滴度呈 4 倍增高有诊断价值,分别于病初和病程 2～3 周取血。

【治疗要点】

1.对症治疗 降温、止惊、降低颅内压、改善脑微循环、抢救呼吸和循环衰竭。保证营养供给,维持水、电解质平衡。

2.抗病毒治疗 抗病毒治疗常选用利巴韦林。若为疱疹病毒性脑炎应尽早给予阿昔洛韦 5～10mg/kg,每 8h 一次,静脉滴注。

【护理评估】

1.健康史 评估患儿近 1～3 周有无上呼吸道及胃肠道感染史,有无接触动物或被昆虫叮咬史,有无预防接种史。

2.身体状况　测量患儿体温、脉搏、呼吸,检查患儿有无头痛、呕吐、惊厥和脑膜刺激征,注意其精神状态、肢体瘫痪情况等,若为婴儿其前囟是否隆起或紧张。

3.心理-社会状况　评估家长及患儿对本病相关知识的了解程度,护理知识的掌握程度,有无焦虑或恐惧心理。

【护理诊断】

1.体温过高　与病毒血症有关。

2.营养失调:低于机体需要量　与摄入不足及消耗过多有关。

3.躯体移动障碍　与昏迷、肢体瘫痪有关。

4.潜在并发症　颅内压增高。

【护理措施】

1.维持正常体温　监测体温,观察热型及伴随症状。出汗后及时更换衣物。当体温超过38.5℃时,及时给予物理降温或药物降温。

2.保证营养　供给耐心哺喂,防止呛咳。对吞咽困难或昏迷的患儿应尽早给予鼻饲或静脉高营养,保证热量,维持水、电解质及酸碱平衡,并做好口腔护理。

3.促进脑功能恢复　创造安静环境,去除影响患儿情绪的不良因素;各种护理操作应尽量集中进行,减少烦躁与哭闹;控制惊厥,减轻脑缺氧,为患儿提供保护性的看护和日常生活护理。

4.促进肢体功能的恢复　做好心理护理,增强患儿自我照顾能力和信心。卧床期间协助患儿进行日常生活护理及个人卫生;协助患儿翻身,做好皮肤护理,防止压疮。保持瘫痪肢体于功能位。病情稳定后,及早督促患儿进行肢体的被动或主动功能锻炼,并循序渐进,加强保护,防止患儿受伤。在每次改变锻炼方式时给予患儿指导、帮助和正面鼓励。

5.病情观察　密切观察患儿的生命体征及神志、瞳孔、前囟和肌张力改变,注意脑疝和呼吸衰竭的发生。

6.健康教育　向患儿及其家长介绍病情,提供保护性看护和日常生活护理常识,做好心理护理,增强战胜疾病的信心。指导家长做好患儿智力训练和瘫痪肢体功能训练。介绍服药方法,指导定期随访。

第三节　注意力缺陷多动症

注意力缺陷多动症(ADHD),又称儿童多动症,是指与年龄不相称的活动过多、注意力不集中、任性、易冲动、参与事件的能力差、但智力基本正常为主要特征的一种行为障碍。我国14岁以下儿童患病率为7%~9%,半数患儿4岁之前起病,男、女比例为4~6:1。早产儿发病率高。1/3以上患儿伴有学习困难和心理异常。

【病因及发病机制】

本症病因与发病机制尚不十分清楚。多数学者认为,注意缺陷多动症是由于生理、心理、社会等因素共同作用而引起的。发病原因可能有：

1.遗传因素在本症发生中有相当大的作用，可能是一种多基因的遗传性疾病。

2.脑损伤与注意力缺陷多动症发病之间的关系仍在继续探讨之中，如妊娠及分娩期脑轻微损伤、感染、中毒等。

3.不良社会和家庭环境及其他心理障碍、微量元素缺乏等有关。

目前认为有关发病因素可能与患儿全脑葡萄糖代谢率降低，尤其是运动前回、前额皮质，而前额皮质与注意力形成有关；另外临床和动物实验也提示神经递质代谢异常与该症有关联。

【临床表现】

本症有注意力改变和多动两大主要表现。

（一）注意力缺陷

注意力缺陷是本症必备表现之一，许多注意力缺陷多动症儿童不能控制自己的行为，患儿注意力短暂、易随环境转移，做事有始无终，在玩和学习时往往心不在焉，上课不专心，常把作业记错或漏掉。对各方面的刺激都起反应。

（二）多动

患儿从小表现异常的兴奋多动，好跑动，不守纪律，上课时小动作不断，叫喊讲话，下位走动，扰乱课堂秩序，干扰他人。

（三）其他表现

患儿任性冲动、情绪易激动、缺乏自控力，甚至出现攻击行为；伴有学习困难；神经发育障碍或延迟症状（如精细协调动作笨拙、语言发育延迟、智力偏低）等。

【治疗原则】

早期治疗很重要，这也是影响预后的重要因素之一，早期干预有助于提高患儿自尊心，改善伙伴关系、亲子关系，改善认知功能。通过实施合理教育和训练，采用一定的心理治疗措施，以缓解小儿的心理压力。对本症唯一有效的药物为精神兴奋剂，如哌甲酯（利他林）、苯丙胺、匹莫林、丙咪嗪等药物。用药从小剂量开始，白天早餐后顿服，节假日停药，6岁以下及青春期以后原则上不用药。

【护理评估】

1.健康史：了解小儿有无注意力缺陷和活动过度的表现。

2.身体状况：检查神经系统及智力是否正常。

3.心理社会状况：了解患儿家长对疾病的性质，处理及预后认识程度。

【护理诊断】

1.思维过程改变　与神经发育延迟或损伤、遗传等因素有关。

2.焦虑（家长）　与患儿常有攻击破坏行为及学习成绩落后有关。

【护理目标】

1.患儿思维过程逐渐恢复正常。

2.消除患儿家长焦虑，积极配合治疗。

【护理措施】

1.合理教育　本病需社会多方面来对患儿进行关心，心理治疗非常重要，要告知家长、教师该病的特点以协助医护人员治疗,在同情和爱护的基础上,尽可能地去寻找、除去致病因素。对患儿的攻击行为、违纪行为不要袒护,要严加制止,但不能采取辱骂、歧视等不良刺激。多发现患儿优点,从正面进行表扬,帮助患儿树立自信心。患儿学习成绩差,要帮助其寻找原因,不要过多责备。

2.生活指导　制定简单可行的生活制度,鼓励患儿多参加文娱和体育活动,改善伙伴关系、亲子关系,培养其注意力,养成做事要一心一意和持之以恒的习惯。

3.指导用药　对需要用药治疗的患儿,要指导用药的方法、疗效及副作用的观察。精神兴奋剂仅能改善患儿注意力,而对多动、冲动等无多大作用,要严格按医嘱使用,禁止乱用,以免引起患儿淡漠、刻板动作、食欲减退等不良反应。6岁以后小儿最好不要用药,以教育为主。

【健康指导】

向患儿家长及老师讲解本病的治疗及护理方法,以取得患儿家长和老师的配合,在平时的生活中,家长和老师要学会如何对待患儿的过错,为患儿制定特殊的学习计划,监测和评估患儿的进步及药物不良反应。

第四节　小儿惊厥

惊厥是由于多种原因致脑神经元功能紊乱而引起的全身或局部肌群发生不自主的强直性或阵挛性收缩,常伴有意识障碍。惊厥是小儿常见的急诊,尤多见于婴幼儿。

【病因】

1.感染性疾病

(1)颅内感染:细菌、病毒、真菌、原虫、寄生虫等引起的脑炎、脑膜炎、脑脓肿等。

(2)颅外感染:高热惊厥、败血症、肺炎、细菌性痢疾或其他传染病引起的中毒性脑病、破伤风等,其中以高热惊厥最常见。

2.非感染性疾病

(1)颅内疾病:各型癫痫、颅内占位性病变(如肿瘤、囊肿、血肿等)、颅脑损伤(如产伤、外伤等)、先天发育异常(如头小畸形、脑积水、脑血管畸形等)。

(2)颅外疾病:中毒(食物中毒、药物中毒)、代谢性疾病(高钠血症、低血糖、低血钙、低血镁、遗传代谢缺陷病等)、缺氧缺血性脑病、窒息、高血压脑病及尿毒症。

【发病机制】

惊厥是一种神经系统功能暂时紊乱,因小儿大脑皮质和神经髓鞘发育不完善,各种较弱的刺激也能在大脑皮层形成强烈的兴奋灶并迅速泛化,导致神经细胞突然大量异常反复放电所致。

【临床表现】

本病临床表现为突然发作,意识丧失,头向后仰,面部及四肢肌肉呈强直性或阵挛性收缩,眼球上翻、固定或斜视,口吐白沫,牙关紧闭,面色青紫,持续数秒或数分钟,可反复发作或呈持续状态,可伴有喉痉挛、呼吸暂停及大、小便失禁等,发作停止后多入睡。

新生儿及婴儿惊厥发作常不典型,表现为两眼凝视、反复眨眼、腼嘴、一侧肢体抽动、流涎、呼吸暂停等。

高热惊厥是婴幼儿最常见的类型,6 个月~3 岁小儿多见,常发生于急性上呼吸道感染后或其他感染性疾病初期,体温突然升高时发生;持续时间短,较少连续发作;发作后意识恢复快,无神经系统异常体征;约有 50% 的患儿在以后的热性疾病中再次或多次发作。

【实验室检查】

根据病情需要做血、尿、大便常规,血生化检查,脑脊液检查,脑电图、头颅超声波、头颅 CT、核磁共振等。

【治疗要点】

1.控制惊厥

(1)地西泮:惊厥的首选药,0.1~0.3mg/kg(最大剂量为 10mg)缓慢静脉注射,大多在 1~2min 内生效,但作用短暂,必要时 30min 后可重复使用。地西泮作用时间短暂,过量可抑制呼吸、降低血压,故需密切观察患儿的呼吸及血压变化。

(2)苯巴比妥钠:新生儿惊厥的首选药物(新生儿破伤风除外),5~30mg/kg 静脉注射;其他年龄组为 10mg/kg 静脉注射。

(3)10%水合氯醛溶液:每次 0.5mg/kg,最大不超 10mL,可经胃管给药或加等量生理盐水保留灌肠。

(4)苯妥英钠:适用于惊厥持续状态或其他药物治疗无效时,每次 15~20mg/kg 静脉注射,速度为每分钟 0.5~1.0mg/kg,应在心电监护下应用。

(5)针刺法:针刺人中、合谷、百会、涌泉等穴。

2.对症治疗　高热者给予降温处理,脑水肿者用甘露醇、呋塞米或肾上腺皮质激素。

3.病因治疗　尽快找出病因采取相应治疗措施。

【护理评估】

1.健康史　询问患儿有无惊厥发作的诱因,有无高热惊厥家族史及出生史、喂养史、感染史、传染病史、既往发作史。

2.身体状况　评估患儿生命体征、意识状态,有无颅内压增高的表现,惊厥发作的次数、持续的时间及伴随症状,有无神经系统阳性体征。

3.心理-社会状况　评估患儿及其家长有无焦虑、恐惧等心理,患儿患病后对家庭的影响,家长对治疗和护理的需求,对疾病和护理知识的了解程度,家庭环境及经济状况,有无社会支持等。

【护理诊断】

1.有窒息的危险　与惊厥发作、意识障碍、喉痉挛、误吸有关。

2.有受伤的危险　与抽搐、意识障碍有关。

3.体温过高　与感染或惊厥持续状态有关。

4.潜在的并发症　脑水肿、颅内压增高。

【护理措施】

1.迅速控制惊厥,保持呼吸道通畅　①惊厥发作时勿强行搬运患儿,应就地抢救。应立即将患儿平卧,松解领扣,使其头偏向一侧,让口腔分泌物易于流出,以免引起窒息。若患儿出现窒息时,应立即吸出呼吸道分泌物,施行人工呼吸。②保持环境安静,减少对患儿的刺激,惊厥发作时不可将患儿抱起或高声呼叫。有舌后坠者可用舌钳将舌轻轻向外拉出,防止舌后坠阻塞呼吸道。③遵医嘱应用止惊药,如地西泮、苯妥英钠等,观察并记录用药后的效果及副作用。

2.防止受伤　在牙齿间垫牙垫以防舌被咬伤;牙关紧闭者,不要强行撬开,以免损伤牙齿;惊厥发作时,将纱布放在患儿手中和腋下,防止皮肤摩擦受损。勿强行牵拉或按压患儿肢体,防止患儿骨折或脱臼;病床应加床栏,移开床上一切硬物,专人守护,防患儿坠床或碰伤。

3.降温　监测患儿体温变化,有高热时,应给予物理或药物降温。若惊厥发作时间较长,无论有无发绀,均应给予吸氧,以减轻患儿脑缺氧。

4.病情观察　观察患儿的生命体征、意识状态、瞳孔大小和对光反应等。观察并记录惊厥发作的次数、频率、持续和间歇时间及伴随症状,及时发现并发症先兆,并通知医生处理。

5.健康教育　向患儿及其家长解释病情、治疗、护理及预后等有关知识,指导家长防止窒息和外伤的方法。有高热惊厥史者,要及时降温,必要时口服镇静药。对癫痫患儿,向患儿及其家长讲解正确服药方法,并定期随访。经常与患儿及其家长交流,解除其焦虑、恐惧心理。

第五节　小儿急性上呼吸道感染

急性上呼吸道感染是指由各种病原体引起的上呼吸道炎症,简称上感,俗称"感冒",是小儿最常见的疾病。

【病因】

本病90%以上由病毒感染引起,主要致病病毒有呼吸道合胞病毒、流感病毒、副流感病毒、腺病毒、鼻病毒、柯萨奇病毒、单纯疱疹病毒等。病毒感染后可继发细菌感染,常见为溶血性链球菌,其次为肺炎球菌等。

由于上呼吸道的解剖特点和免疫特点,婴幼儿易患上呼吸道感染,若有维生素 D 缺乏性佝偻病、先天性心脏病、营养不良、贫血等,则易引起反复感染使病程迁延。气候改变、空气污浊、护理不当等容易诱发本病。

【临床表现】

1.一般类型上感　病情轻重不一,与年龄、病原体和机体抵抗力不同有关。婴幼儿局部症状不明显而全身症状重,年长儿局部症状重而全身症状轻。

(1)局部症状:轻症主要为鼻咽部的症状,多见于年长儿,常于受凉后1～3d出现流涕、鼻塞、喷嚏、咽部不适、干咳等。

(2)全身症状:重症主要为全身症状,多见于婴幼儿,以发热、烦躁不安、头痛、全身不适、乏力等症状多见,可伴有食欲不振、呕吐、腹痛、腹泻甚至热性惊厥等。部分患儿发病早期可有阵发性腹痛,多位于脐周,与发热所致的阵发性肠痉挛或肠系膜淋巴结炎有关。

体格检查可见咽部充血、水肿及咽部滤泡,扁桃体肿大,可有白色斑点状渗出物,颌下淋巴结肿大、触痛。肺部听诊正常。肠病毒感染患儿可出现不同形态的皮疹。本病病程为3～5d。

如体温持续不退或病情加重,应考虑感染可能侵及其他部位。

2.两种特殊类型上感

(1)疱疹性咽峡炎:病原体为柯萨奇 A 组病毒,好发于夏、秋季。全身症状明显,如高热、咽痛、厌食、呕吐等。检查可见咽峡部黏膜上有灰白色的疱疹,周围有红晕,1~2d 破溃形成小溃疡。病程为 1 周左右。

(2)咽-结合膜热:病原体为腺病毒 3、7 型,好发于春、秋季,可发生小流行。以发热、咽炎、结合膜炎为特征。病程为 1~2 周。

3.并发症　上呼吸道感染波及邻近器官或向下蔓延可引起很多并发症,如:细菌感染引起中耳炎、鼻窦炎、颈淋巴结炎、咽后壁脓肿、扁桃体炎、气管炎、肺炎;病毒感染引起脑炎、心肌炎;年长儿患链球菌性上感可见急性肾炎、风湿热等免疫性疾病。

【实验室检查】

1.血常规检查　病毒感染者,白细胞计数正常或降低;细菌感染者,白细胞计数和中性粒细胞比例增高。

2.病原学检查　咽拭子培养可见病原菌生长。

【治疗要点】

1.以支持疗法及对症治疗为主,防止并发症的发生。

2.注意休息,保持良好的环境。

3.多饮水,补充维生素 C。

4.应用抗病毒药物,如利巴韦林(病毒唑)、阿昔洛韦,疗程为 3~5d。

5.酌情选用抗生素,明确为细菌感染者,如链球菌感染,可使用青霉素 10~14d。

【护理评估】

1.健康史　了解有无上呼吸道感染史,既往有无反复发作史,是否有营养缺乏性疾病和先天性疾病,有无免疫功能下降等。

2.身体状况　婴幼儿症状以发热,精神、食欲差甚至呕吐,腹泻等全身症状为主,年长儿症状以呼吸道黏膜卡他症状为主,如流涕、喷嚏、咳嗽、咽部不适、乏力等。体格检查可见咽部充血、扁桃体肿大等。

3.心理-社会状况　患儿因发热、烦躁或环境陌生以及与父母分离而出现焦虑、恐惧。家长常因小儿发热不退而焦虑不安,或因担心患儿会发展成为肺炎而担忧。

【护理诊断】

1.体温过高　与呼吸道感染有关。

2.潜在并发症　热性惊厥。

3.舒适的改变　与咽痛、鼻塞等有关。

【护理措施】

1.维持体温正常

(1)体温观察:密切观察患儿体温变化,体温高于 38.5℃时给予物理降温,如头部冷敷、在腋下及腹股沟处置冰袋、温水或乙醇擦浴、冷盐水灌肠等。

(2)按医嘱用药:按医嘱给予患儿退热剂,如口服对乙酰氨基酚或安乃近溶液滴鼻,并给予抗病毒药物,合并细菌感染者使用抗生素治疗。

(3)营养要求:保证患儿摄入充足的水分,给予易消化和富含维生素的清淡饮食,必要时静脉补充营养和水分。

(4)及时更换汗湿的衣服并适度保暖,避免患儿因受凉而使症状加重或反复;保持口腔及皮肤清洁。

2.预防热性惊厥

(1)密切观察病情:患儿体温超过38.5℃时应及时给予降温处理,既往有热性惊厥者更要注意及时降温。

(2)按医嘱预防性应用镇静剂(如苯巴比妥)。

(3)保持室内安静,减少刺激。

3.促进舒适

(1)保持室内空气清新,维持室温在18～22℃,湿度为50%～60%。

(2)及时清除患儿鼻腔及咽喉部分泌物,保证呼吸道通畅,鼻塞严重时于清除鼻腔分泌物后用0.5%麻黄碱液滴鼻,每次1～2滴,对因鼻塞而妨碍吸吮的婴幼儿,宜在哺乳前10～15min滴鼻,使鼻腔通畅,保证吸吮。

(3)注意观察咽部充血、水肿等情况,咽部不适时可给予润喉含片或行雾化吸入。

4.健康教育

(1)指导家庭护理:观察及早期发现并发症,及时与医护人员联系,以便及时处理;让患儿多饮水,给予清淡、富含营养、易消化的流质、半流质饮食;注意休息,减少能量消耗,发热时应卧床休息。

(2)介绍预防措施:保持房间空气新鲜,温度、湿度适宜;增加营养和加强体格锻炼,避免受凉;不带儿童到人多的公共场所。及时增减衣服,避免过热或过冷;积极治疗原发病,提倡母乳喂养,及时添加辅食。对反复上呼吸道感染的患儿应加强体育锻炼,增强体质,多进行适宜的户外活动。用冷水洗脸,可以在一定程度上预防感冒。在集体托幼机构,应注意早期隔离患儿,保护易感儿,如有流行趋势,可用食醋熏蒸法消毒居室。

第六节 小儿急性支气管炎

急性支气管炎是指由于各种致病原引起的支气管黏膜的急性炎症,大多数继发于上呼吸道感染,也可见于一些急性呼吸道传染病(如麻疹、百日咳等)的早期临床表现。气管常同时受累,故又称为急性气管支气管炎。

【病因】

凡能引起上呼吸道感染的病毒和细菌均可引起支气管炎,常为混合感染。特异性体质、免疫功能失调、营养不良、佝偻病、鼻窦炎等患者易反复发生支气管炎。

【临床表现】

本病大多先有上呼吸道感染症状,以咳嗽为主,初为刺激性干咳,以后有痰。婴幼儿全身症状明显,常有发热、纳差、乏力、呕吐、腹泻等。体格检查见双肺呼吸音粗糙,可闻及不固定散在的干啰音、中粗湿啰音。啰音常在体位改变或咳嗽后随分泌物的排出而有明显变化或消失,一般无气促和发绀。

婴幼儿可发生一种特殊类型的支气管炎,称为哮喘性支气管炎,也称喘息性支气管炎,是指婴幼儿时期以喘息为突出表现的支气管炎。患儿除有上述临床表现外,主要特点为:①多见于 3 岁以下、有湿疹或过敏史的患儿;②有类似哮喘的临床表现,如呼气性呼吸困难,肺部叩诊呈过清音,听诊两肺满布哮鸣音及少量粗湿啰音;③大多病例复发与感染有关;④近期预后大多良好,3～4 岁后发作次数逐渐减少,但少数可发展成为支气管哮喘。

哮喘性支气管炎与支气管哮喘的比较见表 4-1。

表 4-1　哮喘性支气管炎与支气管哮喘的比较

比较项目	哮喘性支气管炎	支气管哮喘
好发年龄	3 岁以下	大多 3 岁以上
过敏史	有	有
家族史	一般没有	有
类似哮喘表现	有	有
治疗	抗炎、平喘	抗炎、平喘,可用免疫抑制剂
预后	良好,大多在 6 岁后自愈	差,常终身反复发作

【实验室检查】

1.X 线检查　多无异常改变,或有肺纹理增粗。

2.血常规检查　白细胞计数增高或降低。

【治疗要点】

控制感染和对症治疗,如止咳、化痰、平喘。

【护理评估】

1.健康史　评估患儿有无上呼吸道感染史,既往有无反复发作咳喘史、湿疹或其他过敏史,是否为特异性体质,有无免疫功能下降、营养障碍性疾病等。

2.身体状况　本病以咳嗽为主要症状,开始为刺激性干咳,以后咳痰,伴发热、纳差、乏力、呕吐、腹泻等。体格检查:双肺呼吸音粗糙,可闻及不固定散在的干啰音、中粗湿啰音或喘鸣音。

3.心理-社会状况　患儿常因呼吸困难而烦躁不安。住院患儿可因环境陌生以及与父母分离而出现焦虑、恐惧。家长因担心患儿会发展成为支气管哮喘而产生恐惧与担忧。

【护理诊断】

1.清理呼吸道无效　与痰液黏稠不易咳出,呼吸道分泌物堆积有关。

2.知识缺乏　家长缺乏支气管炎的有关知识。

【护理措施】

1.一般护理

(1)保持室内空气清新,温度、湿度适宜。注意休息,避免剧烈活动,以防咳嗽加重。卧床时经常变换体位,使呼吸道分泌物易于排出。

(2)保证充足的营养和水分:鼓励患儿多饮水,以便稀释痰液,使痰易于咳出;给予营养丰富、易消化的流质、半流质饮食,少食多餐,以免因咳嗽引起呕吐。

(3)保持口腔清洁:因发热、咳嗽、痰多而黏稠,剧烈咳嗽时引起呕吐等,故要保持口腔清洁卫生,增加舒适感和食欲。可在每次进食后喝适量温开水,年长儿在晨起、餐后、睡前漱口。

2.发热护理　患儿体温在 38.5℃以上时应采取物理降温或药物降温措施,以防发生热性惊厥。

3.保持呼吸道通畅　教会并鼓励患儿有效咳嗽,对咳嗽无力的患儿,经常拍背、更换体位,促使呼吸道分泌物排出;若痰液黏稠可给予超声雾化吸入或蒸气吸入;分泌物过多时可用吸痰器吸痰,以保证呼吸道通畅。

4.病情观察　注意观察患儿有无缺氧症状,注意若有呼吸困难、发绀,应给予氧气吸入,并协助医生处理。

5.用药护理　按医嘱给药,如口服止咳糖浆后不要立即喝水,以使药物更好地发挥疗效。

6.健康指导　向家长介绍急性支气管炎的基本知识及护理要点。加强体育锻炼,提高患儿机体的耐寒能力。

第七节　小儿肺炎

肺炎是由不同病原体或其他因素引起的肺部炎症。以发热、咳嗽、气促、呼吸困难以及肺部固定细湿啰音为特征。肺炎是儿童尤其是婴幼儿时期的常见疾病。婴幼儿肺炎是我国住院小儿死亡的第一原因,已被我国卫生部列为小儿重点防治的四病之一。本病一年四季均可发病,以冬春季及气温骤变时多见,常在上呼吸道感染,急性气管、支气管炎后发病,也可为原发感染。

【分类】

目前,小儿肺炎的分类尚未统一,常用的方法为:①按病理分类,分为大叶性肺炎、小叶性肺炎(支气管肺炎)、间质性肺炎等;②按病因分类,分为细菌性肺炎、病毒性肺炎、真菌性肺炎、支原体肺炎、衣原体肺炎、原虫性肺炎及非感染病因引起的肺炎如吸入性肺炎等;③按病程分类,急性肺炎(病程<1 个月)、迁延性肺炎(病程 1～3 个月)、慢性肺炎(病程>3 个月);④按病情分类,轻症肺炎(呼吸系统症状为主,无全身中毒症状)、重症肺炎(除呼吸系统受累外,其他系统亦受累,且全身中毒症状明显)。

临床上如果病因明确,按病因分类,以便指导治疗,如病因不明,则按病理分类。

【病因及发病机制】

引起肺炎的病原体在发达国家主要是病毒,常见有呼吸道合胞病毒、腺病毒、副流感病毒等,而在发展中国家则以细菌为主,常见有肺炎链球菌、流感嗜血杆菌和葡萄球菌等。近年来肺炎支原体肺炎、衣原体肺炎在逐渐增多。部分患儿为混合感染。冷暖失调、居住环境不良、维生素 D 缺乏性佝偻病、营养不良、先天性心脏病及免疫力低下等为诱发因素。

病原体一般由呼吸道侵入,也可经血行入肺,引起肺组织充血、水肿、炎性细胞浸润。炎症使支气管黏膜水肿、管腔狭窄,肺泡壁因充血水肿而增厚,肺泡腔内充满炎性渗出物,导致通气与换气功能障碍。通气不足引起 PaO_2 降低及 $PaCO_2$ 增高,换气障碍则引起低氧血症。为代偿缺氧,患儿呼吸与心率增快,出现鼻翼扇动和三凹征。重症患儿,由于缺氧和二氧化碳潴留及毒血症等,导致循环系统、消化系统、中枢神经系统的一系列并发症、混合性中毒及器官功能障碍。

【临床表现】

(一)轻症肺炎

仅以呼吸系统症状为主,主要症状为发热、咳嗽、气促。①发热:热型不一,多为不规则热型,体温往往高达 39℃左右,小婴儿及重症营养不良儿可不发热,甚至体温不升。②咳嗽:较频,初为刺激性干咳,以后转为湿性有痰的咳嗽。新生儿、早产儿则表现为口吐白沫。③气促:常发生在发热、咳嗽之后,呼吸加快,并有鼻翼扇动,重者可有三凹征、唇周发绀。肺部体征:早期不明显或仅呼吸音粗糙,以后可闻及固定的中、细湿啰音,以背部两肺下方及脊柱两旁较多,于深吸气末更明显。叩诊正常,若病灶融合扩大则出现相应的肺实变体征(叩诊呈浊音,听诊呼吸音减低或管状呼吸音)。

(二)重症肺炎

呼吸系统症状加重,高热持续不退,有明显的中毒及缺氧症状。还可累及循环、神经和消化等系统,出现相应的临床表现。

1.循环系统　循环系统常见心肌炎和心力衰竭。前者表现面色苍白、心动过速、心音低钝、心律不齐;心电图显示,ST 段下移和 T 波低平、倒置。心力衰竭时有:①安静时心率突然加快,婴儿期>180 次/分,幼儿期>160 次/分;②呼吸突然加快>60 次/分;③肝脏迅速增大;④突然极度烦躁不安,面色发灰或苍白,明显发绀;⑤心音低钝、奔马律、颈静脉怒张;⑥尿量减少或无尿,颜面眼睑及下肢浮肿。

2.神经系统　轻度缺氧表现烦躁或嗜睡;严重可引起脑水肿、颅内压增高及中毒性脑病,出现昏睡、昏迷、反复惊厥、前囟膨隆,可有脑膜刺激征、呼吸不规则等。

3.消化系统　常有腹胀、吐泻、食少,重症可引起中毒性肠麻痹,肠鸣音消失。腹胀严重时,迫使膈肌上升压迫肺脏,更加重呼吸困难。

(三)并发症

早期合理治疗者并发症少见。若延误诊治或病原体致病力强,特别是金黄色葡萄球菌感染者可引起并发症。在肺炎治疗过程中,中毒症状或呼吸困难突然加重或体温持续不退或退而复升均应考虑出现脓胸、脓气胸、肺大泡等并发症。

【辅助检查】

1.血常规检查　细菌感染时白细胞总数增多,中性粒细胞增多,但年幼、体弱、重症肺炎者,白细胞总数可正常或反而降低;病毒感染时白细胞数多正常或偏低,分类以淋巴细胞为主。

2.病原学检查　可作病毒分离和细菌培养以明确病原体。血冷凝集试验在 50%～70%的支原体肺炎患儿中可呈阳性。

3.X 线检查　两肺中、下野有散在的大小不等的斑片状阴影,当病灶融合扩大时,则可见大片状阴影。

【治疗要点】

主要是控制感染、对症治疗、防治并发症。根据不同病原体选择有效抗生素控制感染,使用原则为早期、联合、足量、足疗程,重症宜经静脉给药,用药时间应持续至体温正常后 5～7 天,临床症状消失后 3 天。病毒感染可选用利巴韦林等抗病毒药物。中毒症状明显或严重喘憋、脑水肿、感染性休克、呼吸衰竭者应用糖皮质激素,常用地塞米松,疗程 3～5 天。对症治疗主要是止咳、平喘、改善低氧血症及纠正水电解质与酸碱平衡紊乱,同时,积极防治心力衰竭、中毒性脑病、中毒性肠麻痹等并发症,发生脓胸、脓气胸者应及时穿刺引流。

【护理评估】

1.健康史　询问患儿的发病情况,有无上呼吸道感染和急性气管、支气管炎病史,既往有无反复呼吸道感染及先天性心脏病史,是否患营养不良、维生素 D 缺乏性佝偻病、贫血等疾病。了解治疗经过和用药情况。

2.身体状况　评估患儿的发热、咳嗽、气促、呼吸困难、肺部啰音等情况,评估有无缺氧及缺氧的程度,注意痰液的情况。观察有无循环、神经、消化系统受累的临床表现,有无脓胸、脓气胸等并发症发生。及时了解血常规、X 线、病原学检查的结果及意义。

3.心理-社会状况　评估患儿及家长对疾病的心理反应,家长是否因担心疾病预后而会出现紧张、焦虑等心理,患儿是否因住院治疗而产生分离性焦虑和恐惧心理;了解家长对疾病的病因和防护知识的了解程度,患儿家庭的经济状况及家长对患儿的照顾能力。

【护理诊断】

1.气体交换受损　与肺部炎症致通气、换气功能障碍有关。

2.清理呼吸道无效　与呼吸道分泌物过多、痰液黏稠、咳嗽无力有关。

3.体温过高　与肺部感染有关。

4.潜在并发症　心力衰竭、中毒性脑病、中毒性肠麻痹等。

【预期目标】

1.患儿能顺利有效的咳嗽、呼吸道通畅。

2.患儿呼吸困难、发绀消失,呼吸平稳。

3.患儿体温恢复正常。

4.患儿住院期间不出现并发症。

【护理措施】

(一)保持呼吸道通畅

1.保持室内空气新鲜,定时开窗通风,避免直吹或对流风。保持适宜的温湿度,室温维持在 18℃～22℃,湿度以 60％为宜。

2.给予易消化、营养丰富的流质、半流质饮食,少食多餐,避免过饱影响呼吸;喂食时应耐心,防止呛咳引起窒息。重症患儿不能进食时,采取静脉营养,保证水分摄入量,避免呼吸道黏膜干燥,痰液黏稠。

3.经常更换体位,翻身拍背,促使痰液排出,拍背方法为:五指并拢、稍向内合掌成空心状,由下向上,由外向内地轻叩背部,以利分泌物排出;痰液黏稠不易咳出者给予雾化吸入,以稀释痰液;指导和鼓励患儿进行有效的咳嗽;必要时予以吸痰,也可进行体位引流。

4.按医嘱给予祛痰剂,严重喘憋者给予支气管解痉剂。

(二)改善呼吸功能

1.有缺氧症状者,如出现呼吸困难、口唇发绀、烦躁不安、面色发灰等情况应立即吸氧。一般采用鼻前庭给氧,氧流量为 0.5～1L/min,氧浓度不超过 40%,氧气应湿化,以免损伤呼吸道黏膜。缺氧明显者可用面罩给氧,氧流量 2～4L/min,氧浓度为 50%～60%。若出现呼吸衰竭则应使用机械通气正压给氧。

2.病室环境要安静,护理操作应集中完成,尽量保持患儿安静,避免哭闹,以减少氧的消耗。

3.呼吸困难者可采取半卧位,并常更换体位,以减少肺部瘀血和防止肺不张。

4.按医嘱使用抗生素或抗病毒药物治疗,促进肺部炎症消散,改善呼吸功能。

(三)维持体温正常

密切观察体温变化,警惕高热惊厥的发生,并采取相应的降温措施。

(四)密切观察病情

1.如患儿出现烦躁不安、面色苍白、呼吸加快(>60 次/分)、心加速(>160～180 次/分)、肝脏在短时间急剧增大等心力衰竭的表现,及时报告医生,给予氧气吸入并减慢输液速度,按医嘱给予强心、利尿药物,以增强心肌收缩力,减轻心脏负荷。若患儿突然口吐粉红色泡沫痰,应考虑肺水肿,可给予 20%～30%乙醇湿化的氧气间歇吸入,每次吸入不超过 20 分钟。

2.若患儿出现烦躁、嗜睡、惊厥、昏迷、呼吸不规则等,提示脑水肿或中毒性脑病,立即报告医生并配合抢救。

3.若患儿体温不降或退而复升,咳嗽或呼吸困难加重,面色青紫,应考虑脓胸或脓气胸的可能,应立即报告医生,配合进行胸穿或胸腔闭式引流,并做好术后护理。

(五)健康教育

向患儿家长讲解疾病的有关知识和防护知识,指导家长合理喂养,加强体格锻炼,增强体质;注意气候变化,及时增减衣物,避免着凉;及时治疗上感和急性气管、支气管炎等呼吸道感染性疾病,积极防治维生素 D 缺乏性佝偻病、营养不良、贫血等疾病;注意室内空气流通,肺炎高发季节避免去人多拥挤的公共场所,按时预防接种。让家长参与患儿的护理工作,了解所用药物的名称、用法、用量及副作用,了解病情的进展情况,对家长护理和照顾儿童的内容和方法进行讲解和示范,提高家长的应对能力。

【护理评价】

患儿呼吸困难、缺氧症状是否消失;能否进行有效咳嗽、咳痰,呼吸道是否通畅;体温是否恢复到正常;住院期间是否发生各种并发症。

第八节　呼吸道异物

呼吸道异物是危及生命的耳鼻喉科急重症之一,多发生于儿童,80%～91.8%发生在 5 岁以下儿童,3 岁以下最多,偶见于成人。因异物性质和所致气道阻塞的程度不同,导致的后果也不同。轻者致气管、支气管和肺部损害,重者因窒息而死亡。国外报道气管、支气管异物死亡率为 0.5%,国内死亡率为 1.28%。诊断及时、措施正确、尽快解除呼吸道梗阻是抢救成功的关键。

【分类】

异物分为外源性和内源性两类。

1.外源性异物　外源性异物通常气管、支气管异物均指经口、鼻误吸入的外源性物质。外源性异物有植物性、动物性、化学性和金属性四类,如花生米、瓜子、鱼刺、肉骨、义齿、小塑料玩具、硬币、大头针等。

2.内源性异物　内源性异物指呼吸道内假膜、干痂、血凝块、干酪样物等堵塞气道。

【临床表现】

异物进入下呼吸道时有剧烈咳嗽,以后常有或长或短的无症状期,故易于误诊。症状与异物性质、存留部位及形状有关。小儿重症呼吸道阻塞可导致呼吸衰竭、心力衰竭或脑水肿等严重并发症的表现。

1.喉异物　较大异物容易嵌顿在喉部。异物入喉时,立即发生呛咳、气急、反射性喉痉挛;导致吸气性呼吸困难及喘鸣。若异物停留于喉上部,则有声音嘶哑或吞咽困难。大的喉异物(如荔枝、果冻)可迅速导致窒息死亡。

2.气管异物　刚吸入时症状以呛咳为主。以后活动性异物随气流移动,可引起阵发性咳嗽、呼吸困难及喘鸣。在甲状软骨下可触及异物撞击震动感。

3.支气管异物　早期症状与气管异物相似。异物种类不同可出现不同症状。植物性异物,如花生、豆类,常出现高热、咳嗽、咯脓痰等急性支气管炎症状;金属异物,对局部刺激较小,如不发生阻塞,可存留在支气管中数月而无症状。以后,由于异物嵌顿于支气管造成不同程度的阻塞症状。

【治疗】

诊断确定后应迅速取出异物。气管内活动异物,无明显呼吸困难,在直接喉镜下取出,可缩短诊治时间,便于施行紧急救治;对高度怀疑或已经确定为气管、支气管异物时,应使用纤维支气管镜取出;通过声门取出有困难的较大异物、呼吸困难严重者,应先做气管切开,然后经切口置入纤维支气管镜取出。支气管远段的异物可以经纤维支气管镜的吸引部分送入血管内取栓的 Fogarty 导管取除;呼吸道异物停留时间较长并发肺部感染时,需用抗生素控制感染;如已并发喉水肿或手术操作时间长,应加用糖皮质激素治疗;术后给氧情况下血氧饱和度仍低于 90%、发生呼吸衰竭和脑水肿等严重并发症者,机械通气治疗。

【护理】

急性呼吸道异物短时间内可危及生命,护士必须有强烈的风险意识,争分夺秒地协助抢救治疗工作。

1.做好抢救准备　备氧气、吸引器、电动负压吸引器、纤维支气管镜、直接喉镜、气管插管及气管切开包等急救物品。使用静脉留置针建立静脉通道。完善术前准备,与手术室联系,做好气管、支气管镜检查的准备。询问过敏史。一旦出现极度呼吸困难,立即协助医生抢救,给予氧气吸入。

2.病情观察　密切观察患者的呼吸情况,判断异物所在部位及运动情况。异物进入喉部及声门下时,患者有剧烈呛咳、喉喘鸣、声嘶、面色发绀、吸气性呼吸困难,可在数分钟内引起窒息。发现上述情况立即报告医生抢救。观察双肺呼吸动度是否相同、两侧呼吸音是否一致,吸气时胸骨上窝、锁骨上窝、肋间隙有无凹陷,有无喘鸣、口唇发绀,咳嗽及咳嗽的性质,有无颈静脉怒张及颈胸部皮下气肿。持续监护生命体征和血氧饱和度,记录各项目的基础数据。观察有无颅内压增高或颅内出血的征象,注意瞳孔大小、神经反射,有无惊厥、四肢震颤及肌张力增高或松弛等。

3.尽量保持患者安静　安排在单人间,保持环境安静。使患者卧床,安定情绪,避免紧张,集中进行检查和治疗,尽量避免刺激。减少患儿哭闹,避免因大哭导致异物突然移位阻塞对侧支气管或卡在声门后引起窒息或增加耗氧量。禁饮食。

4.向患者及家属介绍手术过程及注意事项　确定实施经气管镜取异物者,遵医嘱给予阿托品等术前用药。向患者及家属介绍手术的过程,术中、术后可能发生的并发症,配合治疗及护理的注意事项等。检查手术知情同意书是否签字。

5.术后护理

(1)全麻术后麻醉尚未清醒前,设专人护理,取平卧位,头偏向一侧,防止误吸分泌物,及时吸净患者口腔及呼吸道分泌物,保持呼吸道通畅,持续吸氧。

(2)严密观察呼吸的节率、频率及形态,保持呼吸道通畅,血氧饱和度应保持在 95%～100%。观察有无口唇发绀、烦躁不安、鼻翼扇动,注意呼吸有无喉鸣或喘鸣音,监测心电和血氧饱和度。检查口腔中有无分泌物和血液,观察双侧胸部呼吸动度是否对称一致。触诊患者颈部、胸部有无皮下气肿,如有应及时通知医生处理,并标记气肿的范围,以便动态观察。检查患者牙齿有无松动或脱落,并详细记录。

(3)了解术中情况和处理结果,包括异物是否取出、异物的种类、有无异物残留、术中是否发生呼吸暂停、出血、心力衰竭、气胸等并发症,便于有预见性和针对性的护理。

(4)并发症的观察与护理。①喉头水肿婴幼儿患者,施行支气管镜取出异物术后,可发生喉头水肿。如患儿出现声音嘶哑、烦躁不安、吸气性呼吸困难等症状,应考虑有喉头水肿。此时密切观察呼吸,有无口唇、面色发绀等窒息的前驱症状。遵医嘱给予吸氧,应用足量抗生素及激素,定时雾化吸入。经上述处理仍无缓解,并呈进行性加重,及时告知医师,必要时行气管切开术解除梗阻。②气胸和纵隔气肿,术后患者出现咳嗽、胸闷、不同程度的呼吸困难应考虑可能并发气胸。立即听诊双肺呼吸音,密切观察呼吸情况、血氧饱和度等,及时通知医生。做好紧急胸腔穿刺放气和胸腔闭式引流的准备,并做好相应护理。③支气管炎、肺炎注意呼吸道感染的早期征象。反复出现体温升高、咳嗽、气促、多痰等,在确定无异物残留的情况下应考虑并发支气管炎、肺炎等感染。应鼓励患者咳嗽,帮助其每小时翻身 1 次.,定时拍背,促进呼吸道分泌物排出,必要时超声雾化吸入,湿化气道、稀释痰液,便于咳出。根据医嘱给予抗生素治疗。

6.健康指导　呼吸道异物是最常见的儿童意外危害之一,但可以预防。应加强宣传教育,使人们认识呼吸道异物的危险性,掌握预防知识。

(1)避免给幼儿吃花生、瓜子、豆类等带硬壳的食物,避免给孩子玩能够进入口、鼻孔的细小玩具。

(2)教育儿童进食应保持安静,避免其间逗笑、哭闹、嬉戏或受惊吓,以免深吸气时将食物误吸入气道。

（3）教育儿童不要口中含物玩耍。成人要纠正口中含物作业的不良习惯。

（4）加强对昏迷及全麻病人的护理，防止呕吐物吸入下呼吸道，活动义齿应取下。

第九节　先天性心脏病

【概述】

先天性心脏病是胎儿时期心脏及大血管发育异常而导致的畸形，是婴幼儿最常见的心脏病。本病发病率占活产婴儿的 7‰～8‰。据统计，我国每年有 10 余万先天性心脏病患儿出生。近半个世纪以来，由于心血管造影术、超声心动图、介入治疗等的应用及在低温麻醉和体外循环下心脏直视手术的发展，使临床对复杂先天性心脏病的诊断和治疗均发生了根本的变化，先天性心脏病的预后大为改观。

【病因】

胎儿时期，任何因素影响了心脏在胚胎期的发育，使心脏的某一部分发育停顿或异常，即可造成先天性畸形。这类因素大致可分为内在因素和外在因素两类，以后者为多见。内在因素主要与遗传有关，外在因素中较重要的为宫内感染，特别是风疹病毒的感染，另外还有流行性感冒、流行性腮腺炎和柯萨奇病毒感染等；其他还有孕妇接触大量放射线，代谢性疾病（糖尿病、高钙血症等）药物影响（抗癌药、甲糖宁等）及引起胎儿宫内缺氧的慢性疾病等。总之，先天性心脏病是胎儿周围环境因素与遗传因素相互作用所致。

【血流动力学变化及其分类】

根据畸形所在的位置和左、右心腔及大血管之间有无分流将先天性心脏病分为三类。

1.左向右分流型（潜在青紫型）　此型是临床最常见的类型，常见有室间隔缺损、房间隔缺损和动脉导管未闭等。正常情况下，体循环压力高于肺循环压力，左室压力大于右室压力，血液从左向右分流时，临床上不出现青紫。但在病理情况下如肺炎或屏气哭闹时，肺动脉或右心压力超过主动脉或左心压力时，血液便从右向左分流，出现暂时青紫，故称为潜在青紫型。随着病情的进展，肺血流量的持续增加使肺小动脉发生痉挛，产生动力型肺动脉高压，日久肺小动脉肌层和内膜增厚，形成梗阻性肺动脉高压，产生反向分流而出现持续性青紫，称为艾森曼格综合征。

2.右向左分流型（青紫型）　此型是临床病情重、死亡率高的类型，常见有法洛四联症、大动脉错位等。由于畸形的存在，使大量的静脉血流入体循环，出现持续性青紫，组织器官发生严重的缺氧。

3.无分流型（无青紫型）　此型指心脏左、右心腔之间和大血管之间无异常通路或分流，故无青紫，如肺动脉狭窄和主动脉狭窄等。

一、临床常见的先天性心脏病

（一）室间隔缺损

室间隔缺损（VSD）是先天性心脏病中最常见的类型，发病率占先天性心脏病的 25%～

40％。根据缺损位置不同,临床上常归纳为以下三种类型:①干下型缺损(缺损位于室上嵴下方,肺动脉瓣或主动脉瓣下);②室间隔膜部缺损(缺损位于室上嵴下方,三尖瓣的后方);③室间隔肌部缺损,可单独存在,也可与心脏其他畸形并存。

【临床表现】

本病的具体临床表现决定于缺损的类型及大小。小型缺损(缺损小于 0.5cm),患儿无症状,多在体检时意外发现胸骨左缘第 3～4 肋间有一响亮的收缩期杂音;中型缺损(缺损 0.5～1.5cm),体循环流量减少,影响生长发育,患儿多消瘦、乏力、多汗、气短,易患肺部感染和心力衰竭。胸骨左缘第 3～4 肋间收缩期粗糙杂音,向四周广。泛传导,杂音最响部位触及收缩期震颤;大型缺损(缺损大于 1.5cm),婴儿期即出现心衰、肺水肿,患儿多呼吸急促、吮吸困难、面色苍白、自汗,肝脏增大,易并发肺部感染。当出现青紫时,说明有右向左分流。室间隔缺损者易并发支气管肺炎、充血性心力衰竭、肺水肿及亚急性细菌性心内膜炎。

【辅助检查】

1.X 线检查　小型室间隔缺损 X 线检查无明显改变。较大缺损典型改变为心胸比率增大,肺动脉段明显突出,肺血管影增粗,搏动强烈,称为肺门舞蹈征。左、右心室增大,左心房也常增大,主动脉影缩小。

2.超声心动图　超声心动图显示缺损的位置、大小及分流量,了解肺动脉压。合并复杂畸形者需进一步进行心导管检查。

3.心电图　心电图间接反映缺损大小和肺循环的阻力。一般新生儿期心电图不能反映血液的动力学改变;2 岁以内约有半数心电图上显示双室增大。2 岁以后大型缺损心电图表现为左、右心室同时肥大。

【治疗原则】

小型缺损患儿不主张外科手术,此型自然关闭率可达 75％～80％,大多在 2 岁以内关闭。中型缺损患儿临床上有症状者,宜于学龄前期在体外循环心内直视下行修补术。大型缺损患儿,在出生 6 个月内发生难以控制的充血性心力衰竭,反复肺部感染和生长发育缓慢者,应及时手术治疗。过去因条件限制,只能在体外循环心内直视下做修补术,随着介入医学的发展,如今使用可自动张开和自动置入的装置经心导管堵塞缺损已成为非开胸治疗的新技术。

(二)房间隔缺损

房间隔缺损(ASD)占先天性心脏病发病总数的 20％～30％,根据解剖病变的不同分为卵圆孔未闭、原发孔(第一孔)缺损和继发孔(第二孔)缺损,以后者多见。房间隔缺损由于小儿时期症状较轻,仅在体检时发现胸骨左缘 2～3 肋间有收缩期杂音。部分小儿 1 岁以内可自然闭合,1 岁后闭合的可能性极小,需要手术。

【临床表现】

本病症状出现的迟早和轻重决定于缺损的大小。缺损小者终身无症状,仅在体检时发现胸骨左缘第2～3肋间有收缩期杂音。缺损较大或原发孔缺损者,影响生长发育,表现活动后心悸、气促、易疲劳,部分患者有咳嗽,频发呼吸道感染,声音嘶哑等。体格检查:心前区隆起,胸骨左缘 2～3 肋间有Ⅱ～Ⅲ级喷射性收缩期杂音,特征性的听诊指征为肺动脉瓣区第二音亢进和固定分裂音(分裂不受呼吸影响)。

【辅助检查】

1.X 线检查　心脏外形轻度至中度扩大,以右心房和右心室为主,左室和主动脉影缩小,肺动脉段突出,肺门血管影增粗,透视下可见肺动脉血管影搏动增强,称为肺门舞蹈征。

2.超声心动图　超声心动图显示缺损的位置、大小、分流方向,且能估计分流量的大小。

3.心电图　典型患者表现为电轴右偏和不完全性右束支传导阻滞,部分病例有右心房和右心室肥大。

【治疗原则】

房间隔缺损宜在学龄前予以手术修补,亦可通过介入导管用微型折伞关闭房缺,目前临床近期效果比较好。

(三)动脉导管未闭

动脉导管为胎儿肺动脉和降主动脉之间的正常通道,出生后就自行关闭。若持续开放,并产生病理生理改变,即为动脉导管未闭(PDA);动脉导管未闭占先天性心脏病总数的15%~20%,女孩多见。根据未闭的动脉导管的大小、长短、形态不同一般分为三型,即管型、漏斗型和窗型。

【临床表现】

本病症状取决于动脉导管的粗细。导管口径较细者,临床可无症状,仅在体检时发现心脏杂音。导管粗大者分流量大,患儿多消瘦、气急、咳嗽、乏力、多汗、心悸等。体检胸骨左缘第2肋间闻及粗糙响亮的连续性机器样杂音,占据整个收缩期和舒张期,以收缩末期最响,向左锁骨下、颈部和肩部传导,最响处可触及震颤。肺动脉瓣区第二心音亢进。婴幼儿期因肺动脉压力较高,主、肺动脉压力差在舒张期不明显,因而往往仅听到收缩期杂音。此外,合并肺动脉高压或心力衰竭时,可仅有收缩期杂音。因肺动脉分流,舒张压降低,收缩压多正常,脉压增大可出现周围血管征,如轻压指甲床可见毛细血管搏动、触及水冲脉等。脉压显著增大可闻及股动脉枪击音。有显著肺动脉高压,其压力超过主动脉时,即产生右向左分流,出现下半身青紫,称为差异性青紫。动脉导管未闭的常见并发症为支气管肺炎、亚急性细菌性心内膜炎、分流量大者早期并发充血性心力衰竭。

【辅助检查】

1.X线检查　典型病例可显示左心室和左心房增大,肺动脉段突出,肺门血管影增粗、搏动增强,肺野充血。有肺动脉高压时,右心室增大,主动脉弓亦有所增大,通过这一特征可将本病与室间隔缺损、房间隔缺损进行鉴别。

2.超声心动图　超声心动图显示动脉导管的位置和粗细,血液分流的方向和大小。

3.心电图　心电图可正常,或者左心室肥大,或者双室肥大。

【治疗原则】

手术结扎或截断导管即可治愈,宜于学龄前期施行,必要时任何年龄均可手术。非开胸手术治疗可首选介入导管以蘑菇伞或微型弹簧伞堵闭动脉导管。新生儿、早产儿可于生后一周内试用消炎痛治疗促使动脉导管收缩而关闭。

(四)法洛四联症

法洛四联症(TOF)是一组先天性心血管的复合畸形,包括四种病理变化:①肺动脉狭窄;②室间隔缺损;③主动脉骑跨;④右心室肥厚,其中肺动脉狭窄最重要。本病是小儿先心病中最常见的青紫型先天性心脏病,其发病率占各类先天性心脏病的10%~15%,男女发病比例接近。

【临床表现】

1.青紫 青紫为主要表现,其程度和出现的早晚与肺动脉狭窄程度有关。患儿表现为唇、指(趾)甲、耳垂、鼻尖、口腔黏膜等毛细血管丰富的部位发绀。

2.气促和缺氧发作 患儿在喂养、啼哭、行走、活动后气促加重。20%～70%患儿有缺氧发作史,表现为阵发性呼吸困难和青紫加重,重症可突然昏厥和抽搐。

3.蹲踞现象 蹲踞时下肢屈曲,增加体循环阻力,使静脉回心血量减少,减轻了心脏负荷,从而右向左分流量减少,因而缺氧症状得到暂时缓解,故患儿常喜欢采用蹲踞,这是一种无意识的自我缓解缺氧和疲劳的体位。体格检查可发现多数患儿生长发育落后,杵状指(趾)。胸骨左缘2～4肋间可听到Ⅱ～Ⅲ级收缩期杂音。肺动脉瓣区第2音减弱或消失。法洛四联症常见并发症为脑血栓、脑脓肿、亚急性细菌性心内膜炎。

【辅助检查】

1.X线检查 右心室肥厚,心尖圆钝上翘,肺动脉凹陷,呈靴形心。肺门血管影缩小,两侧肺纹理减少,肺透亮度增强。

2.超声心动图 超声心动图直接显示主动脉骑跨的程度、肺动脉及右室流出道狭窄和室间隔缺损的情况。多普勒彩色血流显像可见分流情况,必要时可行导管检查和心血管造影。

3.心电图 电轴右偏,右心室肥大。大型室间隔缺损伴轻度肺动脉狭窄患者可显示双室肥厚图形。

4.血液检查 末梢血红细胞数增多,血红蛋白升高,红细胞比容增高。

【治疗原则】

本病根本的治疗是外科手术。手术时机一般选择在2～3岁或以上。在体外循环下做心内直视手术,切除流出道肥厚部分、修补室间隔缺损、纠正主动脉右置。若肺血管发育较差不宜做根治手术,可先给予姑息分流术,以增加肺血流量。待年长后一般情况改善时再做根治术。内科治疗原则是对症处理,预防与处理并发症,使婴儿能持续存活并争取在较好的条件下进行手术。

阵发性呼吸困难或缺氧发作时处理原则如下:①立即置患儿于膝胸位;②及时吸氧保持安静;③皮下注射吗啡0.1～0.2mg/kg;④静脉应用碳酸氢钠纠正酸中毒;⑤仍不能终止发作时可用普萘洛尔(心得安)0.1～0.2mg/kg静脉注射,以解除流出道痉挛。注意纠正代谢性酸中毒,切忌使用洋地黄。

二、护理评估

1.健康史 评估母亲妊娠史,尤其是妊娠第1～3个月有无特殊疾病、接触放射线及用药史,母亲是否患代谢性疾病,家族中有无心脏畸形患者。详细询问患儿青紫的发作时间,有无吸吮困难、声音嘶哑、反复呼吸道感染,是否喜欢蹲踞姿势,有无阵发性呼吸困难或突然昏厥发作。

2.身体状况 评估患儿生长发育情况,皮肤黏膜发绀程度,有无杵状指(趾),胸廓畸形。听诊心脏杂音性质及程度,特别注意肺动脉瓣区第2音亢进或减弱。

根据血液检查及血气分析结果评估患儿缺氧程度。及时了解患儿胸部X线片、超声心动图和心电图检查。为复杂畸形患者做好心导管检查、心血管造影的术前准备。

3.心理-社会因素 评估患儿是否因先天性心血管畸形、生长发育落后,不能按时入托、入学,活动受限而情绪紧张或低落。有的患儿甚至因面容发绀而感到自卑。家长是否因本病的检查和治疗过程比较复杂、费用高、预后难以预测,而有心理上的高度焦虑和恐惧。

三、护理诊断

1.活动无耐力 与氧的供需失调有关。
2.有生长发育障碍的危险 与心脏结构及功能异常有关。
3.有感染的危险 与肺充血有关。
4.潜在并发症 心力衰竭、感染性心内膜炎、脑血栓。
5.焦虑 与疾病的威胁及陌生的环境有关。

四、护理措施

1.建立合理的生活制度,控制和调整活动量

(1)给予患儿安静舒适的生活环境,合理安排作息时间,保证充足的睡眠,适度运动,以免加重心脏负担。每天测心率2～4次,每次测量时间不少于1min。另外应尽量减少患儿哭闹,避免情绪激动。重症患儿活动时应在医护人员或家长监护下进行。

(2)评估患儿活动耐力,安排不同强度的活动,对患儿活动耐力进行评估,以明确患儿可耐受的活动量和活动时间。具体操作方法如下:活动前测量呼吸、脉搏、血压等生命体征;活动进行中应密切观察其有无缺氧的表现;活动后立即测生命体征;患儿休息3min后再测生命体征。例如:呼吸、血压恢复到活动前水平,脉率增快不超过每分钟6次,则说明活动适度;若患儿出现面色苍白、精神恍惚、青紫、胸闷、心悸等症状,则说明活动过度,应立即停止活动,卧床休息,抬高床头并记录。

(3)法洛四联症患儿出现蹲踞时不要强行拉起,应让患儿自然蹲踞和起立。

2.合理喂养,保证营养 为保证营养应供给高蛋白质、高维生素、易消化的食物。对喂养困难缺氧者应优先吸氧,并采用间歇哺乳的方法。必要时可适当加大乳瓶的乳孔或用滴管喂养,少食多餐。心功能不全伴水、钠潴留者,酌情给予低盐或无盐饮食。

3.预防感染 病室空气要新鲜,温度应维持为18～21℃,湿度为55％～65％;新生儿应注意保温,儿童穿着衣服要适中,避免与感染性疾病接触。亚急性心内膜炎者、拔牙扁桃体摘除时要积极应用抗生素,一般选用有杀菌作用的抗生素,疗程为4～6周。

4.观察病情,防止并发症 监测患儿体温、脉搏、呼吸、血压、心率、心律及心脏杂音的变化。

(1)预防心力衰竭:左向右分流型先天性心脏病,大型缺损患儿在婴儿期易发生心力衰竭,应给予吸氧,采取半坐位,适当限制活动量并保持情绪稳定,避免剧烈哭闹和过度激动,以免加重心脏负担。根据医嘱给予地高辛、利尿剂以减轻心脏负担。合并肺水肿者可用吗啡0.1mg皮下注射。

（2）预防脑缺氧发作：法洛四联症患儿若有缺氧发作，立即进行膝胸位吸氧，根据医嘱注射吗啡并纠正酸中毒。

（3）预防脑血栓：因低氧血症代偿性红细胞增多，血红蛋白增高，红细胞比容也增高，血液黏度相应增加，易形成血栓及凝血障碍，尤其是出现发热、脱水的患儿，应注意增加液体的摄入量。

5.心理护理与健康教育　关心患儿，建立良好的医患关系。向家长介绍本病的病因、预防措施、预后和手术问题，使家长了解本病的诊疗计划、检查过程。对于学龄期儿童要向其介绍本病的治疗原则和并发症的防治措施，使患儿和家长减少焦虑、恐惧等心理，树立信心，主动配合检查及治疗。

根据病情，帮助患儿制订科学饮食、生活制度和活动量；鼓励患儿与正常儿童接触，建立正常的社会行为方式；介绍病情观察的要点和护理措施，嘱其定期复诊，使患儿安全达到适合手术的年龄。

参考文献

1.陈德荣.五官科护理.北京:人民军医出版社,2015.

2.陈秀娟.妇科护理.北京:人民军医出版社,2010.

3.丁淑贞,姜秋红.呼吸内科临床护理.北京:中国协和医科大学出版社,2016.

4.黄金银,倪晶晶.呼吸系统疾病病人护理.杭州:浙江大学出版社,2014.

5.黄力毅,李砚池.儿科护理.北京:人民军医出版社,2015.

6.雷武琴,阳东.五官科护理.西安:第四军医大学出版社,2015.

7.沈开忠.消化系统疾病病人护理.杭州:浙江大学出版社,2016.

8.唐前.内科护理.重庆:重庆大学出版社,2016.

9.杨海新,郝伟伟,赵素婷.神经内科实用护理.北京:军事医学科学出版社,2015.

10.叶志霞,皮红英,周兰姝.外科护理.上海:复旦大学出版社,2016.

11.游桂英,方进博.心血管内科护理手册.北京:科学出版社,2015.

12.张晓念,肖云武.内科护理.上海:第二军医大学出版社,2015.

13.赵凤霞,梅一宁.妇科护理.杭州:浙江大学出版社,2015.

14.岑宝兴.不同护理方法在小儿手足口病护理期间的应用效果.黑龙江医药科学,2015,38(04):139-140.

15.何晓.妇科护理安全隐患的分析及对策研究.中国社区医师(医学专业),2013,15(08):386-387.

16.李娇俊,樊慧红.小儿呼吸道异物的危险因素及护理.解放军护理杂志,2010,27(09):699-700.

17.李静艳,孙宁,马宝英,董晓云,范海艳,李凌钰.优质护理对老年脑梗死患者生活质量、护理满意度及预后的改善作用.河北医药,2016,38(12):1898-1900.

18.梁贞文.子宫颈癌的防治与护理进展研究.齐齐哈尔医学院学报,2013,34(10):1482-1483.

19.刘燕.针对性护理在小儿肺炎护理中的效果观察.中国医药指南,2016,14(16):256-257.

20.刘颖.儿科护理安全隐患相关因素分析及防范对策.中外医疗,2014,33(32):149-151.

21.罗秀状.危重症手足口病护理进展.右江医学,2015,43(04):502-505.

22.吕春雨.临床健康教育在小儿肺炎护理中的应用体会.中国医学工程,2013,21(10):130-131.

23.汪国英.小儿常见呼吸道异物分析及护理.中外医疗,2012,31(17):155＋157.

24.王姣.儿科护理风险因素分析及防范对策.护理实践与研究,2016,13(02):116-117.

25.朱丹丹.神经内科护理隐患分析和预防策略.吉林医学,2014,35(21):4723-4724.